AUS DER PSYCHIATRISCHEN UND NERVENKLINIK
DER UNIVERSITÄT LEIPZIG

DIE

# SCHWEFELKOHLENSTOFF-VERGIFTUNG
# DER GUMMI-ARBEITER

UNTER BESONDERER BERÜCKSICHTIGUNG

DER PSYCHISCHEN UND NERVÖSEN STÖRUNGEN
UND DER GEWERBE-HYGIENE.

VON

DR. RUDOLF LAUDENHEIMER,
ZWEITEM ARZT DER PSYCHIATRISCHEN UND NERVENKLINIK
ZU LEIPZIG.

MIT ABBILDUNGEN IM TEXT UND ZWEI TAFELN.

LEIPZIG,
VERLAG VON VEIT & COMP.
1899.

Druck von Metzger & Wittig, Leipzig.

# Vorwort.

Die vorliegende Arbeit, ursprünglich nur als klinisch-psychiatrische Skizze gedacht, welche die durch Schwefelkohlenstoffvergiftung hervorgerufenen Geistesstörungen zum Gegenstand haben sollte, hat sich mir unter der Hand zu einer kleinen Monographie, der gewerblichen Schwefelkohlenstoffvergiftung überhaupt, erweitert.

Den Ausgangspunkt meiner Untersuchung bildeten eine größere Anzahl teils selbst beobachteter, teils dem Archiv der psychiatrischen und Nervenklinik zu Leipzig entnommener psychischer Erkrankungsfälle; ich bin meinem verehrten Chef, Herrn Geh. Med.-Rat Prof. Dr. Flechsig, welcher seit Jahren seine Schüler auf die hohe theoretische und praktische Bedeutung der selbst in Fachkreisen noch wenig bekannten Schwefelkohlenstoffpsychosen hingewiesen hat, nicht nur für die gegebene Anregung und Förderung, sondern auch für die Überlassung des wertvollen Krankengeschichtenmaterials seiner Klinik zu größtem Dank verpflichtet.

Später erwies es sich als notwendig, für das Verständnis der psychischen Erkrankungsformen, auch die übrigen, durch das industrielle Gift verursachten nervösen und sonstigen körperlichen Störungen in den Kreis der Betrachtung zu ziehen. Dies wurde mir in ausgedehntem Maße dadurch ermöglicht, daß Herr Geh. Med.-Rat Prof. Dr. Curschmann, dem ich an dieser Stelle nochmals meinen aufrichtigen Dank hierfür abstatte, mir die Verwertung aller einschlägigen — noch unveröffentlichten — Beobachtungen aus der medizinischen Universitätsklinik gestattete.

Ferner mußten, da es in erster Linie darauf ankam, den von manchen Seiten noch immer geleugneten ursächlichen Zusammenhang der eigenartigen Erkrankungen der Gummiarbeiter mit der gewerblichen Verwendung des Schwefelkohlenstoffs endgültig nachzuweisen, ätiologische Feststellungen einen besonders breiten Raum einnehmen. Mein Bestreben, in die industriellen Ursprungsstätten der fraglichen Intoxikation einen Einblick zu gewinnen, führte mich auf das meinem speziellen Arbeitsbereich ferner liegende Gebiet der Technologie und Gewerbehygiene. Namentlich mußte die letztere um so größeres Interesse für mich gewinnen, je mehr meine klinischen Untersuchungen neben einer erschreckenden Häufigkeit der Schwefelkohlenstoffvergiftung die Machtlosigkeit der ärztlichen Behandlung der ausgebildeten Krankheit gegenüber darthaten. In der aus diesen Umständen naturgemäß sich ergebenden Forderung einer wirksamen Prophylaxe trafen sich meine Bestrebungen mit den Aufgaben der amtlichen Organe der öffentlichen Gesundheitspflege und Gewerbeaufsicht, welche beide hier in Leipzig schon seit Jahren dieser Angelegenheit ihre besondere Aufmerksamkeit gewidmet hatten. Der stets bereitwilligen und thatkräftigen Unterstützung dieser Behörden, insbesondere des Herrn Kollegen Dr. Pötter, Assistenten des Stadtbezirksarztes, und des unermüdlichen Gewerbeinspektors Herrn J. Haupt verdanke ich es, wenn meine Bemühungen auch in praktisch-sozialer Beziehung einen gewissen Erfolg aufzuweisen hatten.

Die Erfahrungen, welche ich bei zahlreichen Fabrikbesichtigungen in Berührung mit Arbeitern und Technikern über Eigenart und Umfang der Patentgummifabrikation zu sammeln Gelegenheit hatte, führten mich zu der Überzeugung, daß es sich hier nicht allein um eine Frage der ärztlichen Wissenschaft, sondern auch der allgemeinen öffentlichen Wohlfahrt handelt. Der Aufschwung, den die Kautschukindustrie — und ganz speziell der auf die Verwendung von Schwefelkohlenstoff angewiesene Zweig derselben — in den letzten Jahren genommen hat und im Anschluß an die rapide Entwickelung der Elektrotechnik noch weiter nehmen muß, dürfte das vorliegende soziale und gewerbehygienische Problem in nächster Zeit noch dringlicher gestalten.

Es ist deshalb mit Freuden zu begrüßen, daß die Reichsregierung im Zusammenhang mit den Erwägungen über den „sanitären Maximalarbeitstag“ neuerdings auch zur Sanierung der mit Schwefelkohlenstoff arbeitenden Gummifabriken die Initiative ergreift. Vielleicht kann auch die nachfolgende — zunächst von rein ärztlichen Gesichtspunkten ausgehende — Arbeit einige Wege gangbar machen, welche uns dem bezeichneten Endziel näher bringen.

Leipzig, im April 1899.

**Der Verfasser.**

# Inhalt.

Seite

## Erster Abschnitt.

### Einleitung.



## Zweiter Abschnitt.

### Allgemeine Pathologie.



## Dritter Abschnitt.

### Spezielle Pathologie der gewerblichen $CS_2$-Vergiftung.

Seite

## Vierter Abschnitt.

## Hygiene.

Erster Abschnitt.

# Einleitung.

## I. Vorbemerkungen über die chemische Natur und die industrielle Verwendung des Schwefelkohlenstoffs.

Der Schwefelkohlenstoff auch Schwefelalkohol (Carboneum sulfuratum s. Alcohol sulfuris, französ.: Carbone de sulfure, englisch: Bisulphide of Carbone) genannt, von der chemischen Formel $CS_2$[1] ist eine leichtbewegliche, ölige, farblose, stark lichtbrechende und leicht entzündliche Flüssigkeit von eigentümlich süßlich-aromatischem Geruch.[2] Das spezifische Gewicht beträgt (bei 0°) 1,293 weshalb $CS_2$ im Wasser untersinkt. Er ist in Wasser fast völlig unlöslich, dagegen mischt er sich in jedem Verhältnis mit Alkohol, Äther, Ölen und vielen anderen organischen Verbindungen und besitzt die Fähigkeit, viele sonst schwer lösliche Körper z. B. Schwefel, Phosphor, Fette, Harze, zu lösen.

$CS_2$ siedet (unter gewöhnlichem Luftdruck) bei 47° C. und verdampft daher schon bei Zimmertemperatur sehr schnell und unter starker Abkühlung; die Dämpfe, welche etwas schwerer sind wie Luft, müssen sich deshalb über dem Fußboden ansammeln.

Diese chemische Verbindung findet sich nicht in der Natur; sie wurde zuerst im Jahre 1796 von LAMPADIUS[3] durch Vereinigung von Kohlenstoff und Schwefeldampf bei Glühhitze dargestellt. Die fabrikmäßige Darstellung geschieht in hohen mit

[1] Wir werden diese Formel im Folgenden der Kürze halber meist anwenden.

[2] Schon bei geringer Verunreinigung, durch Schwefelwasserstoff, wie sie beim technisch verwerteten $CS_2$, sowie auch bei Zersetzung des reinen $CS_2$ durch Stehen an der Luft regelmäßig stattfindet, wird der Geruch unangenehm stechend, an Rettig erinnernd.

[3] LAMPADIUS entdeckte diesen Körper durch Zufall, als er Kohle und Schwefelkies zusammen destillierte. 1802 wurde $CS_2$ durch CLÉMENT und DESORMES zum erstenmal planmäßig in der Weise dargestellt, wie es noch jetzt in den Fabriken üblich ist.

Cokes oder Holzkohle gefüllten eisernen Cylindern, welche zum Glühen erhitzt und vom Boden her mit Stangenschwefel beschickt werden. Letzterer streicht in Dampfform über den glühenden Kohlenstoff, wobei sich $CS_2$ bildet, der durch weite Abzugsröhren aus dem oberen aus dem Glühofen herausragenden Ende des Cylinders entweicht, um dann in Kühlapparaten kondensiert und unter einer Schicht Wasser aufgesammelt zu werden. Das so gewonnene Rohprodukt enthält noch aufgelösten Schwefel und andere übelriechende Verunreinigungen (u. a. schwefelige Säure und Schwefelwasserstoff); von diesen wird es durch verschiedene Proceduren, insbesondere durch Destillation bei möglichst niedriger Temperatur befreit und bildet dann den sog. rektificierten $CS_2$ des Handels.

Die erste praktische Verwendung hat der neue Körper bereits durch seinen Entdecker Lampadius[1] gefunden, der ihn gegen alle möglichen Leiden, insbesondere aber gegen rheumatische empfahl; infolgedessen ist der $CS_2$ auch als officinelles Mittel in die älteren deutschen Arzneibücher übergegangen, ist aber wohl, in Deutschland wenigstens, in neuerer Zeit ganz außer Gebrauch gekommen. Ausgiebigere therapeutische Anwendung scheint dagegen das Mittel bis in die jüngste Zeit in Frankreich und England zu genießen, worüber man schon eine kleine Litteratur zusammenstellen könnte. Hier sei nur erwähnt die alte Verordnung des $CS_2$ gegen Cholera und Durchfall (Hastings und Bell), welche späterhin durch Dujardin-Beaumetz[2] auf alle infektiösen Darmaffektionen ausgedehnt und durch den Nachweis der starken antiseptischen Eigenschaften des Präparates motiviert wurde. Speziell die energische Einwirkung auf Mikroben aller Art wurde durch Chiandi-Bey[3] festgestellt, der den $CS_2$ in dünner wässeriger Mischung (0,002—0,5 g p. Liter) nicht nur zu innerlichem Gebrauch, sondern auch zur Desinfektion von Dejektionen, Kleidern, Betten etc. empfahl. Übrigens hatte man schon viel früher die abtötende Wirkung dieses Körpers auf kleine Lebewesen erkannt und zur Behandlung der Scabies verwertet (Dusard und Pillon 1855), ebenso wie die Giftigkeit für höher organisierte Tiere, zur Vertilgung von Ratten und Mäusen (Cloëz 1866) nutzbar gemacht wurde. Um die medizinischen Applikationsmöglichkeiten

[1] Lampadius, Über den Schwefelalkohol etc. Freyberg 1826.

[2] Dujardin-Beaumetz, Sur les propriétés physiologiques toxiques et thérapeutiques du sulfure de carbon. Bullet. de l'Acad. de med. No. 30. p. 987.

[3] Chiandi-Bey, Sur les propriétés antiseptiques du sulf. de carb. Comptes rend. Bd. 99. p. 509.

des Mittels zu erschöpfen sei noch angeführt, daß es äußerlich durch Auftropfen zur Lokalanästhesie, welche auf der durch die rasche Verdunstung auf der Haut erzeugten Kälte beruht [Decolminète und Perrin 1866 in Frankreich, Simpson in England], zur Beförderung der Wehen (Bouchardat) und endlich zur Behandlung chronischer, auch syphilitischer Geschwüre[1] angewendet worden ist.

Während den arzneilichen Erfolgen des $CS_2$ eine durchschlagende Bedeutung, wie mir scheint, nicht zukommt, hat das Präparat eine größere Bedeutung für landwirtschaftliche Zwecke gewonnen durch seine namentlich von Dumas[2] und Peligot befürwortete Verwertung zur Vernichtung der Reblaus. Mir ist nicht bekannt, welche Erfahrungen man in dieser Hinsicht in Deutschland gemacht hat, ich möchte aber, um den Umfang dieser Anwendungsweise für den französischen Weinbau zu kennzeichnen, erwähnen, daß nach einer Angabe Sapelier's[3] in den 80er Jahren in Frankreich ca. 10 Millionen Liter $CS_2$ jährlich verbraucht worden sind, wovon der größte Teil auf die Reblausvertilgung entfiel. Ferner ist $CS_2$ in Substanz oder in Form von sulfokarbonsauren Salzen (Xanthogenate) als Konservierungsmittel für die verschiedensten organischen Substanzen von Zöller[4] warm empfohlen worden, dessen Untersuchungen Lewin[5] und Schiff[6] vollauf bestätigen konnten. Letzterer fand u. A., daß eine Eidechse in einer mit $CS_2$-Dämpfen gefüllten Glasflasche 7 Jahre lang vor Verwesung bewahrt blieb. Ob diese Methode auch in der Praxis weitere Ausdehnung zur Konservierung von Nahrungsmitteln u. s. w. gefunden hat, entzieht sich meiner Kenntnis.

Alle die bisher aufgezählten Verwendungen des $CS_2$ beruhen kurz gesagt auf seiner Fähigkeit, auf die lebende Substanz (Protoplasma) einzuwirken. Wichtiger noch als diese physiologischen Eigen-

---

[1] Guillaumet, Note sur l'emploi du sulf. de carb. dans le traitement externe des ulcérations chroniques etc. Journ. de Thérap. 1875. No. 2.

[2] Dumas, Note sur l'emploi des sulfocarbonates alcalins contre le Phylloxera. Comptes rendus Bd. 80. p. 1048. D. empfahl u. A. den Boden um die inficierten Weinstöcke mit sulfocarbonsauren Alkalien zu imprägnieren, welche letztere durch Hinzutritt von Kohlensäure $CS_2$ abgeben nach der Formel

$$S{=}C{<}^{SK}_{SK} + CO{<}^{OH}_{OH} = K_2CO_3 + H_2S + CS_2.$$

[3] Sapelier, thèse de Paris 1885.

[4] Zöller, Bericht der Deutschen chem. Gesellschaft 1876. S. 707 u. 1089, sowie 1877 S. 52.

[5] Lewin, Über das Verhalten der Xanthogensäure etc. und die Giftwirkung des $CS_2$; Virchow's Archiv Bd. 78. S. 113.

[6] Schiff, Ber. d. Deutschen chem. Gesellsch. 1876. S. 828.

schaften ist für die Technik eine rein chemisch-physikalische Eigenschaft dieses Körpers geworden, nämlich sein schon erwähntes Lösungsvermögen für eine Anzahl schwer löslicher Produkte.

Ich gedenke hier nur kurz der Anwendung des $CS_2$ zur Bereitung des amorphen Phosphor (um den Rest des nicht transformierten Phosphor zu extrahieren!) und der Bearbeitung von bituminösen Gesteinen (grès bitumineux), um zu denjenigen Industrien überzugehen, in denen der $CS_2$ heute wohl die ausgedehnteste Verwertung findet, erstens zur Extraktion von Ölen und Fetten[1] und zweitens in der Gummifabrikation.

Allein zur Fettextraktion waren nach SAPELIER in Frankreich 1885 Tag für Tag 2 Millionen Kilo $CS_2$ in 51 Etablissements in Gebrauch. Für Deutschland stehen mir entsprechende statistische Daten nicht zur Verfügung, doch bemerke ich, um zu zeigen, daß auch bei uns recht große Quantitäten konsumiert werden, daß eine große norddeutsche Schwefelkohlenstofffabrik allein gegen 500000 Kilo $CS_2$ jährlich zu technischen Zwecken erzeugt und daß eine einzige Leipziger Gummiwarenfabrik ca. 80000 Kilo $CS_2$ jährlich bezieht.

In dieser Schrift interessiert uns vorwiegend die Gummifabrikation, über die deshalb etwas ausführlicher gesprochen werden muß. Der $CS_2$ wird hier gebraucht zum „Vulkanisieren des Kautschuks".

Unter dem Ausdruck

Vulkanisieren

versteht man eigentlich jedes Verfahren, welches bezweckt dem, ein eingetrocknetes Pflanzenharz darstellenden, Rohgummi durch Einverleibung[2] gewisser Quantitäten Schwefel eine größere Elasticität und

[1] Der rasch sich steigernde Konsum der Substanz durch die Industrie drückt sich nicht nur aus in dem raschen Anwachsen der $CS_2$-Produktion, welche 1863 in Frankreich 4—500000 kg, 1883 bereits 10 Millionen kg betrug, sondern auch wohl in der fortschreitenden Verbilligung des Mittels. Während nach SAPELIER 1846 der, fast nur zu arzneilichen und Laboratoriumszwecken verwendete $CS_2$ 2000 Francs pro Kilo kostete, war der Preis 1866 bereits auf 0,80 bis 1,0 Francs pro Kilo gefallen, und 1885 kostete das Kilo in Frankreich nur noch 34—45 Centimes. Dies entspricht etwa den heutigen deutschen Preisverhältnissen, wo das Kilo im Großbezug 30—35 Pfennige kostet. Diese wenigen Angaben mögen genügen, um die hervorragende Rolle zu bezeichnen, welche dem $CS_2$ in der modernen Industrie zukommt.

[2] Über die chemischen Vorgänge, die diesem Prozeß entsprechen, herrscht noch nicht genügende Klarheit. Ich verweise bezüglich dieser für unsere Zwecke belanglosen Fragen auf die technologische Litteratur. Vergl. HENRIQUES, Chemikerzeitung 1894. Bd. XVIII. S. 701 u. 1155; WEBER, ibidem S. 837; WEBER, Zeitschrift f. angewandte Chemie. 1894. S. 112.

Widerstandsfähigkeit oder mit anderen Worten diejenigen Eigenschaften zu verleihen, denen der Gummi seine ausgedehnte und mannigfache Brauchbarkeit in der Technik und im täglichen Leben verdankt. Neben dem Vulkanisierverfahren mit $CS_2$, welches ausschließlich bei der Verarbeitung des sog. Patentgummi zur Anwendung kommt, und dem wir hier speziell unsere Aufmerksamkeit zuwenden wollen, giebt es noch eine Reihe anderer Vulkanisiermethoden, die zur Fabrikation anderer Gummisorten, von denen ich als bekannteste nur den Hart- und den Weichgummi[1] nenne, dienen.

Da bei diesen letzterwähnten Fabrikaten die Vulkanisierung stets unter Anwendung von Hitze stattfindet — indem reiner Schwefel bei hoher Temperatur entweder durch Einwirkung starken Druckes oder hochgespannten Wasserdampfes mit dem Rohgummi vereinigt

[1] Um eine kurze Übersicht über die verschiedenen Fabrikationszweige der Kautschuk-Industrie zu geben, sei noch Folgendes mitgeteilt: (Vergl. Lueger, Lexikon der gesamten Technik, Bd. V. S. 20.) Man unterscheidet als wichtigste Spezialitäten:

1. Weichgummi, 2. Hartgummi, 3. Patentgummi, 4. Herstellung wasserdichter Gewebe mittels Gummi, 5. Herstellung von Lederimitationen aus Gummi.

Das Vulkanisierverfahren spielt namentlich bei den Nummern 1—3 eine Rolle und zwar kennt man folgende Arten desselben:

ad 1. Weichgummi wird in der Technik namentlich zu technischen Zwecken in Form sog. Dampfdichtungsplatten verarbeitet und enthält 4—5 % Schwefel, welcher in Form von Schwefelblüte beigemengt ist. Das Vulkanisieren dieser Sorte kann auf verschiedene Arten geschehen: a) durch $^3/_4$—$1^1/_2$ stündiges Erhitzen auf ca. 145° C. unter starkem Druck in der sog. Vulkanisierpresse, oder b) mittels gespanntem Wasserdampf. c) Die sog. Heißluftvulkanisation (ohne Druck) wird angewandt bei Gummischuhen und wasserdichten Stoffen, wobei dem Gummi zuvor ca. 35 % Bleiglätte zugemischt wird.

ad 2. Hartgummi entsteht durch Mischung von etwa 4 kg Schwefel auf 6 kg Rohgummi, unter Zusatz von 1 kg Leinöl und wird entweder in der Presse oder mit gespanntem Dampf vulkanisiert.

ad 3. Unter Patentgummi versteht man Platten aus reinem unvermischten Gummi von dunkelbrauner Farbe (Paragummi) der sich durch große Elasticität auszeichnet.

Außer dem im Text genauer beschriebenen Verfahren der „Kaltvulkanisation“ mittels $CS_2$ kann man a) besonders dünne Platten, wie sie hauptsächlich zur Fabrikation von Schweißblättern gebraucht werden, mit Chlorschwefeldämpfen vulkanisieren, in denen sie dem Gas im geschlossenen Ofen 20—30 Minuten ausgesetzt werden. b) Die aus dicken Patentgummiplatten hergestellten Gummiwaren können auch durch Kochen in flüssigem Schwefel vulkanisiert werden; sie müssen dann nachträglich in Lauge ausgekocht werden, um den Überschuß von Schwefel zu entfernen, da andernfalls die Ware grau statt schwarz wird. Dieses Verfahren scheint nur in beschränktem Maße angewendet zu werden.

wird — so bezeichnet man demgegenüber die bei Zimmertemperatur ausgeführte Behandlung der fertigen Patentgummiwaren mit $CS_2$ als

Kaltvulkanisation.

Diese ist für Patentgummiwaren[1] die souveräne Methode (Ausnahmen s. Anm. 1 zu S. 5 ad 3a und b!). Sie wurde eingeführt 1843 durch ALEXANDER PARKES und durch PENONCEL[2] in Paris vervollkommnet. Das sog. PARKES'sche Gemisch, welches noch heute im Gebrauch ist, besteht aus 1000 Volumteilen $CS_2$[3] und
15—30 „ „ Chlorschwefel ($S_2Cl_2$).

[1] Die Bezeichnung Patentgummi stammt aus England, wo 1866 M. GUIBAL das ihm patentierte Verfahren erfand, Gummi in feinere Platten zu schneiden. Maschinen, die auf diesem Prinzip beruhen und von einem rotierenden, cylindrisch gewalzten Gummiblock meterlange Gummiplatten von beliebiger Stärke (bis zu Bruchteilen von Millimetern!) gewissermaßen abschälen, sind auch in Deutschland heute allgemein in Gebrauch. — Als die wichtigsten Erzeugnisse der Patentgummiindustrie in Deutschland seien erwähnt:

I. Die sog. chirurgischen Gummiartikel. Hierher zählen u. A. die in der Krankenpflege verwendeten Ballons, Gebläse, Urinals, Eisbeutel, Sonden, Katheter, Fingerlinge, im weiteren Sinne auch die als Massenartikel fabrizierten (schwarzen) Schläuche und Milchsauger für Kinder. Von diesen letztgenannten Gummisaugern (sog. „Zulpen") produziert eine einzige Leipziger Fabrik über 30000 Stück täglich und zu Schlauch sollen in sämtlichen Leipziger Fabriken pro Tag 250—300 kg Gummi verarbeitet werden.

II. Die sog. „Pariser Gummiartikel", welcher Ausdruck bekanntlich alle die verschiedenen zur Verhinderung der Konzeption ersonnenen Apparate umfaßt (Condoms, Occlusivpessare u. s. w.). Der Bedarf an diesen, bei uns noch immer euphemistisch als „französisch" in Frankreich dagegen als „englisch" (Capotes anglaises) bezeichneten Gegenständen dürfte wohl heute durch die inländische Industrie reichlich gedeckt werden; eine kleine, nur wenige Arbeiter beschäftigende Fabrik liefert allein, wie mir bekannt geworden ist pro Woche gegen 100000 Stück Präservativs.

In Frankreich scheint dieser Artikel allerdings den Hauptanteil der Patentgummifabrikation auszumachen, während die sub I. bezeichneten Waren neuerdings in großem Maßstab aus Deutschland importiert werden. Wenigstens lieferte eine einzige Leipziger Fabrik jährlich für ca. 300000 Frcs. chirurgischer Bedarfsartikel nach Paris.

III. Neuerdings wird auch zu elektrotechnischen Zwecken Patentgummi in größeren Mengen verarbeitet, namentlich in Form dünnster Platten, welche zum Umwickeln und Isolieren von Kabeldrähten dienen, ferner zu kräftigen Gummihandschuhen zum Schutz der an hochgespannten Stromleitungen hantierenden Arbeiter.

[2] PAYEN, Précis de chemie industrielle II. édition. 1851. S. 101.

[3] Früher scheint an Stelle des $CS_2$ öfter Petroläther oder eine Mischung beider Stoffe in Gebrauch gewesen zu sein. In den mir bekannt gewordenen Fabriken wurde jedoch vorwiegend reiner $CS_2$ zur Anfertigung des PARKES'schen Gemisches verwandt.

Die Stärke des Chlorschwefelzusatzes richtet sich je nach Dicke der verwendeten Gummiplatte. Letztere Eigenschaft ist auch maßgebend dafür, ob ein Gegenstand ein oder mehrmal vulkanisiert werden muß. Ganz dünne Gummiplatten können auch mit reinem $CS_2$ ohne Zusatz von Chlorschwefel behandelt werden.

Die Manipulation selbst wird im allgemeinen so ausgeführt, daß die fertig zusammengesetzten Fabrikate eine bestimmte Zeit hindurch, welche gewöhnlich die Dauer einer Minute nicht überschreitet, von dem Arbeiter in eine mit dem Vulkanisiergemisch gefüllte Schüssel eingetaucht werden; darauf läßt man die noch mit $CS_2$ benetzte Ware langsam (durch Verdunstung bei Zimmertemperatur) trocknen, um dann nach Bedarf den Prozess zu wiederholen. Gegenstände, die hohl sind, z. B. Ballons, Handschuhe und besonders Schläuche müssen, da bei dem Eintauchen vorwiegend nur die Außenfläche mit der Vulkanisierflüssigkeit in Berührung kommt, außerdem noch durch Einfüllen oder Durchgießen von $CS_2$ an der Innenfläche vulkanisiert werden.

Während des Gebrauches verändert das Parkes'sche Gemisch allmählich seine chemische Zusammensetzung, indem namentlich Schwefel als gelber Bodensatz oder in Form einer Kruste sich abscheidet. Dadurch wird die Flüssigkeit nach einiger Zeit unbrauchbar und muß weggegossen und durch neue ersetzt werden; außerdem verdunstet, wie bei der niedrigen Siedetemperatur des $CS_2$ natürlich, schon bei Zimmerwärme dieser Bestandteil sehr rasch, während im Gegensatz hierzu der Chlorschwefel, entsprechend seinem hohen Siedepunkt (139°), nur wenig flüchtig ist. Aus diesen Momenten erklärt sich einerseits der erwähnte relativ große $CS_2$-Konsum und die starke Belästigung der Arbeiter durch dessen Dämpfe, andererseits die geringe hygienische Wichtigkeit des Schwefelchlorürs.

## II. Die gesundheitsschädliche Wirkung des $CS_2$ speziell in der Gummiindustrie.

Warum wir nun gerade der zuletzt genannten Betriebsart in der folgenden, den gesundheitsschädlichen Wirkungen des $CS_2$ gewidmeten Studie ausschließlich unser Interesse zuwenden, bedarf einer kurzen Erörterung.

Der $CS_2$, welcher, wie später noch genauer zu begründen sein wird, hauptsächlich durch seine giftigen Dämpfe dem Menschen Gefahr bringt, hat bei all seinen früher geschilderten industriellen Aufgaben nur wenig Gelegenheit, in größerer Menge in die Atmungswege des Arbeiters zu gelangen. Greifen wir nur die umfänglicheren Anwendungsweisen heraus, so sind bei Darstellung des Mittels in der chemischen Fabrik, wie wir sahen, die Einrichtungen derart, daß die Dämpfe innerhalb eines geschlossenen Röhrensystems cirkulieren und gar nicht oder nur ganz vorübergehend — etwa beim Beschicken der erhitzten Cylinder mit Schwefel — in den eigentlichen Arbeitsraum gelangen. Das Gleiche gilt für die Ölgewinnung, wobei der zur Extraktion benutzte flüssige $CS_2$ sich in geschlossenen Retorten befindet. Nur bei Reinigung oder Reparaturen dieser Extraktionsapparate oder durch besondere Unvorsichtigkeit kann es vorkommen, daß ein Arbeiter $CS_2$-Dampf in größerer Menge einatmet. In der That sind in beiden industriellen Betrieben Gesundheitsschädigungen nur ganz vereinzelt vorgekommen; die letzteren tragen dann immer den Charakter eines unvorhergesehenen Unglücksfalles (akute Vergiftung) an sich, niemals aber den einer regelmäßig und chronisch auftretenden Schädlichkeit.

Für den Weinbauer, der seine Rebstöcke desinficiert, ist von vornherein die Aussicht, konzentrierte $CS_2$-Dämpfe einzuatmen, sehr gering, da die Arbeit in freier Luft verrichtet wird; außerdem haben diese Leute nicht andauernd, sondern nur vorübergehend, zu einer bestimmten Jahreszeit, mit dem Gift zu thun.

Ganz anders in der Gummiindustrie. Hier bedingt es die — oben beschriebene — Verwendung des $CS_2$ zum Vulkanisieren nicht nur, daß die Flüssigkeit in großen flachen unbedeckten Schalen der Verdampfung ohne weiteres zugänglich im Arbeitsraum sich befindet, sondern auch, dass die vulkanisierten, mit $CS_2$ benetzten Gegenstände längere Zeit in demselben Raume offen liegen und daher von einer sehr ausgedehnten Oberfläche den giftigen Stoff abdunsten lassen. Selbst da, wo die Arbeitsräume genügend groß und in der üblichen Weise ventiliert sind, was ja heute meist, jedoch durchaus nicht immer der Fall ist, muß unter diesen Umständen die Luft der Vulkanisiersäle immer eine beträchtliche Beimengung von dampfförmigem $CS_2$ enthalten. Diesen Dämpfen aber ist der Arbeiter nicht vorübergehend, sondern dauernd, mindestens mehrere Stunden am Tage ausgesetzt, ja er muß bei seiner Beschäftigung sich meist direkt über die mit $CS_2$ gefüllte Schaale beugen, so daß er die Dämpfe in besonders starker Konzentration einatmet. Angesichts dieser speziellen Verhältnisse erklärt es sich, warum der $CS_2$, welcher bei seinen sonstigen technischen Applikationsweisen relativ unschuldig bleibt, gerade in der Kautschukindustrie so üble gesundheitsschädliche Eigenschaften entfaltet, daß man ihn für die typische Gewerbekrankheit der Gummiarbeiter verantwortlich machen darf mit dem gleichen Rechte, wie man etwa das Blei als Ursache der Gewerbekrankheit der Schriftsetzer oder den Phosphor als Erzeuger der Gewerbekrankheit der Zündholzarbeiter bezeichnet.

Es ist kein Zweifel, daß diese Thatsache in hohem Grade das Interesse der medizinischen Wissenschaft in Anspruch nehmen muß; eine andere Frage ist es, ob diese Angelegenheit einen derartigen Umfang hat, daß sie auch für das Gemeinwohl und damit für die Gesetzgebung in Betracht kommt. Denn ebenso wie gegenüber anderen Gewerbekrankheiten der Staat bereits durch Anordnung hygienischer Schutzmaßregeln überaus segensreich für den Gesundheitsschutz der Arbeiter gewirkt hat, würde dies auch gegenüber der $CS_2$-Vergiftung angebracht sein, sobald sich zeigt, daß sie nicht nur ein vereinzeltes Vorkommnis von höchstens lokaler Bedeutung darstellt, sondern weitere Kreise des Volkes bedroht. Hierüber wird am ersten Klarheit zu gewinnen sein, wenn man die Ausbreitung und Bedeutung der Vulkanisierindustrie in Deutschland überhaupt ins Auge faßt.

Die Gummifabrikation hat sich ähnlich wie andere Spezialitäten nur in gewissen Industriebezirken des Reiches in größerem Maßstab entwickelt, während sie an den meisten Orten ganz fehlt. Ich nenne als solche „Gummi-Centren“ neben Leipzig, Berlin, Köln, die Regierungsbezirke Hildesheim und Lüneburg (Münden-Hildesheim und Harburg), das Großherzogtum Baden (insbesondere Mannheim), über deren Ausdehnung ich officielle Nachrichten teils aus den „Berichten der preußischen Gewerbeinspektoren“ (1897), teils durch Anfrage bei den beteiligten Gewerbe- und Fabrikinspektionen erlangte.[1]

Alle diese Industriebezirke, welche zusammengenommen zwar nicht die ganze, aber doch das Gros der deutschen Gummifabrikation umfassen, beschäftigten zu Anfang des Jahres 1898 ca. 4500 Gummiarbeiter. Da jedoch ein Teil dieser Bezirke, wie z. B. Baden, fast ausschließlich solche Artikel fabriciert, die nicht mit $CS_2$ vulkanisiert

[1] Ferner ist mir noch durch private Erkundigungen bekannt geworden, daß in Bayern (München) und Hamburg einige Gummifabriken existieren, über deren Größe und Fabrikationsweise ich leider nichts Authentisches erfahren konnte.

werden,[1] so kommen für unsere Zwecke als diejenigen Centren, wo in größerem Maßstab Patentgummiwaren hergestellt werden, hauptsächlich Berlin, Köln und Leipzig in Betracht.[2] In diesen Orten beschäftigt die Branche gegen 1500 Arbeiter, von denen nach amtlichen Erhebungen im Jahre 1898 über 400 speziell mit $CS_2$ zu thun hatten. Von dieser zuletzt genannten Zahl entfallen (Zählung vom 1. Mai 1898) 265 auf Leipzig, so daß diese Stadt unbedingt den bedeutendsten deutschen Fabrikationsort für Patentgummiwaaren darstellt.

Diese Ziffern erscheinen vielleicht manchem nicht groß genug, um den $CS_2$ als ein für weitere Kreise gefährliches Gift anzusehen. Aber erstens repräsentieren sie, wie gesagt, nur einen, wenn auch den größeren Teil der Gummiindustrie, und ferner ist thatsächlich die Anzahl der Leute, die mit dem $CS_2$ in Berührung kommen, bei weitem größer, als es die obigen Angaben erkennen lassen, aus folgenden Gründen. Dadurch, daß — wie unsere späteren Untersuchungen zeigen werden — viele der mit Vulkanisieren beschäftigten Personen, durch die unangenehmen Eigenschaften der $CS_2$-Dämpfe veranlaßt, entweder freiwillig oder wegen Krankheit, den Betrieb nach kurzer Zeit verlassen, entsteht eine ungewöhnlich lebhafte Arbeiterfluktuation und immer neue Scharen rücken in die ver-

[1] Nach einer von der Gr. Fabrikinspektion in Karlsruhe mir gütigst erteilten Auskunft sind im Großherzogtum Baden in Gummi 6 Fabriken, 1750—1800 Arbeiter, thätig. Jedoch nur eine einzige kleinere Fabrik benutzt zum Vulkanisieren von Stoffen $CS_2$, derart daß dort im Ganzen 8 Arbeiter mit dem Gift in Berührung kommen. Wenn daher ein bekannter Psychiater an einer badischen Universität, welcher die Existenz der $CS_2$-Psychosen bestreitet, s. Z. als Argument für seine Ansicht anführte, daß in seiner Klinik trotz der Nähe einer hochentwickelten Gummiindustrie (Mannheim!) noch nie ein Fall von $CS_2$-Vergiftung vorgekommen sei, und wenn er es daher unglaublich fand, daß in Leipzig so viele derartige Erkrankungen vorkommen, so machen obige Zahlen ohne weiteres verständlich, warum die Leipziger Psychiatrische Klinik so oft Gelegenheit hat, die $CS_2$-Vergiftung zu studieren, während man sie in Baden nicht kennt.

[2] In Berlin kamen auf 195 Gummiarbeiter ca. 79 $CS_2$-Vulkaniseure; in Köln auf 430 ca. 65; in Leipzig auf 758 nach einer im April 1897 vorgenommenen Zählung 229. Letztere Zahl soll sich nach einer mündlichen Mitteilung des Herrn Gewerbeinspektors bis zum Schluß des Jahres bereits um 75 vermehrt haben, so daß Leipzig allein zur Zeit etwa 300 $CS_2$-Arbeiter beschäftigt. — Über die in der Provinz Hannover und bei Hamburg gelegenen großen Kautschukfabriken fehlen mir, wie erwähnt, genauere Informationen; doch habe ich gehört, daß dort verhältnismäßig wenig mit $CS_2$ vulkanisiert wird. — Dagegen würde die obige Zusammenstellung jedenfalls noch vermehrt werden durch die Zahlen der Patentgummibetriebe Bayerns, wo, wie ich bestimmt weiß, mit $CS_2$ vulkanisiert wird.

hängnisvollen Vulkanisierräume ein. So erzählt uns, um ein Beispiel anzuführen, eine Arbeiterin, daß eine Fabrik, die nur 9 Personen mit Vulkanisieren beschäftigt, im Jahre 1885—86 im ganzen etwa 120 Arbeiter in diesen Betrieb einstellen mußte, weil es eben niemand lange in den miserabel ventilierten Räumen aushalten konnte. Und aus den amtlichen Nachweisen einer Krankenkasse konnte ich ersehen, daß eine Fabrik, welche weniger als 120 Arbeiter (darunter ca. 30 vulkanisierende) hat, in einem der letzten Jahre ca. 460 Leute brauchte, um ihre Arbeiterstellen zu besetzen, so daß ca. 4 mal so viel Leute durch den Betrieb hindurchgingen, als der Arbeiterbestand betrug. Dieses Verhältnis aber wird speziell für die Vulkanisierarbeit noch ungünstiger, weil, wie mir der Fabrikbesitzer bestätigte, gerade die „Vulkanisiermädels“ immer wegliefen.

Man kann sagen, daß in einer Fabrik pro Jahr um so mehr Arbeiter successive mit $CS_2$ in Berührung kommen müssen, je schlechter die hygienischen Einrichtungen der Vulkanisierräume sind. Die Bestätigung dieses Satzes ergiebt sich aus einer von mir in umgekehrter Richtung gemachten Erfahrung, daß eine große Fabrik, die früher wegen sehr starken Arbeiterwechsels bekannt war, ein stabileres Arbeits- und speziell Vulkanisierpersonal bekommen hat, nachdem in letzter Zeit durch mustergültige hygienische Einrichtungen in den Vulkanisiersälen die Belästigung der Arbeiter durch $CS_2$ weggefallen ist.

Hat sonach der $CS_2$ in praxi einen viel größeren Wirkungskreis als die anfängliche Statistik auf den ersten Blick vermuten läßt so wird die sociale Bedeutung dieses gewerblichen Giftes weiterhin dadurch erhöht, daß die Patentgummi-Industrie in Deutschland und vor allem im Leipziger Bezirk in einem ganz enormen Aufschwung begriffen ist. Innerhalb der letzten 12 Jahre haben die Leipziger Fabriken ihr gesammtes Arbeiterpersonal mindestens vervierfacht, wobei die Zahl der mit $CS_2$ beschäftigten Personen um mehr als das Sechsfache[1] gestiegen ist. Im letzten Jahre (1897—98) hat sich die Zahl der hiesigen Gummiarbeiter laut Gewerbestatistik von 758 auf 929, d. h. fast um $^1/_5$ vermehrt.

[1] Die erste Leipziger Gummifabrik wurde im Jahre 1872 begründet. Im Jahre 1885—86 bestanden im Gewerbe-Inspektionsbezirk Leipzig 2 Gummifabriken mit zusammen ca. 220 Arbeitern, von denen ca. 40 vulkanisierten. Am 1. Mai 1898 5 Fabriken mit 929 Arbeitern, von denen ca. 265 vulkanisierten. — Anmerkung bei der Korrektur: Seit der Niederschrift dieser Zeilen hat sich eine 6. chirurgische Gummiwarenfabrik in Leipzig etabliert, welche vor Weihnachten 1898 noch nicht 20 Leute, heute (Februar 1899) aber bereits etwa 40 Arbeiter, darunter 12 Vulkaniseure beschäftigte.

Unter diesen Umständen dürfte es nicht nur im Interesse der Medizin, sondern auch der öffentlichen Wohlfahrt liegen, dem $CS_2$ als einer Schädlichkeit, welche auf immer weitere Bevölkerungskreise ihre Wirkung ausdehnen wird, ein Augenmerk zuzuwenden.

## III. Geschichtliches.

Die Erkennung der Gefahren, welche die Vulkanisiermethode mittels $CS_2$ für die Gesundheit des Arbeiters mit sich bringt, geht parallel der Entwicklung der Patentgummi-Industrie.

Schon 1851 erwähnt PAYEN die sanitären Nachteile des PARKES'schen Verfahrens und rät dieses nur in sehr stark ventilierten Räumen, oder noch besser in offenen Schuppen auszuüben.[1] Wie wenig diese Mahnung in Paris Gehör fand, zeigen die im Verlauf der 50er Jahre erfolgenden ärztlichen Veröffentlichungen von DUCHENNE DE BOULOGNE,[2] DELPECH,[3] BEAUGRAND[4] und PIORRY,[5] welche sämmtlich schwere Erkrankungsfälle durch Einatmung von $CS_2$ zum Gegenstand hatten. DELPECH hat dann Anfang der 60 Jahre[6] seine Erfahrungen, welche sich inzwischen auf 24 Fälle von $CS_2$-Vergiftung beliefen, in einer ausführlichen Abhandlung zusammengefaßt und auch zuerst durch Tierexperimente nachgewiesen, daß es wirklich der $CS_2$ ist, welcher die eigentümlichen Erkrankungen der Kautschukarbeiter verursacht, wobei er gleichzeitig den Verdacht beseitigte, daß es etwa der in dem Vulkanisiergemisch enthaltene Chlorschwefel sei, der die Vergiftungen hervorrufe. Die hygienischen Zustände, wie sie uns DELPECH in seiner Schilderung entrollt, sind allerdings unerhört. In kleinen geschlossenen, unventilierten Zimmern wird nicht nur vulkanisiert, sondern auch andere Manipulationen mit $CS_2$, wie das Bereiten des

[1] Der betreffende Passus in PAYEN's Précis de Chimie industrielle, 1851. II. éd. p. 101 lautet: „Les manipulations que nons venons de décrire auraient des inconvénients et même des dangers, si on les pratiquait dans des pièces closes; il importe de soustraire les hommes qui travaillent dans ces circonstances à l'action des vapeurs, en établissant dans l'atelier de forts courants d'air, ou mieux encore en faisant exécuter le travail sous des hangars ouverts."

[2] DUCHENNE DE BOULOGNE, Mém. sur la paralysie gén; Archives gén. de med. 1856.

[3] DELPECH, l'Union médicale 1856. Derselbe, Gazette med. 1856.

[4] BEAUGRAND, Gaz. der Hôpit. 1856.

[5] PIORRY, ibidem. 1858.

[6] DELPECH, Nouvelles recherches sur l'intoxication spéciale que determine le sufure de carbone. Paris 1860 und Annales d'hygiène publ. II. sér. Bd. XIX. 1863.

Vulkanisiergemisches, werden dort ausgeführt. Namentlich bei letzter Beschäftigung kam es nicht selten vor, daß Gefäße platzten oder hinfielen, so daß sich die gefährliche Flüssigkeit offen in den Raum ergoß und ihn mit ihren betäubenden Dünsten erfüllte. Gelegentlich solcher Vorkommnisse fielen einzelne Arbeiter auf der Stelle bewußtlos um oder wurden für tot wegetragen. Auch in anderer Beziehung wurde jede Vorsicht außer acht gelassen; man manipulierte mit offenem Licht in der nächsten Nähe der feuergefährlichen[1] Flüssigkeit, wobei Explosionen nicht ausbleiben konnten, und so sehr war die Atmosphäre dieser „Ateliers" mit $CS_2$-Dünsten geschwängert, daß sobald nur ein brennender Körper mit der Luft in Berührung kam, das Aufflackern blauer Flämmchen die Gegenwart des Gases anzeigte. Nicht nur durch die Atmung wurde das Gift zugeführt, sondern auch mit der Haut der Hände wurde die Flüssigkeit ohne jede Schutzmaßregel in Berührung gebracht, woraus neue Gesundheitsschädigungen erwuchsen.

Vielfach scheint es sich bei den Verhältnissen, die Delpech im Auge hat, nicht um größere Fabriken im heutigen Sinne gehandelt zu haben, sondern um Kleinbetriebe bezw. eine Art Hausindustrie, wo der „Fabrikant" gemeinsam mit seiner Familie „Kautschuk blies",[2] und so finden sich Fälle beschrieben, daß Mann und Frau gleichzeitig durch den $CS_2$ in schweres Siechtum verfielen.

Dieses Siechtum und alle die anderen körperlichen und geistigen Störungen, welche die Einatmung des Schwefelalkohols zur Folge hatte, genauer zu beschreiben, wird die Aufgabe der folgenden, speziell medizinischen Kapitel sein. Hier sei nur festgestellt, daß Delpech der erste war, der die chronische industrielle $CS_2$-Vergiftung in ihrer Bedeutung erkannt und erschöpfend beschrieben hat, weshalb man seine Bearbeitung des Gegenstandes, auf die alle späteren Autoren wieder zurückgegriffen haben, als klassisch bezeichnen darf. Auch in hygienischer Beziehung hat er bemerkenswerte Anregungen gegeben und wenn auch die gesundheitlichen Verhältnisse der Gummiindustrie in den folgenden Jahrzehnten und vielleicht bis heute noch nicht einwandsfrei geworden sind, so ist es doch wohl dem energischen Mahnruf Delpech's zu danken, daß nach ihm niemals wieder über derartig massenhaft auftretende und schwere $CS_2$-Vergiftungen be-

[1] Entzündungstemperatur bei 150°!

[2] Es handelte sich lediglich um den zu Condoms oder Ballons aufgeblasenen caoutschouc soufflé, auf dessen technische Zubereitung wir noch im hygienischen Abschnitt zurückkommen werden.

richtet werden konnte, wie er selbst sie bekannt gemacht hat. Daß aber trotzdem diese Schädlichkeit, wenn auch in minder akuter Form weiter bestand, beweisen die zahlreichen französischen Publikationen über diesen Gegenstand, welche sich bis in die neueste Zeit erstrecken und, soweit sie wissenschaftlich Neues bringen, in den folgenden Blättern noch weitere Berücksichtigung finden werden. Man kann, wenn man die stattliche Reihe dieser Autoren überblickt, wohl sagen, daß seit Delpech die Schwefelkohlenstoff-Frage in Frankreich nicht wieder von der Tagesordnung abgesetzt worden ist.

In Deutschland wurde zwar schon in den 60er und 70er Jahren durch Hermann, Hirt und Lewin[1] auf theoretischem Gebiet Bedeutendes für die wissenschaftliche Erkenntnis der $CS_2$-Vergiftung geleistet, aber dem praktisch ärztlichen Studium der Gewerbekrankheit ist entsprechend der späteren und geringeren Entwicklung der Patentgummi-Industrie bis vor kurzem bei uns nur ein sehr geringes Interesse entgegengebracht worden, und den meisten deutschen Ärzten ist diese Krankheit auch heute nicht einmal dem Namen nach bekannt. Immerhin sind in vereinzelten Industriecentren unseres Vaterlandes, wo $CS_2$ im Fabrikbetriebe Verwendung fand, auch die üblen Eigenschaften dieses Stoffs nicht ganz unbekannt geblieben. Die ersten Daten dieser Art beziehen sich auf den Kölner Bezirk, wo nach einer beiläufigen Angabe Eulenberg's[2] schon vor 1865 Vulkanisierbetriebe bestanden haben müssen. Der genannte Autor erwähnte, ohne auf Einzelheiten einzugehen, im allgemeinen ähnliche Erkrankungssymptome wie Delpech, nur schiebt er ihnen eine andere wissenschaftliche Erklärung unter, indem er sie nicht dem $CS_2$ als solchem, sondern teils dem aus $CS_2$ durch Zersetzung gebildeten Schwefelwasserstoff, teils dem beigemengten Chlorschwefel auf die Rechnung setzt, eine Ansicht, die 20 Jahre später in Frankreich von Sapelier[3] wieder aufgenommen und mit großem Eifer verfochten worden ist. Indem wir diese mehr theoretischen Fragen vorläufig beiseite lassen, müssen wir als den frühesten in Deutschland ausführlich bekannt gewordenen Fall von $CS_2$-Vergiftung die Publikation

[1] Vgl. den folgenden Abschnitt!

[2] Eulenberg, Lehre von den schädlichen und giftigen Gasen. 1865. Derselbe Antor behauptet in seinem 1876 erschienenen Handbuch der Gewerbehygiene (S. 362), daß $CS_2$-Vergiftungen jetzt so gut wie gar nicht mehr vorkämen, da zum Vulkanisieren neuerdings allgemein Petrolbenzin oder Petroleumäther verwendet werde. Diese Angabe beruht, wie schon Stadelmann festgestellt hat, auf einem Irrtum, da heutzutage vorwiegend mit $CS_2$ vulkanisiert wird.

[3] Sapelier, Thèse de Paris. 1885.

von FLIES[1] anführen, welche sich freilich nicht bei der Vulkanisierbeschäftigung, sondern in einer Berliner Ölfabrik (beim Reinigen eines $CS_2$-Reservoirs) ereignete. Diesem folgt 1871 als frühestes Beispiel einer im Gummibetriebe durch $CS_2$ erworbenen Geisteskrankheit die gleichfalls aus Berlin stammende Veröffentlichung von BERNHARDT.[2] Von da ab schweigt, wenn man von der beiläufigen Erwähnung in den Lehrbüchern der Gewerbehygiene[3] oder der Toxikologie[4] absieht, die deutsche Litteratur $1\frac{1}{2}$ Jahrzehnt lang über diesen Gegenstand, bis MENDEL (1886) in KAETHER's[5] Dissertation einen hochinteressanten Fall nervöser Lähmung bei einem Vulkanisierarbeiter bekannt gab, dem er später in der Dissertation von MAASS[6] zwei weitere Krankengeschichten von chronischer Schwefelkohlenstoffvergiftung aus Gummifabriken folgen ließ. Auch von englischen Ärzten erfolgte in den 80er Jahren eine größere Anzahl von Mitteilungen,[7] die namentlich unsere Kenntnisse über die durch $CS_2$ verursachten Sehstörungen erweitert haben.

Eine ganz besondere Stellung aber in der Geschichte unseres Gegenstandes nimmt die 1888 erschienene Arbeit von PIERRE MARIE[8] ein. Dieser Forscher, fußend auf den neuen Aufschlüssen, welche die berühmten Untersuchungen CHARCOT's über das Wesen der Hysterie gebracht hatten, glaubte nach genauer klinischer Analyse zweier Fälle von angeblicher $CS_2$-Vergiftung behaupten zu können, daß es sich wohl in der Mehrzahl aller dem $CS_2$ zur Last gelegten Erkrankungen um Hysterie handele. Da diese Neurose bekanntlich als konstitutionell gilt und daher, wenngleich latent, schon vor der fraglichen $CS_2$-Einwirkung bestanden haben muß, so würde nach MARIE dem Gift höchstens die Rolle eines accidentellen auslösenden Moments (agent provocateur) der Hysterie zukommen. Da ferner — nach CHARCOT — auch eine Reihe anderer an sich harmloser Ereignisse, z. B. eine Gemütsbewegung oder eine geringfügige Verletzung, gelegentlich eine latente Hysterie zum Ausbruch bringen können, so dürfte man die in Rede stehenden nervösen Krankheiten

[1] FLIES, Berliner klin. Wochenschr. 1866. S. 321.

[2] BERNHARDT, Berl. klin. Wochenschr. 1871. S. 13.

[3] HIRT, Gewerbekrankheiten. 1882. S. 63 ff.

[4] BOEHM, Intoxikationen. S. 177 ff.

[5] KAETHER, Dissertation. Berlin. 1886.

[6] MAASS, Dissertation. Berlin. 1889.

[7] Siehe Litteraturverzeichnis.

[8] Sulfure de Carbone et Hysterie. Bull. et Mem. de la soc. méd. des hôpit. de Paris. 1888.

gar nicht dem $CS_2$ oder dem Vulkanisierbetrieb, sondern nur der unglücklichen Prädisposition des Arbeiters zur Last legen. Man dürfte sie so wenig als eine Gewerbekrankheit bezeichnen, wie etwa die traumatische Hysterie. Die praktische Konsequenz dieser Anschauung muß sein, daß jede fabrikhygienische Prophylaxe der sog. $CS_2$-Vergiftung recte Hysterie überflüssig, weil unmöglich ist. „Denn,“ sagt MARARANDON de MONTYEL,[1] welcher späterhin die Ansichten MARIE's auch auf die Geistesstörungen übertragen hat, indem er die $CS_2$-Psychosen für eine Folge schwerer psychopathischer Belastung erklärte, völlig logisch — „die organische Prädisposition des Arbeiters ist unzugänglich für die Hygiene und wird so lange bestehen, als der Arbeiter sich zu Beschäftigungen hergiebt, für die er nicht geeignet ist.“

Wir sehen, welch große Tragweite auch für das praktische Handeln den wissenschaftlichen Hypothesen der genannten französischen Forscher zukommt und wir haben daher den dringendsten Anlaß, diese Theorien in den folgenden Kapiteln auf ihre Richtigkeit zu prüfen. In der französischen Litteratur haben die Lehren MARIE's und MARARANDON's zwar in einigen späteren Arbeiten[2] Sukkurs erhalten, andererseits ist aber dort im letzten Decennium namentlich unter dem Einfluß RAYMOND's, das Studium derjenigen toxisch-nervösen Störungen, welche von Hysterie mit absoluter Sicherheit zu unterscheiden sind, der sog. $CS_2$-Neuritiden, gefördert worden. Insbesondere aus den Arbeiten von J. BONNET[3] und ARGETOYANO[4] ging hervor, daß diese Gruppe von Nervenerkrankungen, deren Vorkommen ja auch MARIE und CHARCOT nicht geleugnet, sondern nur gegenüber der Hysterie als numerisch unbedeutend hingestellt hatten, in der That gar nicht selten sind. Letzteres bestätigte auch die interessante Arbeit STADELMANN's,[5] der nicht nur 3 schwere in Berlin vorgekommene Fälle gewerblicher $CS_2$-Vergiftung bekannt gab, sondern auch durch eigene Anschauung sich von den unzureichenden hygienischen Verhältnissen der Gummiindustrie in der Reichshauptstadt überzeugte und das Interesse der Aufsichtsbehörde auf diesen

---

[1] Annales d'hygiène publ. 1895. Bd. 33. S. 309.

[2] GUINON, Les agents provocateurs de l'hysterie. Thèse de Paris 1889. — SOUTOUL, Les hysteries toxiques. Thèse de Paris 1889. — PRODHON, Des troubles intellectuels dans l'intoxication par le sulfure de carbone. Thèse de Paris 1897.

[3] Thèse de Paris 1892.

[4] Thèse de Paris 1896—97. No. 76.

[5] STADELMANN, Über $CS_2$-Vergiftung. Berliner Klinik. 1896. Heft 98.

Punkt zu lenken wußte. Dieser Gelehrte hat daher neben dem wissenschaftlichen das praktische Verdienst, zur Sanierung der Berliner Fabrikverhältnisse hinsichtlich des Vulkanisierbetriebes beigetragen zu haben.

Ähnliche Anregungen, wenn auch einer anderen medizinischen Disciplin entspringend, waren bereits früher in Leipzig von dem Leiter der dortigen Psychiatrischen Klinik, Herrn Geheimrat Prof. Dr. P. Flechsig, ausgegangen.

Abgesehen von dem älteren Fall Bernhardt's war bis in die neueste Zeit in Deutschland nichts über ausgeprägte Geistesstörungen nach $CS_2$-Vergiftung bekannt geworden, wenngleich leichtere psychische Veränderungen als Begleiterscheinung nervöser Störung gelegentlich erwähnt waren.[1] Deshalb war es überraschend, als im Jahre 1895 in der auf Veranlassung Flechsig's veröffentlichten Dissertation Hampe's nicht weniger als 17 Krankengeschichten von Gummiarbeitern, welche innerhalb der letzten 10 Jahre in Leipzig im Anschluß an die Vulkanisierbeschäftigung geisteskrank geworden waren, mitgeteilt wurden. Selbst in Paris, dem alten Vorort der Gummiindustrie, schienen doch, den litterarischen Publikationen nach zu urteilen, eigentliche Psychosen durch $CS_2$ nur sporadisch beobachtet worden zu sein.

Das gehäufte Vorkommen derartiger Krankheiten in Leipzig wurde hier für die Sanitäts- wie für die Gewerbeaufsichtsbehörde, welche schon früher, angeregt durch die ersten in den 80er Jahren aus der Psychiatrischen Klinik gemeldeten Erkrankungsfälle, auf diese Angelegenheit ihr Augenmerk gerichtet hatten, der Anlaß zu energischem Einschreiten, dessen Erfolg im einzelnen zu würdigen einem späteren Kapitel dieser Arbeit überlassen bleibt. Es versteht sich von selbst, daß auch späterhin in der Leipziger Psychiatrischen Klinik der $CS_2$-Vergiftung eine ganz besondere Aufmerksamkeit gewidmet worden ist, so daß ich heute im Stande bin, die von Hampe gegebene Kasuistik durch eine Anzahl neuer, von mir selbst beobachteter Fälle zu vermehren. Ferner habe ich bei jeder mir bekannt gewordenen geistigen Erkrankung eines Gummiarbeiters mir durch genaue Erkundigung über die Arbeitsverhältnisse und durch Lokalbesichtigung Klarheit darüber zu verschaffen gesucht, ob es

[1] Bloch (Deutsche med. Wochenschrift 1893) stellte z. B. in dem Berl. Ver. f. inn. Medizin einen Fall vor, wo neben nervösen Beschwerden psychische Depression und abendliche Gesichtshallucinationen auftraten.

sich wirklich um eine $CS_2$-Wirkung handelte. Von demselben Gesichtspunkt aus habe ich die HAMPE'schen Fälle revidiert und dabei noch nachträglich manche für die Pathogenese wichtige Thatsache feststellen können; auch habe ich über das weitere Schicksal dieser Kranken nach der Entlassung — meist mit Erfolg — Erhebungen angestellt. Außerdem war es mir durch die Güte des Herrn Geheimrat Prof. Dr. CURSCHMANN, welcher mir die Benutzung des Archivs der Leipziger medizinischen Klinik gestattete, ermöglicht, alle in dem städtischen Krankenhause zu St. Jakob über die chronische $CS_2$-Vergiftung vorliegenden Beobachtungen, welche bis in die 70er Jahre zurückreichen, für meine Studien zu verwerten. Rechne ich hierzu noch die mündlichen und schriftlichen Mitteilungen über einschlägige Krankheitsfälle, welche mir einige Herren Kollegen, insbesondere der Leiter des Plagwitzer Krankenhauses, Herr Dr. HARNAPP, in dankenswerter Weise machten, und mehrere Fälle, die ich selbst ambulant zu beobachten Gelegenheit hatte, so kann ich wohl sagen, daß sich die folgenden Betrachtungen auf ein chronologisch geordnetes Material stützen, welches mit einem Bestand von ca. 50 Fällen vielleicht der ganzen bisher bekannten Kasuistik der $CS_2$-Vergiftung das Gegengewicht halten kann.

Unser kurzer historischer Rückblick zeigte, daß trotz zahlreicher und wertvoller, aber, von DELPECH abgesehen, meist nur auf einem kleinen Krankenmaterial basierter litterarischer Bearbeitungen des Gegenstandes noch wichtige, ja grundlegende Fragen der definitiven Erledigung harren. Vor allem ist es die von MARIE in die Diskussion geworfene Frage, ob wirklich der $CS_2$ für die nervösen und geistigen Erkrankungen der Vulkaniseure verantwortlich zu machen ist, welche in dem klinischen Teil dieser Arbeit geklärt werden muß. Da uns hierbei die experimentell pathologischen und anatomischen Forschungen insbesondere der neuesten Zeit, manch wertvolle Stütze bieten, so halte ich es für angebracht, deren Ergebnisse in besonderen Kapiteln den klinischen Erörterungen voranzustellen.

Sollte die Antwort im bejahenden Sinn ausfallen, so erwächst die weitere Aufgabe, den Bedingungen, unter denen die gewerbliche $CS_2$-Vergiftung zu Stande kommt, im einzelnen nachzugehen und durch deren Erforschung die zweckmäßigen und notwendigen Maßregeln zur Verhütung dieser Gewerbekrankheit zu gewinnen. Diese Erörterungen werden den Inhalt des hygienischen Teiles unserer Abhandlung bilden.

Zweiter Abschnitt.

# Allgemeine Pathologie.

---

## Kapitel I.

## Experimentelle Grundlagen der $CS_2$-Vergiftung.

Wenn wir die zahlreichen experimentellen Studien, die über den $CS_2$ angestellt sind, einer kurzen Würdigung unterziehen wollen, so empfiehlt es sich, eine Einteilung in zwei Gruppen vorzunehmen. In der ersten würden diejenigen Arbeiten aufzuzählen sein, welche die Giftigkeit des $CS_2$ überhaupt und die physiologische Natur dieser Giftwirkung nachweisen, kurz gesagt, die experimentelle Toxikologie des $CS_2$. Hierbei kamen in der Regel möglichst große Dosen des Mittels, teils subkutan, teils per os, teils durch Inhalation zur Anwendung. In der zweiten Gruppe will ich diejenigen Experimentaluntersuchungen zusammenfassen, die im engeren Anschluß an die Verhältnisse der Praxis das klinische Bild der $CS_2$-Vergiftung, wie wir es beim Menschen kennen, durch Tierexperimente nachzuahmen und die Bedingungen zu erforschen suchen, unter denen $CS_2$ dem Menschen schädlich wird. Zu diesem Behuf mußte das Gift in geringer Konzentration und womöglich längere Zeit hindurch einwirken. Die Ergebnisse dieser Versuche kommen der allgemeinen Pathologie der chronischen $CS_2$-Vergiftung zu gute.

### I. Experimentelle Toxikologie.

Da in der Gummiindustrie fast nie reiner $CS_2$, sondern eine Mischung dieses Stoffes mit Chlorschwefel Verwendung findet, so ging zunächst das Bestreben der Forscher dahin, festzustellen, welchem von beiden Körpern die giftige Wirkung zukomme. Schon Delpech fand, bei Versuchen an Kaninchen, daß die Chlorschwefeldämpfe, selbst in starker Konzentration, nur unbedeutende Störungen hervorriefen, während $CS_2$ in viel geringeren Mengen die schwersten Erscheinungen und schließlich den Tod herbeiführte. EULENBERG,[1] der an Meerschweinchen mit $S_2Cl_2$ experimentierte, konstatierte bei geringeren Dosen Brechbewegung, Inspirationsstörungen, Speichelfluß, Thränen der Augen. Bei großen Dosen starben die Tiere und zeigten bei der Sektion blutige Infiltration der Lungen und Trübung (Ätzung) der Hornhaut. EULENBEG führte infolge dessen die bei den Gummiarbeitern häufig beobachteten Schädigungen der Atmungswege und des Auges auf den Chlorschwefel zurück. Neuerdings hat LEHMANN[2] genaue Versuche an Kaninchen und Katzen gemacht und gefunden, daß die Tiere bei 5stündigem Aufenthalt im Versuchsraum nur ganz vorübergehende leichte Schleimhautreizung davontrugen. Für die Verdampfung des Chlorschwefels waren dabei die denkbar günstigsten Bedingungen hergestellt, indem dem Versuchsraum konstant ein Luftstrom beigemischt wurde, der einen Kolben voll Chlorschwefel passiert hatte. Trotzdem konnte der Luft nicht mehr als 0,1—0,2 mg $S_2Cl_2$ pro Liter beigemengt werden, was sich durch den hohen Siedepunkt dieses Körpers (ca. 139 °) erklärt. In den Verhältnissen der Fabrikpraxis, wo eine nur 1—3 Prozent $S_2Cl_2$ enthaltende Flüssigkeit in einem großen Raum verdampft, ist daher der Konzentrationsgrad der Luft an $S_2Cl_2$ so gering, daß er sich mit unseren chemischen Methoden überhaupt nicht nachweisen läßt.[3] Da ferner durch Tierversuche und durch Erfahrungen am Menschen nachgewiesen ist, daß der Schwefelkohlenstoff allein auch Schleimhautreizung hervorbringen kann und neue exakte Versuche LEHMANN's dic Angabe DELPECH's bestätigt haben, daß auch ein Gemisch von $CS_2$ und $S_2Cl_2$ bei Tieren keine anderen Schädigungen hervorbringt als $CS_2$ allein, so dürfen wir den Chlorschwefel in praxi als belanglos betrachten.

Aber noch auf andere Art hat man versucht dem Schwefelkohlenstoff seine toxische Rolle streitig zu machen: EULENBERG wies darauf hin, daß der in der Technik gebrauchte $CS_2$ durch

---

[1] EULENBERG, Lehre von den schädlichen und giftigen Gasen. 1865. S. 592.

[2] LEHMANN, Studien über den Einfluß wichtiger Gase und Dämpfe auf den Organismus. Arch. f. Hyg. Bd. XX. S. 74.

[3] Nach einer freundlichen Mitteilung des Hrn. Regierungs- und Gewerberats Dr. SPRENGER in Berlin, auf dessen Veranlassung dahingehende Versuche in Berliner Fabriken ausgeführt worden sind.

Schwefelwasserstoff verunreinigt sei, dessen Dämpfe einen Teil der dem Schwefelkohlenstoff zugeschriebenen Wirkungen (insbesondere die nervösen Reizsymptome) verschulden sollten, nur das zweite Stadium der nach Delpech bei den Kautschukarbeitern beobachteten Gewerbekrankheit (Lähmungssymptome) käme dem $CS_2$ speziell zu. Bedeutend weiter ging Sapelier,[1] der behauptet, daß chemisch reiner $CS_2$ annähernd unschädlich sei, daß daher alle bisher beschriebenen Giftwirkungen nur den Verunreinigungen des technischen $CS_2$ zur Last zu legen seien. Als solche Verunreinigungen werden angeführt: Schwefel, schweflige Säure, Disulfomethylen, das stark stinkende Dimethylensulfhydrat und Schwefelwasserstoff, von denen der Autor nur den letztgenannten Körper ins Auge faßt. Er weist durch die Bleipapierprobe nach, daß in fast allen untersuchten Schwefelkohlenstoffproben etwas $SH_2$ enthalten ist. Da er nun bei Verfütterung oder subkutaner Injektion chemisch reinen Schwefelkohlenstoffs keine schweren Vergiftungssymptome und bei Inhalationsversuchen an Kaninchen, Meerschweinchen, einem Hund und einem Hahn inkonstante, d. h. bald geringe, bald deletäre Giftwirkung sah, so betrachtete er die letztere als Folge einer Bildung von Schwefelwasserstoff, welcher, wie Sapelier nachwies, auch bei Verdunsten reinen Schwefelkohlenstoffs, namentlich in der ammoniakhaltigen Luft des Versuchsraumes, entstehen kann. Sapelier hat aber weder direkt nachgewiesen, daß die bei den zahlreichen früheren Tierversuchen festgestellten Symptome in gleicher Weise durch $SH_2$ hervorgerufen werden können, noch hat er untersucht, ob die minimalen Mengen von $SH_2$, die dem $CS_2$ beigemischt sind, ausreichen, um überhaupt irgendwelche physiologische Wirkungen zu erzeugen.

Lehmann[2] hat die methodischen und logischen Mängel der Sapelier'schen Arbeit in überzeugender Weise klargelegt. Wichtiger noch ist, daß Lehmann und, unabhängig von ihm, Westberg[3] durch einwandsfreie Versuche an Katzen und Kaninchen zeigen konnten, daß zwischen dem chemisch reinen, fast geruchlosen, und dem schlechtriechenden $CS_2$ der Industrie bezüglich der physiologischen Wirkung kein Unterschied ist.

Somit kann als festgestellt gelten, daß es wirklich der $CS_2$ als

---

[1] Sapelier, Etude sur le sulfure de carbone. Thèse de Paris 1885.

[2] Lehmann, a. a. O. S. 37.

[3] Westberg, Beiträge zur Kenntnis der Schwefelkohlenstoffvergiftung. Dissertation. Dorpat 1891.

solcher ist, der die ihm zugeschriebene toxische Wirkung ausübt, und wir gehen nun dazu über, die Art dieser Wirkung zu erörtern. Als erster trat DELPECH dieser Frage näher, indem er Kaninchen in einen mit Luftlöchern versehenen Kasten setzte, an dessen Boden $CS_2$ verdunstete. Nach einem oder mehreren Tagen traten Unruhe, Zittern, klonische Krämpfe, dann Lähmung und Apathie und endlich der Tod ein; DELPECH glaubte hierin die typische Aufeinanderfolge von Excitation und Depression zu erkennen. Die Sektion ergab als einzigen pathologischen Befund in der Lunge einige ekchymotische Flecke (taches brunâtres congestives).

EULENBERG erfuhr bei seinen bereits erwähnten Experimenten daß Katzen weit empfindlicher gegen das Gift sind als Kaninchen. Erstere zeigten in einer Atmosphäre die wenig über $^1/_4$ g $CS_2$ pro Liter Luft enthielt, sofort heftigste Aufregung, mehrfaches Hinstürzen und bei der Herausnahme aus dem Versuchsraume nach 7 Minuten schwankenden Gang. Nach einer Stunde zum zweiten Male hineingesetzt, wurde das Tier nach 10 Minuten asphyktisch und starb nach $^1/_4$ Stunde. — Ein starkes Kaninchen wurde bei einer Konzentration von 568 mg pro Liter Luft bald unruhig, stürzte nach 5 Minuten taumelnd um unter Muskelzittern und starb an Atemlähmung. Die Sektion ergab beidemal Lungenhyperämie und -ödem; etwas flüssiges Blut in der Brusthöhle. Herz mit dunkelem Blut gefüllt, welches an der Luft wieder hellfarbig wird.

1866 fand CLOËZ,[1] daß sich bei kleinen Tieren, Ratten, Fröschen, Sperlingen, rasch Vergiftungserscheinungen einstellten und nach einiger Zeit der Tod erfolgte, wenn der Atmungsluft etwa $^1/_{20}$ ihres Volumens $CS_2$ beigemengt war. Bei größeren Dosen war die Wirkung so prompt, daß CLOËZ nicht anstand, den $CS_2$ als ein vorzügliches Rattengift zu empfehlen.

Nach POINCARÉ[2] traten bei Fröschen vorwiegend Lähmungssymptome auf, die sich soweit steigern, daß die Tiere absolut reaktionslos daliegen und nur durch Fortdauer von Respiration und Cirkulation und schwachem Lidschlag den Fortbestand des Lebens erkennen lassen.

Ich übergehe eine Reihe von Arbeiten, die sämtlich das Ergebnis haben, daß die Einverleibung von $CS_2$ durch die Atem-, durch

[1] CLOËZ, Gaz. des Hôp. 1866. p. 179.

[2] POINCARÉ, Recherches experimentales sur les effets des vapeurs de sulfure de carbone. Arch. de physiol. norm. et pathol. I. 1879. p. 20.

die Speisewege und durch die Blutbahn bei genügender Menge tödlich wirkt. Die letalen Dosen schwanken je nach Art der Versuchsanordnung und der Individualität der Tiere. Nach Angaben von TAMASSIA,[1] denen WESTBERG sowie BIEFEL und POLECK[2] zustimmen, wirken bei starken Hunden 120—150 g vom Magen oder Rektum aus rasch tötlich, während bei subkutaner 12,0—15,0, bei intravenöser Darreichung bereits 2,5—3,0 g genügten. Bei Kaninchen tötete bei venöser Infusion schon 0,22 g pro Kilo Tier, bei subkutaner Anwendung waren 1—2 g, bei Einführung per os 5—6 g notwendig. Die Konzentration des $CS_2$ bei Vergiftungsversuchen durch Inhalation wurde bereits oben erwähnt, hinzugefügt sei nur noch eine den anderen an Genauigkeit überlegene Beobachtung LEHMANN's,[3] der eine Katze bei einem $CS_2$-Gehalt von über 23 g pro Liter Luft des gleichmäßig ventilierten Versuchsraumes nach 3 Stunden 8 Min. verenden sah.

Im wesentlichen sind die dem Tod vorausgehenden Vergiftungssymptome, wenigstens bei Säugetieren, stets dieselben. Unruhe, Konvulsionen, Lähmung der Willkürbewegungen bis zum Koma, schließlich Atemlähmung. Die Reihenfolge dieser Symptome ist nicht immer konstant. Als Paradigma gebe ich einen von BIEFEL und POLECK beschriebenen Vergiftungsversuch am Kaninchen, wobei in einen Versuchsraum $CS_2$-Dämpfe eingeblasen wurden derart, daß am Ende des Versuchs 175 mg in 1 Liter Luft enthalten waren. Das Tier zeigte sofort Unruhe, nach 10 Min. sank die Atmung auf 30 pro Min. Es trat Schwanken und heftiges Schreien mit respiratorischer Dyspnoë ein, das Tier fällt mehrfach an die Wand. Nach 20 Min. leichter Opisthotonus, leichtes Zucken in den Extremitäten; Pupillen verengt. Nach 30 Min. völlige Erschlaffung, 11 Atemzüge pro Min., Pupillen erweitert, Speichelfluß; Asphyxie. Nach 50 Min. Exitus.

Als direkte Todesursache ist, wie insbesondere LEWIN betont hat, Erstickung anzusehen, die eine Folge der central bedingten Dyspnoë ist. Durch künstliche Respiration gelingt es daher nicht, dieselbe aufzuhalten. Das Herz schlug bei einem durch subkutane Injektion getöteten Kaninchen LEWIN's nach Aufhören der Atmung noch 26 Min. weiter.

Grundlegend für die toxikologische Auffassung der $CS_2$-Ver-

[1] TAMASSIA, citiert nach WESTBERG, a. a. O.

[2] BIEFEL und POLECK, Zeitschr. f. Biol. Bd. XVI.

[3] LEHMANN, a. a. O.

giftung sind die Experimente HERMANN's[1] geworden. Er zeigte, daß der Schwefelkohlenstoff eine weitgehende Analogie mit den übrigen Inhalationsanästheticis hat. Ähnlich wie bei Anwendung von Chloroform konnte er an Fröschen, die $CS_2$-haltige Luft unter einer Glasglocke einatmeten, deutlich 2 Stadien des physiologischen Verhaltens unterscheiden. „Zunächst ein Stadium der Excitation mit erhöhter Reflexerregbarkeit, Erregung der Applikationsstelle (Brennen, Schmerz, Reflexe), vermehrte Puls- und Atemfrequenz, verengter Pupille; hierauf folgt ein Stadium der Depression mit Abnahme der Puls- und Atemfrequenz, Erweiterung der Pupille, Bewußtlosigkeit, also Anästhesie, verminderter, selbst aufgehobener Reflexerregbarkeit, daher vollkommener Muskelruhe, — endlich Aufhören der automatischen Herz- und Atembewegungen." Diese Narkose unterscheidet sich von der durch andere Inhalationsanästhetica hervorgebrachten nur dadurch, daß vor dem Depressionsstadium und in der Restitution öfter Konvulsionen auftreten. Wurden die Tiere im 2. Stadium zeitig an die frische Luft gebracht, so erholten sie sich wieder von ihrer Narkose. Tritt der Tod ein, so hört, wie schon EULENBERG richtig beobachtet hat, zunächst die Respiration auf, erst später steht das Herz still. HIRT,[2] der diese Thaatsche durch exakte physiologische Experimente erhärtete, kam zu der Erklärung, daß „1. das $CS_2$ Gas auf die peripherischen Ausbreitungen der Vagi in den Lungen erregend und 2. daß es auf das Centralorgan der Atmung zunächst erregend, dann bald lähmend wirkt; die Beschleunigung der Atemfrequenz spricht für die Erregung, der Atmungsstillstand in Expirationsstellung für die Lähmung". Auf das Herz wirkt $CS_2$ zuerst erregend, dann lähmend ein, wie Versuche am ausgeschnittenen Froschherzen bewiesen, daneben nimmt allerdings HIRT auch eine vorübergehende Erregung des vasomomotorischen Centrums an. LEWIN[3] glaubt auf Grund seiner Erfahrung über subkutane Anwendung des Giftes nicht an direkte spezifische Wirkung aufs Herz, sondern vermutet, daß die beobachteten Cirkulationsänderungen Folgeerscheinung der durch die Alteration des Blutes geschaffenen Dyspnoë sind. Eine ähnliche Hypothese hat später TAMASSIA[4] aufgestellt.

[1] HERMANN, Über die Wirkungsweise einer Gruppe von Giften. VIRCHOW's Archiv 1866. S. 32.

[2] HIRT, Gewerbekrankheiten. ZIEMSSEN, Handb. d. spez. Path. u. Ther. Bd. I. 1874.

[3] LEWIN, Verhalten der Xanthogensäuren u. d. xanthogensauren Alkalien im Organismus u. die Giftwirkung des $CS_2$. VIRCHOW's Arch. 1879. S. 130.

[4] TAMASSIA, Rivist. speriment. di freniatria e di med. leg. VII. 1881. S. 20. citiert nach WESTBERG.

Indem HERMANN den physiologischen Grundlagen der anästhetischen Wirkung der $CS_2$ nachforschte, entdeckte er, daß im Tierblut durch Mischen mit flüssigem wie durch Einleiten von gasförmigem Schwefelkohlenstoff eine Auflösung der roten Blutkörperchen zustande kommt, ein Vorgang, der bereits als Elementarwirkung des Äthers und Chloroforms durch WITTICH[1] und BÖTTCHER[2] bekannt war. TAMASSIA,[3] KIENE und ENGEL[4] und zuletzt WESTBERG[5] haben bestätigt, daß das Blut bei Vergiftung mit $CS_2$ auch innerhalb des Tierkörpers unmittelbar nach dem Tode Formveränderung bezw. Zerfall der Erythrocyten erkennen läßt. Weitere Veränderungen des Blutfarbstoffs zu Hämatin (LEWIN) bezw. Methämoglobin (WESTBERG) sind späterhin konstatiert worden. Im lebenden Blut fanden KIENE und ENGEL, daß die roten Blutzellen voluminöser, blasser, weniger konsistent waren und sich im Plasma leicht lösten. Dagegen konnten diese Forscher weder echte Hämoglobinurie, noch das von C. SCHWALBE[6] beschriebene malariaähnliche schwarze Blutspigment konstatieren.

Kann man nach diesen Ergebnissen dem $CS_2$ die Bezeichnung eines Blutgiftes nicht versagen, so schließt das nicht ein, daß alle Vergiftungserscheinungen, insbesondere die narkotischen mit dem Blutzerfall zusammenhängen. TAMASSIA allerdings glaubt, daß die durch die Blutalteration bedingte Beeinträchtigung des respiratorischen Gaswechsels zur Asphyxie führe, so daß das oben beschriebene Bild der akuten $CS_2$-Vergiftung eigentlich einer sekundären Kohlensäureintoxikation zu danken sei. Diese Ansicht hat jedoch bereits HERMANN widerlegt, indem er darauf hinwies, daß hochgradige anästhetische Wirkung ohne nennenswerte Hämatolyse beobachtet worden und daß Tiere, die sich gegen Respirationsstörung äußerst indifferent verhalten, z. B. Frösche, auf Anästhetica sehr prompt reagieren. Auch das frei gewordene Hämoglobin als solches kann nicht die Hauptursache der toxischen Wirkung abgeben, weil diese Wirkungen auch bei wirbellosen Tieren, die keinen roten Blutfarbstoff besitzen, eintreten.

---

[1] v. WITTICH, Königsberger med. Jahrb. III. S. 332.

[2] BÖTTCHER, Über Blutkrystalle, Dorpat 1862.

[3] TAMASSIA, a. a. O.

[4] KIENE et R. ENGEL, Sur les alterations d'ordre hématique productes par l'action de sulfure de carbone. Comptes reudus. Tome CIII. 6. 1887. p. 394.

[5] WESTBERG, a. a. O.

[6] C. SCHWALBE, Experimentelle Melanämie und Melanose durch $CS_2$ u. s. w. VIRCH. Arch. Bd. CV. 1886. S. 486.

Heute stimmen wohl alle Pharmakologen[1] in der Annahme überein, daß die Inhalationsanästhetika und mit diesen der Schwefelkohlenstoff, zu den „Narcotica nervina", d. h. zu denjenigen Stoffen zu rechnen sind, die in erster Linie ihre Angriffspunkte im Centralnervensystem finden, wodurch nicht ausgeschlossen wird, daß diese Mittel bei übergroßen Dosen auch durch ihre hämatolytischen oder andere Eigenschaften deletär werden können. Die weitere Hypothese HERMANN's, daß die Schädigungen der Blutkörperchen, wie der Nervensubstanz durch Alteration des beiden Gewebselementen gemeinsamen Bestandteils des Protagon (LIEBREICH), bedingt sei, ist sehr ansprechend aber leider noch nicht genügend fundiert. Wichtiger erscheint mir die Beobachtung von BINZ,[2] daß die als schlafmachend bekannten Agentien (Morphium, Chloral, Chloroform, Äther) an ausgeschnittenen frischen Stückchen der Großhirnrinde von Warmblütern eine mikroskopisch nachweisbare eigentümliche Trübung der Nervensubstanz („scharf konturierte Zellen von trübem Protoplasma und gedunkelte Zwischensubstanz") bewirken. Da diese Fähigkeit andern, sonst nahe verwandten, aber nicht hypnotischen Stoffen abgeht, so glaubt BINZ, daß es sich hier um eine chemische Bindung dieser Stoffe in der Großhirnrinde handelt, welche die anatomisch sichtbare Grundlage für die hypnotische Wirkung darstellt. Indem ich mir vorbehalte, die pathologische Anatomie der $CS_2$-Vergiftung später im Zusammenhang zu besprechen, will ich hier nur kurz dasjenige erörtern, was über den Chemismus der Giftwirkung bekannt ist. Es sei betont, daß der $CS_2$ als solcher und nicht ein etwaiges Zersetzungsprodukt desselben die toxische Wirkung ausübt. Namentlich hat sich die alte Annahme MANSFELD's,[3] daß $CS_2$ analog wie außerhalb des Körpers in Gegenwart von Wasser, so auch im Körper in $SH_2$ (Schwefelwasserstoff) und $CH_2O_2$ (Ameisensäure) zersetzt werde, nicht bewahrheitet. Es gelingt vielmehr leicht, wie WESTBERG[4] gezeigt hat, den $CS_2$ sowohl in der Expirationsluft, als auch im Blute nachzuweisen. (Reagens: Triäthylphosphinlösung.) Dagegen waren Zersetzungsprodukte, insbesondere der leicht nachweisbare $SH_2$, niemals

---

[1] Nur KOBERT stellt in seinem ausgezeichneten „Lehrbuch der Intoxikationen" (1893) den $CS_2$ zu den Blutgiften, während er die übrigen Inhalationsanästhetika getrennt davon bei den Cerebrospinalgiften abhandelt.

[2] BINZ, Zur Wirkungsweise schlafmachender Stoffe. Arch. f. experim Path. u. Pharm. Bd. VI. 1877. S. 310.

[3] In STRUMPF's Handbuch der Arzneimittellehre, Bd. II. S. 533.

[4] WESTBERG, a. a. O. S. 60.

vorhanden. Wie die Selbstversuche HERTEL's[1] zeigen, bleiben beim Menschen (bei stundenlanger Einatmung relativ verdünnter $CS_2$-Dämpfe) nur ca. 5 % des eingeatmeten Gases im Körper zurück, während die überwiegende Menge unverändert ausgeatmet wird. Ob und in welcher Form das Gift in den Urin bezw. andere Ausscheidungen übergeht, ist meines Wissens bisher bei Tieren nicht genauer untersucht. Bei Menschen (Gummiarbeitern), die $CS_2$ eingeatmet hatten, konstatierte ich mehrfach einen sellerieähnlichen Geruch des Urins. Auch HERTEL glaubt dies bei seinen Selbstversuchen beobachtet und den $CS_2$ durch eine allerdings nicht ganz einwandsfreie Reaktion (als xanthogensaures Kupfer) nachweisen zu können.

Bemerkt sei noch, daß POINCARÉ[2] auch im Gehirn der Versuchstiere die Anwesenheit von $CS_2$ (durch mikrochemische Rotfärbung mit Jodkaliumlösung) bewiesen zu haben meint. Jedoch hält LEHMANN das angewandte, auch mit Glykogen sich rotfärbende Reagens mit Recht für ungeeignet und somit die Resultate POINCARÉ's für sehr zweifelhaft.

Kurz zusammengefaßt ist der toxikologische Charakter des $CS_2$ dahin zu präcisieren, daß derselbe seine Angriffspunkte im Blut und im Cerebrospinalnervensystem findet und nach vorausgegangenem Exitations- und Depressionsstadium durch Atemlähmung tödlich wirkt und zwar sowohl bei Inhalation als bei anderweitiger Applikation.

## II. Experimentelle Pathologie.

Für die menschliche Pathologie sind im engeren Sinne nur nutzbar zu machen diejenigen Experimente, welche eine chronische $CS_2$-Einwirkung zum Gegenstand haben, da, wie schon früher erörtert, der akuten $CS_2$-Vergiftung nur ein geringes praktisches Interesse zukommt. POINCARÉ ist wohl der erste gewesen, der die Vergiftungsversuche an Tieren über einen längeren Zeitraum hin auszudehnen strebte. Er setzte Frösche und Meerschweinchen 9—46 Tage hintereinander einer Atemluft von relativ geringer $CS_2$-Konzentration aus: stets wurde jedoch schließlich der Versuch durch eine unbeabsichtigte akut tödliche Vergiftung unterbrochen, ein Umstand, der mit der erwähnten übergroßen Empfindlichkeit kleiner Tiere gegen $CS_2$ zusammenhängen dürfte. Er beobachtete vorwiegend Lähmungs-

[1] HERTEL, Dissertation. Würzburg 1892.

[2] POINCARÉ, a. a. O.

symptome, als: Mattigkeit, Paresen, Paraplegien. Am stärksten waren diese Erscheinungen ausgeprägt bei Fröschen, die nach Art der oben beschriebenen HERMANN'schen Versuche in tiefer Narkose, fast reaktionslos lagen. Die bei seinen Versuchstieren spärlich auftretenden klonischen Zuckungen faßt POINCARÉ nicht als ein Excitationsstadium (im Sinne DELPECH's) sondern als Todeszuckungen auf.

Dagegen waren bei WESTBERG, der chronische Vergiftungsversuche mit Katzen anstellte, die motorischen Reizsymptome nur in den ersten Tagen vorhanden, und also sicher nicht mit agonalen Konvulsionen zu verwechseln. WESTBERG hielt die Tiere in einem geräumigen Käfig, in dem durch Aufträufeln der giftigen Flüssigkeit auf Wattebäusche eine $CS_2$-Atmosphäre unterhalten wurde. Bei den länger dauernden Versuchen, die uns hier ausschließlich interessieren, wurden täglich nur 2—3 g $CS_2$ im Käfig zur Verdunstung gebracht, wodurch es gelang, Tiere 11—18 Tage am Leben zu erhalten (Versuch IV u. V). In den ersten 2—4 Tagen schienen die Tiere wenig irritiert zu werden, dann trat gewöhnlich Unregelmäßigkeit und dauerndes Ansteigen der Respirationsfrequenz (von 40—60 und mehr pro Minute) ein; die Pulsfrequenz soll keine auffallenden Störungen gezeigt haben, doch wird erwähnt, daß der Herzschlag anfangs deutlich beschleunigt, zum Schluß langsam und schwach war. Gleichzeitig machte sich erhöhte Reflexerregbarkeit, oft mit Zittern und leichten Konvulsionen verbunden, bemerkbar. Nach einigen weiteren Tagen fand sich allgemeine Anästhesie der Haut, zunächst bei noch erhaltenem Corneareflex. Dann stellten sich Paresen der Extremitäten ein, die allmählich bis zu völliger Lähmung zunahmen und der Corneareflex erlosch. Am letzten Tag endlich Sinken der Atmungsfrequenz bis zur völligen Respirationslähmung. Das Blut war (post mortem) lackfarben, zeigte zerfallene Blutkörperchen und ließ spektroskopisch neben den beiden Oxyhämoglobinstreifen einen Streifen im Rot zwischen 40 und 45 (HOFFMANN'sches Spektroskop) erkennen, den WESTBERG mit dem Absorptionsstreifen des Methämoglobins identificiert. Übergang des Blutfarbstoffs in den Urin wurde nie beobachtet.

Bedeutungsvoll für die menschliche Pathologie sind auch die Tierversuche LEHMANN's, welche zwar nicht über längere Zeiträume sich erstrecken, aber den praktischen Verhältnissen dadurch angenähert sind, daß sie mit relativ kleinen, niemals toxischen Mengen $CS_2$ angestellt sind, die ungefähr den in der Atmosphäre der Fabriken vorhandenen Mengen entsprechen. LEHMANN leitete einen konstanten Strom mit $CS_2$-Dämpfen gemischter Luft durch den als Versuchsraum, dienenden Glaskasten, und genügte durch eine sehr sinnreiche Methode zum ersten Male der Forderung, daß sowohl der $CS_2$-Gehalt als auch die sonstige Qualität der Atemluft während der Versuchsdauer annähernd konstant blieb, so daß also Sauerstoffmangel oder Kohlensäureüberladung im Versuchsraum ausgeschlossen waren. Nachdem er ausgeprobt hatte, daß ein 10stündiger Aufenthalt in einer Atmosphäre von 0,08—0,2 mg $CS_2$ pro Liter Luft auf Meerschweinchen, Kaninchen und Katzen keine deutlichen physiologischen Wirkungen übte, begann er mit Dosen von 1,2 mg pro Liter, die bei 8stündiger Versuchsdauer außer einer merklichen Verlangsamung der Respiration keine Störungen hervorriefen. Ein $CS_2$-Gehalt von 1,34 pro Liter Luft bewirkte bei einer Katze nach kurzer Zeit Halbschlaf und Apathie, derart, daß das Tier z. B. in seinem Kot liegen blieb. Beim Kaninchen dagegen machte dieselbe Dosis noch keinen sichtbaren Eindruck, ebensowenig wie die folgende Versuchsmenge von 2,64 $CS_2$ pro Liter, welche bei Katzen nach ca. $6^1/_2$stündigem Aufenthalte nach vorangegangener Schläfrigkeit, Unbehagen, Salivation, Erbrechen, schließlich leichte klonische Zuckungen und Mattigkeit verursachte. Nach 9 Stunden an die frische Luft herausgenommen, zeigten die Tiere nach 1 Stunde, leicht tonische und klonische Krämpfe der Extremitäten, und Ungeschicklichkeit bei Gehversuchen. Ähnliche Symptome zeigten sich bei Kaninchen erst bei weit höherem $CS_2$-Gehalt der Luft. Da aber, abgesehen von diesen quantitativen Verhältnissen, die Wirkungen bei beiden Tierarten der Qualität nach annähernd gleich waren, so beschränke ich mich hier darauf, nur die an Katzen gewonnenen Resultate zu berichten. Bei einem $CS_2$-Gehalt von 4,3 pro Liter und mehr mußten die Versuche wegen bedrohlicher Symptome nach 2—3 Stunden beendet werden. Die Tiere zeigten zunächst meist Steigerung der Respiration bis zur Dyspnoë, Halbschlaf später tonische und leicht klonische Zustände der Extremitäten, Salivation, gelegentlich ein „Wutanfall“ und große Prostration. Nach dem Versuch waren stets noch Nachwirkungen verschieden langer Dauer, in Form von Mattigkeit, schwankendem, manchmal spastischem Gang, Appetitlosigkeit zu beobachten. Über das Verhalten der Sensibilität fehlen leider genaue Aufzeichnungen. Den Verlauf dieser als subakut zu bezeichnenden Vergiftung faßt LEHMANN kurz in folgendes Schema zusammen: „Ruhe, leichte Benommenheit, oft Halbschlaf, — lähmende Wirkung auf die Großhirnrinde. Dann folgt eine Periode, in der unter Schwanken, unkoordinierten Bewegungen Zuckungen von Muskeln und Muskelbündeln häufig Erbrechen auftrat (Symptome, die man vielleicht als Reizung von niedrigen Centren in Mittelhirn und Medulla oblongata auffassen kann). Das Sensorium der Tiere ist dabei meist stark herabgesetzt. Die Sensibilität und die Reflexe sind vermindert und hören schließlich ganz auf. Dann folgt ein Stadium zunehmender Muskellähmung, das schließlich durch Übergang auf die Atemmuskulatur den Tod herbeiführt."

LEHMANN macht darauf aufmerksam, daß deutliche Symptome von Reizung der Großhirnrinde fehlen. Dagegen sind Lähmungserscheinungen von seiten der Großhirnrinde (Schlaf) eigentlich das initiale und konstanteste Symptom der Vergiftung.

Für die klinische Pathologie der $CS_2$-Intoxikation am wichtigsten sind ohne Zweifel die bisher leider nur unvollkommen (durch eine vorläufige Mitteilung) bekannt gewordenen Untersuchungen G. KÖSTER's,[1] der seine Vergiftungsversuche über eine viel längere Zeit hindurch (bis zu $3^1/_2$ Monaten) ausdehnte, als es bisher möglich gewesen war und dabei den Verhältnissen der Praxis insofern nahe kam, als er die Tiere nur immer einige Stunden am Tage dem Gift aussetzte, während sie sich in der Zwischenzeit in reiner Luft erholen konnten. Diese Versuchsanordnung ahmt einigermaßen die $CS_2$-Einwirkung, wie sie bei Kautschukarbeitern stattfindet, nach, nur ist leider der $CS_2$-Gehalt der Luft im Versuchsraum nicht quantitativ bestimmt worden. Die $CS_2$-Quantitäten scheinen jedoch recht bedeutend gewesen zu sein, denn KÖSTER berichtet, daß nach jeder Inhalation die Tiere paretisch und ataktisch waren, ferner, daß akute Reizung der Respirationsschleimhäute und der Bindehaut und starke Erweiterung der Blutgefäße des Kopfes eintrat. Seine Tiere (Kaninchen) nahmen während des Versuchs an Körpergewicht in den ersten Tagen zu, dann mit einer einzigen Ansnahme, trotz überreichlichen Futters, konstant ab. Mit der Gewichtsabnahme[2] parallel erschien eine fortgesetzte Zunahme der faradischen Muskelerregbarkeit, die mit einer sich steigernden Ermüdbarkeit (Ermüdungsreaktion!) für elektrische Reize Hand in Hand ging. Weiterhin offenbarte sich

[1] G. KÖSTER, Experiment. u. pathol. anatom. Beitr. zur Lehre v. d. chron. $CS_2$-Vergiftung. Neurolog. Centralblatt. Nr. 11. 1898.

[2] WESTBERG, a. a. O. S. 49 konstatiert bei länger dauernden Inhalationsversuchen gleichfalls eine deutliche Abmagerung der Tiere, welche er als Folge verminderter Nahrungsaufnahme anspricht.

eine erhöhte Irritabilität auch in einer deutlicher Hyperästhesie der Extremitäten, auf die später bei einigen Tieren eine völlige Anästhesie und Analgesie sämmtlicher Pfoten und der Mittelhand, manchmal auch der Ohren, folgte. An den hinteren Extremitäten waren die Sensibilitätsstörungen meist stärker ausgebildet. Nach jedem einzelnen Vergiftungsakt waren die Tiere, wie schon erwähnt, 1—2 Stunden lang paretisch und ataktisch und schleppten die Hinterbeine mühsam nach. Desgleichen wurden die Pupillen weit und reaktionslos. In 2 Fällen wurden die Paresen schließlich konstant und in den letzten Wochen wurde der Gang kriechend, ganz ähnlich wie bei einem Kaninchen, dem einige vordere und hintere Rückenmarkswurzeln durchgeschnitten waren; ebenso gelang es in 4 Fällen eine dauernde Pupillenweiterung, in einem Falle eine bleibende Differenz zu erzeugen.

Bezüglich des Allgemeinbefindens der Tiere entsprach dem Stadium der erhöhten motorischen und sensiblen Reizbarkeit ein aufgeregtes Verhalten. Sie sprangen beim Anklopfen an ihren Käfig wild durcheinander, während mit dem Stadium der Paresen und Analgesie bei den Tieren, die lange genug am Leben blieben, sich eine zunehmende Trägheit und Apathie — die Tiere hockten den ganzen Tag auf einer Stelle und waren auch durch Anstoßen kaum fortzubewegen — ausbildete. Wir können also auch hier, was den Verlauf anbetrifft, ein Excitations- und ein nachfolgendes Depressionsstadium unterscheiden. Doch scheint die Excitation des ersten Stadiums, ähnlich wie bei Lehmann's subakuten Vergiftungsversuchen, mehr die niederen Centren, als die Großhirnrinde zu betreffen, da der gegebenen Schilderung zufolge nicht der spontane Bewegungstrieb, sondern nur die Reflexerregbarkeit (Anklopfen an den Käfig) erhöht war, dagegen ist mit Wahrscheinlichkeit, wenn auch nicht mit absoluter Sicherheit, der Stupor auf einen Zustand der Großhirnrindenzellen zu beziehen.

Etwas besser ließ sich die Anteilnahme kortikaler Funktionen beurteilen bei den von Lehmann und seinen Schülern Rosenblatt und Hertel angestellten Experimentaluntersuchungen am Menschen. Die $CS_2$-Konzentration der Luft betrug 1,2 mg bei den ersten und wurde bis 6 und 10 mg gesteigert in den späteren Versuchen. Die Dauer eines Versuchs betrug meist mehrere Stunden. Manchmal wurde derselbe an mehreren aufeinanderfolgenden Tagen wiederholt.

Außer Schleimhautreizung und dem konstant auftretenden Kopfweh wurde häufig Benommenheit, deutliche Erschwerung von Willenshandlungen und — nur einmal — als positives psychisches Reizsymptom im Beginn des Versuchs unmotivierte Heiterkeit beobachtet. Ferner stellten sich Schwindel und unsicherer Gang und lokale An- und Parästhesien mehrfach ein. Der Puls war öfter etwas beschleunigt. Als Nachwirkungen, die den Versuch um mehrere Stunden, einigemal bis zum folgenden Tag überdauerten, sind außer Kopfweh, Kongestionen und Schlaflosigkeit auch Symptome mehr psychischer Natur notiert: Aufregung, nervöse Unruhe, Beklommenheit und — einmal — heitere Erregung.

Wenn wir alle auf experimentellem Wege festgestellten Symptome chronischer $CS_2$-Vergiftung rekapitulieren, so ergeben sich drei Gruppen von Erscheinungen.

1. Lokale Reizerscheinungen: Schleimhautkatarrhe. Erbrechen und Salivation (die beiden letzteren können, wie erwähnt, auch central bedingt sein).

2. Veränderungen im Blut: Methämoglobinbildung. Poikilocytose. Blutkörperchenzerfall.

3. Nervöse (centrale) Symptome. a) Reizerscheinungen: Steigerung der Puls- und Atemfrequenz; Zittern; klonische und tonische Krämpfe (wenig ausgebildet!); Hauthyperästhesie, Parästhesie; gesteigerte Reflexerregbarkeit; Kongestion; heitere Erregung. b) Lähmungserscheinungen: Abnahme der Atemfrequenz, Gehstörungen, Paresen und Ataxie der Extremitäten. Aufhebung der Hautsensibilität (total oder partiell); Pupillenerweiterung und Starre; Aufhebung des Corneareflexes. — Müdigkeit, Halbschlaf, Benommenheit, Willenshemmung, Beklemmung; Apathie, Stupor.

---

## Kapitel II.

## Allgemeine Symptomatologie der $CS_2$-Vergiftung beim Menschen.[1]

Haben wir im vorigen Abschnitt die $CS_2$-Vergiftung aus allgemein pathologischen Gesichtspunkten betrachtet, so wollen wir nun

---

[1] Um späterhin bei Besprechung der Kasuistik Wiederholungen zu vermeiden, will ich hier kurz alle Erscheinungen der $CS_2$, welche bei chronischer Einwirkung an den einzelnen Organen und Organsystemen des menschlichen Körpers zu Tage treten können, aufzählen. Dabei stütze ich mich in erster Linie auf mein eigenes Krankenmaterial und berücksichtige die Litteratur nur insoweit, als sie Ergänzungen oder Widersprüche zu meinen Erfahrungen enthält.

die Verhältnisse, wie sie bei der gewerblichen $CS_2$-Vergiftung am Menschen sich darstellen, ins Auge fassen. Hierbei brauche ich die akute Intoxikation nur kurz zu streifen, da industriell bedingten Fälle dieser Art sehr selten sind und bisher niemals zu letalem Ausgang geführt haben; die wenigen überhaupt vorgekommenen tödlichen Vergiftungen sind, wie die Kasuistik zeigen wird, bei Gelegenheit von Unfällen oder Selbstmorden ausnahmslos durch Verschlucken flüssigen Schwefelkohlenstoffs zustande gekommen. Gerade diese Art der Einverleibung spielt bei der chronischen gewerblichen $CS_2$-Vergiftung eine sehr geringe Rolle.

Es bleiben noch zwei Wege, auf denen das Gift dem menschlichen Körper schädlich werden kann:

1. Durch Kontakt mit der äußeren Bedeckung des Körpers (von der Haut oder Schleimhaut aus).
2. Durch Einatmung der $CS_2$-Dämpfe (vom Blut aus).

Die Kontaktwirkung kommt hauptsächlich in Betracht für diejenigen Erscheinungen, die wir im vorigen Kapitel als lokale zusammengefaßt haben, soweit es sich um die Berührung mit dampfförmigem $CS_2$ handelt. In beschränktem Maße kann aber auch der Kontakt mit flüssigem $CS_2$ cirkumskripte nervöse Störungen verursachen, auf die weiter unten einzugehen sein wird.

Der größte Teil jedoch der nervösen Symptome wird hervorgerufen durch Einverleibung des Giftes durch die Lungen, also vom Blutwege aus.

Will man alle bei chronischer $CS_2$-Vergiftung vorkommenden Störungen rein symptomatologisch gruppieren, so ergeben sich von selbst 3 große Gruppen von Symptomen:

1. allgemein somatische,
2. nervöse,
3. psychische.

Eine derartige Einteilung beansprucht keinen anderen Wert als den, kurz über alles, was überhaupt bei dieser Krankheit vorkommt, zu orientieren und dem Leser ersichtlich zu machen, daß in der Klinik der $CS_2$-Vergiftung im wesentlichen dieselben Symptome uns entgegentreten, die wir auch beim Tier und beim Menschen experimentell durch Inhalation des Giftes zu erzeugen imstande waren. Dieser Nachweis ist für die klinische Diagnose der uns beschäftigenden Krankheitszustände von um so größerem Wert, als wie wir im folgenden Kapitel sehen werden, die kausale Bedeutung des $CS_2$ für die ihm zugeschriebenen Krankheitsbilder, von vielen

Seiten bestritten worden ist. Der symptomatologischen muß dann die klinische Einteilung folgen, welche komplexe, durch Konstellation der Symptome und Verlauf gekennzeichnete Krankheitsbilder zu liefern hat. Klinisch betrachtet hat die obige Rubrik 1. z. B. überhaupt keine selbständige Existenz. Es kommen in praxi die allgemeinsomatischen Störungen für sich allein nie vor, sie sind stets vergesellschaftet mit nervösen Symptomen (also Gruppe 2), oft genug auch mit psychischen. Umgekehrt bilden die letzteren für sich allein niemals ein reales Vorkommnis, sondern sind immer kombiniert mit der zweiten, meist auch der ersten Gruppe. Man sieht, die mittlere Gruppe der nervösen Störungen ist ein integrierender Bestandteil jedes durch $CS_2$ erzeugten Symptomenkomplexes und kann auch im Gegensatz zu den beiden andern oft relativ selbständig ein Krankheitsbild konstituieren, eine Thatsache, die übrigens auch in der Krankenkassenstatistik ihren Ausdruck findet.[1] Diese Feststellung ist im Grunde nur eine Umschreibung der im vorigen Abschnitt erörterten Thatsache, daß das Gift in einem spezifischen Affinitätsverhältnis zu der Nervensubstanz steht. Praktisch ist wichtig, daß in der Regel alle 3 Gruppen in dem Krankheitsbild Vertretung finden und eben dadurch die Diagnose sichern.

### 1. Allgemeine somatische Störungen.

Indem der $CS_2$-Dampf durch die Atmungswege dem Organismus zugeführt wird, verursacht er durch direkten Kontakt Reizzustände an den Respirationsschleimhäuten. Katarrhe des Rachens und Bronchitis, insbesondere Mandelschwellung,[1] finden sich bei den Vulkanisierenden häufig; seltener ist Schnupfen. Offenbar auch durch lokale Einwirkung der $CS_2$-Dämpfe kommen Bindehautkatarrhe, sowie Reizzustände der Gesichtshaut in Form von Erythemen und fliegenden Ödemen vor. Auch Rötung und Schwellung der Nase nach Art einer Acne rosacea im direkten Anschluß an die Vulkanisierbeschäftigung wurde zweimal beobachtet, beide Male bei hochgradig kurzsichtigen Arbeitern, die gezwungen waren, sich sehr nahe über die Schwefelkohlenstoffschüssel zu beugen.

Fast nie fehlen Affektionen der Verdauungsorgane.[2] Schwin-

[1] Vergl. die Statistik im letzten Abschnitt, Tabelle IV.

[2] Auch Salivation wurde mehrmals beobachtet, jedoch nur bei Geisteskranken, bei denen dieses Symptom auch ohne $CS_2$ nicht selten vorkommt, weshalb ich dieser Fesstellung keinen besonderen Wert beilege. Doch sei daran

den des Appetits und Übelkeit pflegen sich schon in den ersten Tagen nach Antritt der Arbeit einzustellen. Doch sei erwähnt, daß zuweilen im Anfangsstadium der Krankheit eine abnorme Steigerung des Appetits beobachtet wird, die zu der gleichzeitig vorhandenen Übelkeit in eigentümlichem Kontrast steht. Diese Erscheinung ist zweifellos als eine nervöse Reizwirkung aufzufassen, analog der später zu erwähnenden Steigerung des Geschlechtstriebes. Die chronische Appetitlosigkeit ist vielleicht die wichtigste Ursache der excessiven Abmagerung, die man zuweilen bei Leuten, die lange vulkanisiert haben, antrifft. Doch kann man nicht die Möglichkeit in Abrede stellen, daß es sich in diesen Fällen um eine spezifisch toxische Kachexie handelt. Die gastrischen Beschwerden steigern sich oft zu Erbrechen; chronische Gastritis mit Hypacidität verbunden kommt vor. Auch Darmkatarrhe mit Durchfall sind von andern Autoren erwähnt worden; ich habe nur einen einzigen Fall mit leichter Dysenterie zu verzeichnen, wobei mir zweifelhaft ist, ob die Darmkrankheit nicht erst nach dem Verlassen der Fabrik acqueriert wurde. Dagegen ist Obstipation, manchmal extrem hartnäckiger Natur, ein Symptom der chronischen $CS_2$-Vergiftung, das ich fast nie vermißt habe. Die zuletzt genannte Wirkung erinnert unwillkürlich an die früher berührte therapeutische Anwendung des $CS_2$ als Cholera- und Dysenteriemittel. Es bleibt zweifelhaft, ob die intestinalen Symptome alle durch lokale Einwirkung des Giftes, das mit dem Speichel oder mit den Speisen in geringer Menge verschluckt werden kann, zustande kommen. Die Obstipation ist möglicherweise als nervöse Lähmungserscheinung vom sympathischen System aus aufzufassen, ebenso könnte das Erbrechen unter Umständen central bedingt sein (vergl. Chloroformwirkung).

Bezüglich des Cirkulationssystems wurde Anämie in einer Reihe von Fällen konstatiert; doch wage ich angesichts der Verbreitung dieses Zustandes unter der jüngeren, namentlich weiblichen Fabrikbevölkerung überhaupt, nicht zu entscheiden, ob wir ihn dem Gift zur Last legen dürfen. In denjenigen Fällen, wo eine mikroskopische und spektralanalytische Untersuchung des Blutes vorgenommen wurde, konnten niemals die für akute und subakute Vergiftung bei Tieren charakteristische Degeneration der roten Blutkörperchen nachgewiesen werden. Da diese bei chronischer Tier-

---

erinnert, daß LEHMANN bei seinen Katzenversuchen regelmäßig Salivation fand und geneigt ist, darin ein centrales Symptom zu erblicken.

vergiftung bisher nur in den Versuchen Westberg's post mortem, nicht aber bei den milderen Intoxikationszuständen der Tiere Lehmann's angegeben sind, so halte ich es für unwahrscheinlich, daß die in der Fabrikpraxis in Betracht kommenden Giftmengen jemals Blutzersetzungen erzeugen.

Schon Hermann, der, wie erwähnt, im Protagon den den Blutzellen und Nervenzellen gemeinsamen Angriffspunkt der $CS_2$-Wirkung vermutet, nahm an, daß bei der chronischen Vergiftung etwaige geringe Veränderungen des Blutes sich wegen der großen Regenerationsfähigkeit der roten Blutkörperchen rasch ausglichen, während das Nervensystem bei fortgesetzter Gifteinwirkung dauernde Einbuße erlitt, da hier nicht schnell genug ein äquivalenter Ersatz für die zerstörte Substanz geschaffen würde.

Bei einer Kranken fand sich eine chronische Milzschwellung, für die anderweitige Ursachen nicht zu eruieren waren; diesem ganz vereinzelten Vorkommnis gegenüber muß ich mich des Urteils darüber enthalten, ob es sich da um eine toxische Beeinflussung des blutbildenden Organs gehandelt haben mag.

Von seiten des Herzens war Arhythmie, auffällige Verlangsamung oder Beschleunigung des Pulses nicht selten zu beobachten. Extreme Verlangsamung bis 56, Steigerung bis 130 kamen vorwiegend bei psychisch Kranken vor; schon hierdurch wird die Vermutung nahe gelegt, daß es sich um centrale Innervationsstörungen handelt. Daß dabei nicht etwa nur eine sekundäre Folge psychischer Phänomene (Affektwirkung etc.), sondern eine unmittelbare Giftwirkung im Spiele ist, wird bewiesen erstens durch das Vorkommen analoger Pulsschwankungen bei Versuchen an Tieren und an geistesgesunden Menschen (Rosenblatt, Versuch VII, Hertel, Versuch VIII und IX), zweitens dadurch, daß derartige Pulsschwankungen bei ähnlichen, nicht durch $CS_2$ bedingten Psychosen, weit seltener und weniger ausgesprochen sind. Ein gleiches gilt von der mehrmals verzeichneten Cyanose.

Der Urin der Kranken war (in frischen Fällen) meist klar, auffallend blaß und von niedrigem spezifischem Gewicht. Letztere Eigenschaften sind nicht einfach als Folge der Anämie anzusprechen, da sie sich auch bei kräftigen, vollblütigen Individuen fanden. Ein eigentümlich aromatischer, manchmal an Rettig erinnernder Geruch, den bereits andere Autoren beschrieben haben, fehlte nie bei Kranken, die erst kurze Zeit aus der Fabrikatmosphäre entfernt waren.

Albuminurie — einmal als Symptom einer chronischen Schrumpfniere, ein anderes Mal transitorisch — ist in meinen Krankengeschichten nur zweimal notiert; es kann sich also dabei um ein zufälliges Zusammentreffen handeln. Doch will ich nicht verschweigen, daß ein englischer Untersucher[1] unter 45 aus Gummifabriken eingelieferten Arbeitern viermal Morbus Brigtitii konstatierte.

Über die Funktionen der Genitalorgane finden sich gerade in den weiter unten abgedruckten Krankengeschichten nur selten Notizen. Ich habe jedoch bei meinen zahlreichen Fabrikbesichtigungen Gelegenheit gehabt, viele männliche Arbeiter über diesen Punkt zu interpellieren und den Eindruck gewonnen, daß bei den meisten Leuten, die länger im Vulkanisierbetrieb thätig sind, Verminderung oder Aufhebung der Potenz stattfindet. Dagegen ist mir die bei den älteren französischen Autoren so sehr betonte primäre Steigerung des Geschlechtstriebes nur in vereinzelten Fällen und da als kurz dauernd und wenig erheblich berichtet worden. Entweder hängt dies mit dem individuellen Volkscharakter zusammen, oder es sind, um Reizerscheinungen auf diesem Gebiet hervorzurufen, stärkere $CS_2$-Konzentrationen erforderlich, als sie in den Leipziger Fabrikräumen vorkommen.

Bei zwei durch $CS_2$ geisteskrank gewordenen Frauen konnte ich allerdings nymphomanische Erregung konstatieren, aber es handelte sich beide Male um eine maniakalische Erkrankungsform, bei der auch sonst — d. h. ohne daß $CS_2$ im Spiele ist — der Sexualtrieb gesteigert zu sein pflegt. Unregelmäßigkeit der Menstruation habe ich einige Male bei Gummiarbeiterinnen gefunden, jedoch nicht häufig genug, um daraus einen gesetzmäßigen Zusammenhang mit der Beschäftigung ableiten zu können. In Paris soll nach Prodhon,[2] übereinstimmend mit den alten Ansichten Delpech's, der Glaube, daß der $CS_2$ die weibliche Prokreationsfähigkeit störe, noch heute so verbreitet sein, daß Arbeiterinnen oft zu dem Zweck in Gummifabriken gehen um steril zu werden oder zu abortieren. Für Leipziger Verhältnisse trifft dies sicher nicht zu. Nicht nur, daß ich eine Reihe von Frauen in Leipziger Fabriken angetroffen habe, die trotz jahrelanger Thätigkeit im Vulkanisierraum ausgetragene Kinder geboren haben, ich habe sogar aus der Krankenkassenstatistik einer großen, ca. 500 Arbeiter (meist weibliche) beschäftigenden Fabrik ersehen, daß innerhalb 3 Jahren die respektable Zahl von 161 Entbindungen bezw. Wochenbetten zur Behandlung gekommen. Für denselben

[1] Dr. Philip, Edinburg Royal infirmary, Angabe in dem Interim Report of the Departement Committee etc. London 1896. S. 17.

[2] Prodhon, Thèse de Paris. 1897. S. 31.

Zeitraum sind nur 5 Fehlgeburten verzeichnet, gewiß keine auffallend hohe Prozentzahl! —

## 2. Die nervösen Symptome.

Hier tritt uns zuvörderst eine große Anzahl subjektiver Beschwerden entgegen, die mehr oder weniger auf eine Funktionsstörung nervöser Organe hindeutet. Als regelmäßiges und frühestes Symptom der $CS_2$-Vergiftung sind die Kopfschmerzen zu nennen. Die Art des Schmerzes ist ziemlich charakteristisch. Er wird meist geschildert als von der Stirn oder Nasenwurzel nach beiden Schläfen ausstrahlend, oder auch kurzweg als Schläfenkopfweh; meist ist er verbunden mit einem Gefühl von leichter Benommenheit oder „Dröhnigsein", wie die Leute hierzulande sagen. Nächstdem dürfte wohl Schwindel die häufigste Klage sein; soweit ich darüber Erhebungen anstellen konnte, bestand stets einfache Schwindelempfindung ohne Scheinbewegung der äußeren Objekte; manchmal war der Schwindel mit Übelkeit und Brechneigung verbunden. Der Beginn der Bewegungsstörung zeigte sich meist subjektiv durch zunehmende Müdigkeit der Glieder, wobei die unteren Extremitäten auffallend bevorzugt sind. Einigemal nahm die Mattigkeit der Beine, namentlich während der Beschäftigung mit $CS_2$ so rapid zu, daß die Kranken auf dem Nachhausewege von der Fabrik auf der Straße zusammenstürzten — ohne bewußtlos zu werden — weil sie sich nicht auf den Beinen halten konnten. Ich will hier gleich bemerken, daß ich in meinen Fällen Zustände von Bewußtlosigkeit, überhaupt epileptiforme Anfälle, die man mit Sicherheit dem $CS_2$ hätte zuschreiben können, niemals gesehen habe. Dies scheint nur bei mehr akuter Giftwirkung vorzukommen, wie sie in den völlig ventilationslosen Fabrikräumen zu Zeiten Delpech's oder durch besondere Unfälle und Ungeschicklichkeit der Arbeiter[1] möglich ist. In den Leipziger Fabriken scheinen solche akute Zufälle ausgeschlossen zu sein. — Zu den Ermüdungsgefühlen der Muskeln gesellen sich öfter Schmerzen

[1] Z. B. durch Platzen von $CS_2$-Behältern (Delpech), Reinigung von $CS_2$-Reservoiren (Marie, Flies a. a. O.) u. dgl. sind solche akute Zufälle vorgekommen. Eine mit Zuckungen einhergehende Bewußtlosigkeit, die in Kaether's Dissertation (Fall II) beschrieben wird, scheint mir, der sonstigen Schilderung des Falles nach ein hysterisches Individuum zu betreffen. Übrigens sind auch bei den chronischen Tierversuchen Köster's Krämpfe oder andere epilepsieähnliche Zustände niemals beobachtet worden, wohl aber bei akuter Vergiftung der Tiere, z. B. von Biefel und Poleck beschrieben.

verschiedener Art, bald als Stiche, bald mehr rheumatoid als Reißen geschildert. Meiner Erfahrung nach erreichen diese Schmerzen niemals eine extreme Höhe, doch berichtet STADELMANN, daß bei einem Arbeiter anfallsweise ein blitzartiger und derartig heftiger Schmerz auftrat, daß der Mann auf der Straße schreiend zusammenbrach.

Die objektiv wahrnehmbaren Störungen der Nervenfunktionen will ich in der folgenden Aufzählung, um theoretische Auseinandersetzungen vorläufig zu vermeiden, ganz unpräjudicierlich einteilen in a) Symptome, welche auf eine organische Nervenerkrankung schließen lassen, b) solche, aus denen man eine organische Nervenläsion nach dem heutigen Stand unserer Kenntnisse nicht mit Sicherheit[1] ersehen kann (funktionelle Störungen). Unter a) wären zu nennen: Trägheit oder Starre der Pupillen, Facialis- und Hypoglossus Parese, Fehlen der Sehnenreflexe, Blasenlähmung (Inkontinenz), cirkumskripte Sensibilitätsstörungen und Lähmungen, die auf das Gebiet einzelner peripherer Nerven beschränkt sind (Ulnaris und Peroneus-Parese), Entartungsreaktion, Muskelatrophien, Ataxie.

Unter b) fallen: Pupillendifferenz und auffallende Weite der Pupillen (bei erhaltener Reaktion), Steigerung der Sehnenreflexe, gesteigerte elektrische und mechanische Muskelerregbarkeit, motorische Schwäche der unteren Extremitäten, Verlust der rohen Kraft, Unsicherheit oder Schwanken beim Gehen, Sensibilitätsstörungen, welche unabhängig sind von dem Ausbreitungsgebiet der peripheren Nerven, Tremor der Hände und der Zunge, fibrilläre Zuckungen der Muskeln. Bezüglich des Zitterns sei erwähnt, daß es in meinen Fällen ein statischer kleinschlägiger Tremor war, einige Fälle der Litteratur (STADELMANN, MAAS) boten großschlägigen Intentionstremor.

Vielen der hier aufgezählten Symptome sind wir bereits beim Tierexperiment begegnet, so z. B. den Pupillenstörungen, der Ataxie, den Paresen[2] der Extremitäten, dem Zittern.

Eine ganz prinzipielle Wichtigkeit kommt jedoch der Thatsache zu, daß auch die Sensibilitätsstörungen der menschlichen Pathologie im Tierversuch ihr Analogon finden, worauf ich daher an dieser Stelle näher eingehen muß.

Schon DELPECH wollte bei seinen Kranken oft totale oder partielle

---

[1] Das schließt nicht aus, daß die Symptome sub gelegentlich auch durch organische Nervenschädigungen bedingt sein können.

[2] Dagegen ist Atrophie und E. A. R. an den paretischen Muskeln der Tiere nach KÖSTER nicht zu konstatieren, was an der relativ kurzen Dauer der $CS_2$-Einwirkung liegen mag.

Anästhesie bezw. Analgesie bemerkt haben, die er dem $CS_2$ zuschrieb. BERGÉRON und LEVY,[1] die bei Kautschukarbeitern Empfindungslosigkeit der Hornhaut beobachteten, vermochten dieselbe auch im Tierexperiment zu erzeugen und behaupteten, daß dieses Symptom früher auftrete als die allgemeine Hautanästhesie. Andere Forscher (LEWIN, TAMASSIA[2]) sahen jedoch bei Tieren das Erlöschen des Hornhautreflexes entweder gleichzeitig mit oder nach der Allgemeinanästhesie eintreten. Da diese durch akute Vergiftung gewonnenen Resultate eine Übertragung auf die Verhältnisse des Menschen nicht erlauben, so ist es wichtig, zu konstatieren, daß WESTBERG bei seinen chronischen Versuchen den Corneareflex stets nur in den letzten Tagen vor dem Tode erloschen fand, während Sensibilitätsstörungen der Haut relativ früh auftraten, zu einer Zeit, wo von einem tief narkotischen oder gar komatösen Zustand keine Rede sein konnte. Letzterer Umstand beweist, daß die Empfindungslähmung der Haut nicht etwa eine Teilerscheinung allgemeiner tiefer Benommenheit oder des Bewußtseinsverlustes ist, sondern daß sie einer spezifischen Aktion des $CS_2$ auf das Nervensystem entspringt. Noch eindeutiger in diesem Sinne sprechen die KÖSTER'schen Befunde, da hier eine bleibende Empfindungslähmung erzeugt wurde, obwohl die Tiere nur kurze Zeit am Tage den $CS_2$-Dämpfen ausgesetzt waren.

Auch die von KÖSTER beobachtete Beschränkung der Anästhesie auf die untersten Abschnitte der Extremitäten beansprucht ein großes klinisches Interesse. DELPECH und andere nach ihm hatten das häufige Auftreten nervöser Affektionen an den unteren Extremitäten bei Kautschukarbeitern daraus zu erklären versucht, daß der spezifisch schwerere $CS_2$-Dampf in den Fabrikräumen über dem Fußboden lagere und hier durch direkten Kontakt auf die Haut bezw. Muskeln der unteren Körperpartien einwirke. Diese an sich unwahrscheinliche Vorstellung[3] hatte zur stillschweigenden anatomischen Voraussetzung, daß eine primäre Läsion der peripheren Nervenendigungen stattfinde; letztere ist jedoch nach den weiter unten verzeichneten mikroskopischen Untersuchungen KÖSTER's nicht nachzuweisen. Auch rein klinisch betrachtet entsprach ja die hand-

[1] BERGERON et LEVY, Gaz. des. Hôp. 1864. p. 443.

[2] a. a. O.

[3] Meines Wissens ist in der Toxikologie ein Analogon zu dem supponierten Verhalten des dampfförmigen $CS_2$, der die Epidermis und eventuell noch weitere Schichten durchdringen müßte, um auf sensible Nervenendigungen oder gar auf Muskeln einen direkten Einfluß zu nehmen, nicht bekannt.

schuhförmige Sensibilitätslähmung bei KÖSTER's Tieren durchaus nicht der Ausbreitung der peripherischen Nerven, und an den paretischen Muskeln wurd E. A. R. vermißt. Wenn es sich bei den Kaninchen um eine Lokalwirkung, hervorgerufen durch die am Boden des Käfigs besonders konzentrierten $CS_2$-Dämpfe gehandelt hätte, so ist nicht einzusehen, warum die hinteren Extremitäten auch beim Tier stärker betroffen wurden, warum nur die Pfoten und Mittelhand, nicht aber die bei den fast stets hockenden oder auf dem Bauch liegenden (bezw. kriechenden) Tieren regelmäßig mit dem Boden in Kontakt befindlichen anderen Teile, z. B. Bauchhaut oder Hinterpartie, anästhetisch wurden, und auch die Analgesie der Ohren wäre unerklärlich. Wie dem auch sei, jedenfalls sind die erwähnten Tierversuche von fundamentalem Werte für die Auffassung der menschlichen $CS_2$-Neurosen, deshalb, weil sie uns lehren, daß weder totale, noch partiell-segmentäre Sensibilitätsstörungen ohne weiteres als funktionelle (hysterische) Symptome aufgefaßt werden dürfen. Man wird vielmehr, namentlich im Hinblick auf die anatomischen Befunde KÖSTER's, in erster Linie an eine toxisch bedingte Zellläsion in der Hirnrinde denken.[1]

Hingegen ist es nach den später zu erwähnenden klinischen Erfahrungen sicher, daß die wiederholte und intensive Berührung gewisser Hautstellen (insbesondere der Hand) mit flüssigem $CS_2$ gelegentlich von der Peripherie aus cirkumskripte Empfindungslähmung erzeugt. Unwahrscheinlicher ist eine direkte Beeinflussung von willkürlichem Muskeln, welche doch durch eine nicht unbeträchtliche Fettschicht und durch Fascien vor Imbibition und gegen dampfförmiges Weiterdringen des Giftes geschützt sein dürften. Das Wesen dieser Wirkung kann man sich auf zwei Arten vorstellen. Entweder ruft die Flüssigkeit als solche, indem sie Haut durchtränkt, an den intra- und subkutanen Nervenorganen chemische Veränderungen bezw.

[1] Ob wir das Erlöschen des Corneareflexes, welches beim Tier anscheinend nur präagonal oder im Koma zu stande kommt, da wo es beim Menschen ganz isoliert auftritt, ohne daß andere Sensibilitätsstörungen vorausgegangen sind (Fall von TAVÉRA), als ein central bedingtes Symptom der $CS_2$-Vergiftung betrachten dürfen, scheint mir zweifelhaft. Man wird hier eher versucht sein, an eine zufällig präexistierende Hysterie zu denken, welche bekanntlich derartige isolierte Lähmung sensibler Reflexe öfter im Gefolge hat; oder aber man kann als Ursache der Hornhautanästhesie eine lokale Läsion vermuten, da man auch bei Inhalationsversuchen am Tier zuweilen (LEHMANN) schon bei relativ geringem $CS_2$-Gehalt der Luft leichte Anätzungen der Hornhaut fand.

Funktionsstörungen hervor, oder sie wirkt analog dem Ätherspray vermöge ihrer raschen Verdunstung kälteerzeugend und dadurch lähmend auf die peripherischen Nervenendigungen[1].

Welche der beiden Wirkungsweisen in praxi in Betracht kommt, ist aus Mangel einer experimentellen Grundlage vorläufig nicht zu entscheiden. Doch neige ich angesichts der Thatsache, daß die fraglichen Lähmungseffekte nicht nur ephemerer, sondern auch dauernder Natur sein können, mehr zu der Auffassung, es möchte sich nicht sowohl um eine physikalische (Kälte-)Wirkung handeln, welche naturgemäß nur vorübergehende Effekte erzielen kann, als vielmehr um eine chemische Aktion des $CS_2$, durch die sich nach Imbibition der Haut bleibende Veränderungen im Nervengewebe etablieren. Das tagtäglich 1000mal wiederholte Eintauchen bestimmter Hautpartien in die Vulkanisierflüssigkeit bietet zu einer innigen Durchtränkung der Haut reichlich Gelegenheit. Ob man sich den weiteren Vorgang am Nerven etwa unter dem Bild einer ascendierenden Neuritis vorzustellen hat, müssen speziell darauf gerichtete Forschungen aufklären.

Hier schließen sich noch an die

Störungen in den Spezialsinnen,

von denen Geruch und Geschmack kaum in Betracht kommen.[2] Von seiten des Gehörs ist mir einmal Schwerhörigkeit bekannt geworden; in der französischen Litteratur finden sich eine größere Anzahl von Abnahme der Hörfähigkeit bis zur Taubheit (ob mit organischen Veränderungen des Acusticus ist nicht bekannt).

Augenstörungen werden recht häufig erwähnt, namentlich von englischen Autoren. So giebt z. B. A. Frost[3] zusammenfassend an, daß von 33 durch $CS_2$ erkrankten Arbeitern 24 an Sehstörungen litten; oft sollen Veränderungen am Augenhintergrund zu konstatieren sein, in früheren Stadien Neuritis, später Atrophie. Die Prognose sei günstig, wenn die Leute zeitig der Giftwirkung entzogen würden. Auch Little[4] hat einen Fall mit ophthalmo-

---

[1] Daß der $CS_2$ ein dem Äther gleichwertiges Lokalanästhetikum ist und als solches auch medizinische Verwendung gefunden hat, wurde bereits erwähnt.

[2] Mir sind nur Parosmien und Paragensien bekannt, derart, daß die Kranken dauernd — auch wenn sie längt aus der Fabrik entfernt sind — den $CS_2$-Geruch in der Nase haben, bezw. alle Speisen nach „Schwefel" schmeckend finden.

[3] A. Frost, Lancet. 1885. I. S. 113 (Bericht der Englischen Kommission zur Untersuchung schädlicher Gewerbebetriebe).

[4] Little, Lancet. 1887. II. July.

skopischem Befund (Papille bleich, trüb, Gefäße kontrahiert) beschrieben. Im übrigen scheint es sich bei den zahlreichen hierhergehörigen Veröffentlichungen meist um einfache Amblyopien gehandelt zu haben, mehrmals wurden centrale Skotome,[1] einmal auch Beeinträchtigung des farbigen Sehens[2] gefunden.

Mein eigenes Material enthält 2 Amblyopien und einmal Retinitis. Da die letztere Affektion bei einer mit Schrumpfniere behafteten Patientin vorkam, so handelt es sich vielleicht um gewöhnliche Retinitis albuminurica nicht toxischen Ursprungs. Übrigens fand sich auch in dem mehrfach erwähnten Fall Köster's, der keinen Nierenkranken betraf, Netzhautentzündung neben schwerer Chorioiditis.

### 3. Die psychischen Symptome

sind zu trennen in a) diejenigen, welche mehr weniger isoliert auftreten, dabei die gesamt geistige Persönlichkeit intakt lassen; b) diejenigen, die sich zu einer kompletten Psychose zusammensetzen. Letztere kommen an dieser Stelle nicht in Betracht, da sie einer eingehenden Besprechung im speziellen Teil bedürfen.

Unter a) verdient als auffallendste Erscheinung der $CS_2$-Rausch (ivresse sulfocarbonée) Erwähnung. Es ist ein vorübergehender Zustand, der sich nach einmaligem oder wiederholtem mehrstündigen Aufenthalt in $CS_2$-Atmosphäre einstellen kann und der an der frischen Luft meist rasch verschwindet. Meiner Erfahrung nach tritt der „Rausch" nur bei Neulingen des Vulkanisierbetriebs auf, ältere Arbeiter werden nicht mehr davon heimgesucht. Ähnlich wie beim Alkoholrausch[3] treten bei einem Individuum die excitierenden, beim anderen die deprimierenden Eigenschaften des Giftes mehr in den Vordergrund. Erstere in Form von „Angeheitertsein", letztere in Form von Benommenheit, Denkunfähigkeit oder Schlaftrunkenheit.

Besonders oft findet sich die „ivresse" in der Anamnese derjenigen Arbeiter, die später wirklich geistig erkranken, so daß man sie in beschränktem Sinn als prämonitorisches Symptom auffassen kann.

---

[1] Hirschberg, Centralblatt für prakt. Augenheilkunde X. 1886. S. 49. — Gallemaerts, Annal. oculist. Bd. CIV. 1894. S. 157, — Nuël et Leplat à Liège, Annal. oculist. Bd. CI. S. 145.

[2] Bruce, Edinb. med. Journ. May 1884.

[3] Von einer etwaigen Kombination oder Verwechslung mit Alkoholexcessen kann bei meinen, fast nur junge Mädchen betreffenden Fällen, absolut keine Rede sein.

Die in dem geschilderten Rausch hervortretenden psychischen Veränderungen können auch über einige Tage sich hinziehend in geringerer Intensität vorkommen. Wir haben es dann mit einer Art unmotivierten Lustigkeit und Ausgelassenheit zu thun, die oft den Stempel des Albernen an sich trägt. Oder es tritt eine gewisse zornige Gereiztheit hervor, ein Symptom, welches Delpech fast regelmäßig vorfand, während ich es nur ganz vereinzelt von männlichen Arbeitern berichten hörte. Manchmal nehmen diese Störungen einen mehr periodischen Charakter an, so daß abends am Schluß der Arbeit Erregungszustände bestehen, welche morgens nach einer gutdurchschlafenen Nacht verschwunden sind. Oft dauert die Erregung auch nachts fort, verursacht Schlaflosigkeit, ängstliche Träume usw. Die depressive Beeinträchtigung des geistigen Lebens kann sich zeigen in allgemeiner Mattigkeit, Unlust zur Arbeit, erschwertes Denken, traurige Verstimmung, von hypochondrischer, selten von melancholischer Färbung. Besonders häufig aber trifft man bei Arbeitern, die lange im Betrieb sind, eine gewisse Gleichgültigkeit und Apathie, die sich schon in den Gesichtszügen ausprägt. Dabei hört man recht oft die Klage über Abnahme des Gedächtnisses.

Es sei daran erinnert, daß ganz analoge psychische Excitations- und Depressionserscheinungen auf experimentellem Wege (Rosenblatt und Hertel) an Versuchspersonen zu erzeugen waren. Nur die schwereren und chronischen Ausfallssymptome (Gedächtnisschwäche, Apathie) wurden aus naheliegenden Gründen beim menschlichen Versuchsobjekt nicht provociert, während verwandte Erscheinungen (Stupor etc.) im Tierexperiment nicht fehlten.

---

Delpech hat bekanntlich, ausgehend von den Erfahrungen der akuten Tiervergiftung, den Gesamtverlauf der chronischen $CS_2$-Vergiftung charakterisieren zu können geglaubt durch die typische Aufeinanderfolge zweier Stadien, eines Excitations- und eines Depressions- oder Kollapsstadiums. Richtig ist, daß man alle vorkommenden Symptome unterbringen kann in den großen Rubriken von erstens Reizungs- und zweitens Lähmungs- oder Ausfallserscheinungen. Aber von einer typischen Aufeinanderfolge beider Symptomengruppen kann keine Rede sein. Die Schwierigkeit, sein physiologisches Schema auf die klinische Wirklichkeit zu übertragen, ist dem französischen Autor augenscheinlich nicht entgangen, und er hat sich mit der Annahme zu helfen gesucht, daß die beiden Stadien an den verschiedenen

Organen und funktionellen Elementen mit verschiedener Schnelligkeit abliefen, so daß z. B. die Organe der Bewegung bereits im Lähmungsstadium angelangt seien, während z. B. die psychischen oder die Genitalorgane noch im Zustand der Reizung sich befinden.

Es scheint mir jedoch überhaupt unzulässig, die am Tier durch akute oder subakute Vergiftung gewonnenen Resultate auf die menschliche Pathologie zu übertragen, da es sich in praxi um eine aus chronischer oder besser gesagt intermittierender Einwirkung geringer Giftmengen ganz allmählich summierende Intoxikation handelt. Schon bei erstmaliger Einwirkung kleiner, ungefähr den heutigen Fabrikverhältnissen entsprechenden Quantitäten zeigten sich in den sehr subtilen Beobachtungen LEHMANN's sowohl bei Tieren als bei Menschen als früheste Symptome der Vergiftung oft solche, die man nach DELPECH unbedingt zu den depressiven rechnen müßte, z. B. Benommenheit oder gar Schlaf, ohne daß die Spur einer primären Excitation wahrnehmbar war.

Ähnliches finden wir bei den Kautschukarbeitern, wie ich es schon oben bei Erwähnung des $CS_2$-Rausches erörtert habe: der eine wird heiter, der andere wird zornig, ein dritter wird deprimiert oder apathisch, mancher zeigt einen gesteigerten Geschlechtstrieb, bei einem anderen vermindert sich von Anfang an die Potenz u. s. f. Kurzum, die Auswahl und Reihenfolge der Symptome entspringt nicht einem immanenten physiologischen Gesetz der Giftwirkung, sondern sie hängt ab von der Individualität des betreffenden Organismus.

Der Gedanke DELPECH's hat nur insofern für die klinischen Verhältnisse Gültigkeit, als bei einer genügend langen und intensiven Gifteinwirkung schließlich alle Fälle zu Lähmungs- oder Ausfallserscheinungen führen. Diese klinische Thatsache deckt sich völlig mit den anatomischen Befunden, die wir über die destruierende Tendenz des $CS_2$ im folgenden Kapitel erheben werden.

Es sei aber nochmals betont, daß es erstens durchaus nicht in allen Fällen bis zu deutlichen Ausfallserscheinungen kommen muß, daß zweitens die depressiven Symptome einsetzen können, ohne daß ein Excitationsstadium auch nur andeutungsweise vorausgegangen ist und drittens die funktionelle Reizung entweder ganz fehlen oder zeitlich erst an zweiter Stelle auftreten kann.

Hatte somit DELPECH bei der Zeichnung des Krankheitsbildes der $CS_2$-Vergiftung den Faktor der Individualität zweifellos unterschätzt, so ist die neuere französische Schule in das entgegengesetzte Extrem verfallen. Sie stellt den individuellen Faktor der neuropathischen Konstitution in den Vordergrund und behauptet nach dem Vorgang von CHARCOT[1] und MARIE,[2] daß es sich in der Mehrzahl der bisher als Schwefelkohlenstoffvergiftung beschriebenen Fälle um präformierte Hysterie gehandelt habe. Die Quintessenz dieser bereits in der geschichtlichen Einleitung erörterten Hypothese ist, daß das Gift nicht die eigentliche Ursache der Erkrankung, sondern, um CHARCOT's viel wiederholten Ausdruck zu gebrauchen, nur deren agent provocateur darstellt.

Es scheint mir unumgänglich, ehe man zur Betrachtung der klinischen Fälle schreitet, sich mit dieser Anschauung, wenigstens prinzipiell, auseinanderzusetzen.

Der Ausdruck „agent provocateur“, der ein recht elegantes, im Deutschen nicht vollständig wiederzugebendes Bild giebt, findet sein tertium comparationis offenbar darin, daß der $CS_2$, welcher an sich nicht geeignet ist, eine Nerven- oder Geisteskrankheit zu erzeugen, doch eine gewissermaßen schon latent vorhandene Störung zum Ausbruch bringen kann. Ein solcher Vergleich würde wohl zutreffen, wenn z. B. ein geringfügiger Affekt oder ein Trauma, das bei einem normal veranlagten Menschen niemals eine wesentliche Gleichgewichtsstörung hervorrufen kann, zur Gelegenheitsursache einer Neurose oder einer Psychose bei einem schwer belasteten, oder sonst desequilibrierten Individuum wird: er paßt aber nicht für den $CS_2$, der ja, wie klinisch und anatomisch feststeht, ein schweres Gehirngift, also mehr als ein accidentelles Moment, darstellt. Ich werde noch im hygienischen Teil hervorheben, daß die Giftkonzentration, die im konkreten Fall auf den erkrankten Kautschukarbeiter wirkt, nicht etwa so gering ist, daß sie physiologisch ohne Effekt bleiben könnte, sondern daß die praktisch in Betracht kommenden Giftmengen auch bei gesunden Individuen mit rüstigem Gehirn (vergl. LEHMANN's Versuche!) recht beträchtliche und objektiv nachweisbare Wirkungen haben.

Die Symptome, die wir als klinische kennen gelernt haben, stimmen im allgemeinen gut überein mit den experimentell erzeugten, und wir werden uns noch späterhin überzeugen, daß auch die Modalitäten der Vergiftung, namentlich die Giftquantität einen bestimmenden gesetzmäßigen Einfluß auf die Form der Erkrankung

[1] CHARCOT, Poliklinische Vorträge (leçons du mardi), übers. von KOHANE, Leipzig und Wien bei FRANZ DEUTICKE, 1895. Bd. II. S. 37 ff.

[2] MARIE, Sulfure de carbone et hysterie. comm. à la Société med. des Hôp. 9. Nov. 1888.

hat. Daraus folgt, daß die toxische Schädlichkeit nicht nur etwa der letzte an sich harmlose Tropfen ist, der das gefüllte Gefäß zum Überlaufen bringt, sondern daß er wesentlich ist für Zustandekommen und Qualität der Krankheitsphänomene.

Was nun das französischerseits behauptete Überwiegen der Hysterie bei den fraglichen $CS_2$-Erkrankungen anbetrifft, so wird unsere unten folgende klinische Kasuistik klar zeigen, daß diese Voraussetzung wenigstens für deutsche Verhältnisse nicht oder nur in beschränktem Maß zutrifft. Wir finden bei den nervösen Erkrankungsformen relativ selten Hysterie und vermissen bei den psychischen Formen häufig anamnestische oder klinische Symptome von Belastung. Ferner muß man selbst da, wo Symptome angetroffen werden, die wir in hysterischen Zuständen kennen, fragen, ob nicht die gleichen Erscheinungen auch durch Giftwirkung hervorgebracht werden können ohne Präexistenz einer hysterischen Konstitution. Letztere bei niedrig stehenden Tieren anzunehmen haben wir keinen Grund, trotzdem sahen wir im Tierexperiment eine Reihe von Sensibilitätsstörungen zu stande kommen, die ganz frappant an hysterische erinnern. Man darf daher nicht das Vorkommen einzelner hysteriformer Phänomene ohne weiteres als Beweis dafür ansehen, daß man es mit einer primären Hysterie zu thun habe, und daß dem Gift nur der Rang einer sekundären Gelegenheitsursache zukomme. Man muß im Gegenteil diese Symptome so lange für toxisch halten, als nicht der Beweis einer präexistierenden Hysterie entweder anamnestisch oder klinisch — durch das Vorhandensein solcher hysterischer Stigmata, die durch $CS_2$ bei Mensch und Tier bisher nicht experimentell zu erzeugen waren — direkt erbracht ist.

[1] Am Schluß dieser allgemein-pathologischen Erörterungen sei nur noch darauf hingewiesen, daß wir es ja in der ärztlichen Wirklichkeit seltener mit einer — noch im Gang befindlichen — chronischen Intoxikation, als mit den Folgezuständen einer — manchmal schon vor geraumer Zeit abgeschlossenen — chronischen Einwirkung der Schädlichkeit zu thun haben. Es müste daher von ganz besonderem Werte sein, die Nachwirkungen der chronischen $CS_2$-Vergiftung an Tieren genauer zu kennen. Leider können uns weder die Westberg'schen noch die Köster'schen Experimente Aufschluß geben, da sie sämtlich durch den Tod der Tiere abgeschlossen werden. Nur aus Lehmann's, freilich nicht in umfassendem Sinne chronisch angelegten Vergiftungsversuchen an Tieren und Menschen erfahren wir einige wichtige Details über Dauer und Art der Nachwirkungen.

## Kapitel III.

## Pathologische Anatomie der $CS_2$-Vergiftung.

Die spärlichen anatomischen Befunde älterer Beobachter (DELPECH, EULENBERG) bei akuter $CS_2$-Vergiftung habe ich schon im toxikologischen Abschnitt erwähnt. Ich kann hinzufügen, daß auch LEHMANN,[1] der letzte Autor, welcher über Sektion von akut vergifteten Tieren berichtet hat, betont, daß seine Befunde niemals zur Erklärung des Todes ausreichten. Er bestätigte die bekannten Veränderungen an der Respirationsschleimhaut; Hyperämien, Ekchymosen und etwas Ödem in Trachea und Lungen. Ferner berichtet er über starke Verfettung der Nieren, namentlich der Rindenteile und der Leber, ein Befund, aus dem er mit Recht keine weiteren Schlüsse zu ziehen wagt. Mikroskopische Untersuchung des Centralnervensystems fand nicht statt, was um so mehr zu bedauern ist, als sie vermutlich einen positiven Befund ergeben haben würde. Genauere anatomische Untersuchungen bei chronischer Vergiftung wurden zuerst von POINCARÉ[2] ausgeführt, der insbesondere das Gehirn dabei berücksichtigte. Er schreibt: „Das Gehirn hat seine normale Konsistenz verloren; an manchen Stellen ist das Gewebe in eine weißgelbliche, weiche Masse (pulpe) verwandelt. Unter dem Mikroskop sieht man das Gewebe mit Fetttröpfchen verschiedener Größe durchsetzt, die sich durch einen graugelblichen Reflex auszeichnen und mit Myelin nicht zu verwechseln sind. Die graue Hirnsubstanz zeigt Zellen, die in körnig-fettiger Degeneration begriffen sind."

„Stellenweise ist die nervöse Substanz völlig disseminiert und die Myelintropfen bilden Haufen, inmitten deren man Trümmer von leeren und zerstörten Nervenumhüllungen sieht."

In einigen Fällen wurden auch Tröpfchen einer stark lichtbrechenden Substanz in den Kapillaren des Gehirns gesehen, die POINCARÉ mit allem Vorbehalt mögicherweise als $CS_2$-Tröpfchen anspricht.

Er faßt seine Ergebnisse dahin zusammen, daß die Vergiftung durch $CS_2$-Dämpfe eine diffuse Erweichung im Gebiet des Cerebrospinalnervensystems hervorrufe, vor allem eine Kontinuitätsunterbrechung der Nervenbahnen (dissociation de le trame nerveuse) durch

[1] LEHMANN, a. a. O. S. 59.

[2] POINCARÉ, a. a. O. Aus unseren früheren Mitteilungen über POINCARÉ's Versuche geht hervor, daß die Tiere noch während der chronischen $CS_2$-Einwirkung nach 19—46 tägiger Versuchsdauer starben.

Untergang des Myelins der Markscheiden. Da POINCARÉ seine Präparate ohne Färbung einfach durch Zerzupfen in Zuckerwasser hergestellt hat, so entbehrt sein Nachweis des Markscheidenzerfalls nach heutigen Begriffen der nötigen Exaktheit.

Weit wertvoller sind die mit den verfeinerten Methoden der modernen Färbetechnik angestellten Untersuchungen KÖSTER's,[1] die sich auf sieben in der im ersten Kapitel dieses Abschnitts beschriebenen Weise chronisch vergiftete Kaninchen bezieht. Die von LEHMANN (freilich bei akuter Vergiftung) berichtete Verfettung der Leber und Niere konnte KÖSTER auch bei mikroskopischer Betrachtung nicht bestätigen, woraus er den Schluß zieht, daß es sich bei dem Tod der Tiere um eine gewöhnliche Kachexie nicht handeln könne. Mikroskopisch fand er Gehirn und Rückenmark stets sehr blutreich und weicher als normal. Dem Blutreichtum entsprach mikroskopisch eine pralle Gefäßfüllung auch der kleinsten pericellulären Kapillarschlingen. Frische kapilläre Blutungen, die sich in 2 Fällen fanden, faßt der Autor als agonal entstanden auf. (Folge des durch Atemlähmung bedingten Erstickungstodes.) An den Muskeln waren mikroskopische Veränderungen nicht nachzuweisen. Bezüglich der peripherischen Nerven hat KÖSTER die negativen Angaben seiner vorläufigen Mitteilung in einem neuerdings gehaltenen Vortrage (in der Biolog. Gesellschaft zu Leipzig) dahin ergänzt, daß im Verlauf des speziell untersuchten N. ischiadicus mit der MARCHI-Methode deutliche Degenerationen zu erkennen sind; jedoch soll der Markscheidenzerfall hier niemals den Grad erreichen, wie bei den im Centralnervensystem verlaufenden Fasern. Die von POINCARÉ betonte fettige Degeneration der Ganglienzellen in allen Abschnitten des Centralnervensystems konnte auch KÖSTER nachweisen, insofern er mit Osmiumfärbung (EXNER'sches Gemisch) in den Zellen schwarze, kleine Kügelchen in verschiedener Zahl (2—8 in einer Zelle) fand, deren fettige Natur sich durch ihre Löslichkeit in Alkohol und Äther zu erkennen gab.

Besonders interessant sind die feineren Strukturveränderungen, die KÖSTER in den Zellen des Gehirns, des Rückenmarks und der Spinalganglien mit der NISSL-HELD'schen Färbung (nach vorheriger Fixierung in Formol oder in VAN GEHUCHTEN's Gemisch) nachweisen konnte. Dabei zeigten durchschnittlich die Tiere, bei denen die

[1] KÖSTER, a. a. O.

Vergiftung klinisch am weitesten vorgeschritten war, auch die intensivsten Degenerationszustände ihrer Ganglienzellen. Doch schien ceteris paribus auch das Alter und namentlich der Ernährungszustand (Gewichtsabnahme!) von Einfluß zu sein. Ich gebe im Folgenden die Beschreibung der vorkommenden Zellendegenerationen mit Köster's eigenen Worten.[1]

„Die Spinalganglienzellen zeigen als mildeste Degenerationsform nicht selten eine Erweiterung des pericellulären Raumes, Einbuchtungen und Auszackungen des Kernes, Beschränkung der Nissl-Granulirung auf eine ringförmige Zone um den Kern herum und eine solche am Rande der Zelle. Oder es findet sich nur ein Kreis von nicht mehr scharf getrennten, sondern konfluierenden, chromatophilen Elementen um den Kern herum. Bei weiter fortschreitendem Zerfall schrumpft der Kern oder die Kernmembran löst sich auf, ja sogar das Kernkörperchen kann sich auflösen.

Die Nissl-Granula zerfallen staubförmig, wobei sie die Zelle mit einem homogenen, feinen Staube überziehen und ihr einen lila Farbenton verleihen oder die chromatophilen Elemente klumpen sich zu einer bei aller Anstrengung nicht zu differenzierenden blauen Masse um den aufgelösten Kern zusammen. Dabei treten Vakuolen auf im Kern und noch häufiger am Kernrande im Protoplasma oder in der Mitte des Zellleibes, so daß ein Ring von Vakuolen schließlich konzentrisch um den Kern herumliegt.

Außer den Vakuolen stellen sich noch grobe, breite Spalten im rotgefärbten protoplasmatischen Grundgewebe ein, offenbar als Erweiterungen der präformierten von Held nachgewiesenen Gewebslücken. Schließlich kann die ganze Zelle zerkrümeln, so daß nur in dem erweiterten Zellraume ein blaßblauer, vacuolendurchsetzter, homogener Protoplasmarest übrig bleibt.

In analoger Weise degeneriren auch die Zellen der Sympathicusganglien.

Die multipolaren Vorderhornganglien zeigen im Frühstadium der Entartung oft eine starke Erweiterung des pericellulären Raumes, die leichten Auszackungen oder Einbiegungen des Kernes, späterhin Verlust der Kernmembran, Auflösung des Kernes und oft Verlust des Kernkörperchens. Ähnlich den Veränderungen bei den

---

[1] Herr Kollege Köster hatte die Güte, mir s. Z. die Präparate eingehend zu demonstrieren, wobei ich mich von der mustergültigen Beschaffenheit derselben überzeugen konnte. Der Verf.

Spinalganglien sind auch die Entartungen des Protoplasmas, nur daß hier die Chromatolyse und die völlige Auflösung der Zellsubstanz an den Protoplasmafortsätzen beginnt. An den Dendriten sieht man die staubförmige Verteilung der Nissl-Granula zuerst, die Dendriten verschmälern sich, zerbröckeln oder vakuolisieren am Fuße und brechen schließlich ab. Dabei kann das Zellprotoplasma und die Nissl-Granulierung noch leidlich erhalten sein. Die Nissl-Körper finden sich vielleicht bloß noch um den Kern herum deutlich, während die periphere Zellmasse frei von Nissl-Körpern oder staubförmig granuliert ist. Oft sieht man in diesem Stadium schon grobe Spalten in dem Protoplasma, späterhin große Vakuolen in oft reichlicher Zahl. Die Nissl-Körper zerstieben schließlich zu Staub, welcher der oft formlos breit gequollenen Zelle eine Lilafärbung verleiht oder es tritt Klumpung der chromatophilen Elemente mit Überfärbung der Zelle ein. Bei staubförmig granulierten Zellen sieht man oft rote, aller blauen Granulierung beraubte, unregelmäßige Inseln im Zellleib bis in die geschrumpften Dendriten hinein sich erstrecken. Wir haben es dann mit glasiger oder hyaliner Entartung der Zelle zu thun. In den spätesten Stadien der Entartung haben sich alle Fortsätze abgelöst und spärliche, stark entartete Protoplasmareste in dem erweiterten Zellraume deuten die Stelle an, wo einst eine wohlgebildete Zelle lag. Auch ein Abreißen der den Zellleib umspinnenden Axencylinderendbäumchen konnte häufig konstatiert werden."

Analoge Befunde konnte Köster an den Zellen des verlängerten Markes, des Hirnstammes, der Hinterhörner (hier relativ am geringsten ausgebildet), sowie der Groß- und Kleinhirnrinde erhellen. In der Großhirnrinde, die uns vom psychiatrischen Standpunkt besonders interessiert, fanden sich oft die verschiedensten Degenerationsstufen innerhalb einer und derselben Rindenschicht, die oberflächlich gelegenen Zellschichten schienen im ganzen früher bezw. stärker afficiert zu sein als die tieferen. Bemerkenswert ist, daß nicht einzelne Partien (Centren) der Hirnoberfläche besonders bevorzugt waren, daß sich also keine typischen Prädilektionsstellen für die toxische Zelldegeneration feststellen ließen. Vielmehr finden sich in allen Teilen des Gehirns entartete Zellen, bald hier bald dort stärker. Gerade dieser Umstand bringt uns, wie Köster mit Recht hervorhebt, dem Verständnis des so vielgestaltigen Krankheitsbildes, der $CS_2$-Psychosen, wo kaum ein Fall dem anderen gleicht, näher. Denn ebenso wie bei verschiedenen Tierindividuen nach den verborgenen Gesetzen einer chemischen Affinität bald diese, bald jene Windungen und wiederum in stärkerem oder schwächerem Maaße von der Giftwirkung betroffen werden, so kann man sich auch vorstellen, daß bei verschiedenen Menschen, die in gleicher Weise den $CS_2$-Dämpfen ausgesetzt sind, einmal diese, einmal jene Hirnrindenfunktion, stärker in Mitleidenschaft gezogen wird, daß bald sensorische, bald motorische, bald associative Elemente entweder im Sinne einer Reizung (initiale Zelldegeneration) oder im Sinne einer Lähmung (vorgeschrittene Zellatrophie) sich geltend machen.

Daß die Sensibilitätsstörungen der Tiere centrale sein müssen, wurde oben schon aus klinischen Argumenten erschlossen. Diese Auffassung wird anatomisch erhärtet durch die geringere Ausbildung von Veränderungen im Gebiet des peripheren Neurons gegenüber dem Nachweis einer schweren Erkrankung des centralen Neurons. Hyperästhesie und nachfolgende Anästhesie gewisser Hautpartien erklären sich nach dem Gesetz der excentrischen Perception. Die Erhöhung bezw. Herabsetzung der elektrischen Muskelerregbarkeit läßt sich anatomisch verstehen aus dem jeweiligen Zustand der Vorderhornzellen. Den Umstand, daß es bisher nicht gelang, eine komplette Paralyse der Extremitäten und Muskel-Atrophien experimentell zu erzeugen, schiebt Köster auf den vorzeitigen Tod der Tiere, die, wie erwähnt, nie länger als $3^1/_2$ Monate am Leben erhalten werden konnten.

Wenn wir die bisher vorliegenden klinischen und anatomischen Ergebnisse des Tierexperiments noch einmal überblicken, so darf man wohl sagen, daß sich beide in durchaus befriedigender Weise ergänzen. Wir haben für die zahlreichen nervösen Reiz- und Ausfallssymptome, welche vereinigt das klinische Bild der chronischen $CS_2$-Vergiftung hervorbringen, wenn nicht im Einzelnen, so doch im Prinzip ein anatomisches Substrat in irritativen und degenerativen Veränderungen bezw. in Kontinuitätsunterbrechungen der Nervenelemente. Das ist nicht viel, aber im Grunde doch mindestens ebensoviel, wenn nicht mehr als wir von den meisten andern, klinisch länger und genauer bekannten und anatomisch früher und öfter durchforschten Intoxikationen — man denke an Blei oder Alkohol! — sagen können.

Man könnte fragen, ob die am Tiere gewonnenen anatomischen Resultate auf den Menschen übertragen werden dürfen und inwieweit sie durch pathologisch-anatomische Untersuchungen am Menschen bestätigt werden. Die erste Frage ist zweifellos zu bejahen, da wie erwähnt, der Vergiftungsmodus wenigstens in den grundlegenden Untersuchungen KÖSTER's den Verhältnissen der menschlichen Pathologie genügend angepaßt war. Der Einwand, daß die gewählten Versuchstiere etwa eine Idionsynkrasie für das Gift haben, welches die schweren anatomischen Veränderung erkläre, ist dadurch widerlegt, daß gerade die Kaninchen von allen bisher untersuchten Tieren die größte Widerstandsfähigkeit gegen $CS_2$ besitzen. Aus der Arbeit LEHMANN's ersehen wir, daß ein Kaninchen (Versuch III) gegen eine Giftkonzentration sich anscheinend noch völlig refraktär verhält, die beim Menschen, trotz wesentlich kürzer Zeitdauer der Einwirkung, schon eine Reihe subjektiver und objektiver Symptome und Nachwirkungen verursacht (s. ROSENBLATT und HERTEL, Versuch VI.)[1] Die Gifteinwirkung in KÖSTER's Versuchen ist ja insofern quantitativ entschieden stärker wie in den menschlich-pathologischen Verhältnissen zu taxieren, als sie zum letalen Ausgang führt, während beim Menschen ein Todesfall durch chronische $CS_2$-Vergiftung nicht bekannt ist. Diese quantitativen Unterschiede hindern uns aber nicht, angesichts der qualitativen Gleichheit der klinischen Symptome bei Menschen und Tieren, auch die anatomischen Veränderungen bei beiden als der Qualität nach gleich und höchstens dem Grade nach verschieden uns vorzustellen.

Leider fehlt uns die direkte Bestätigung dieser Annahme durch anatomische Befunde am Menschen. Es sind bisher meines Wissens nur zwei an chronischer $CS_2$-Vergiftung leidende Kranke zur Autopsie gekommen. Der eine Fall (DELPECH, Observation XIV) starb an einer interkurrent auftretenden Ruptur eines Aortenanheurysma. Die Sektion ergab keine „lésion, que l'on puisse rattacher directement à l'intoxication sulfocarbonée“ sagt der französische Autor, was nicht zu verwundern ist, da eine mikroskopische Untersuchung des Centralnervensystems unterlassen wurde und es ohnedies im Jahre 1859 keine Färbemethoden gab, um feinere Strukturveränderungen der Ganglienzellen nachzuweisen. Der andere Fall betrifft einen Patienten der Leipziger Klinik, der 6 Jahre, nachdem er eine akute $CS_2$-Psychose acquiriert hatte, in völliger (sekundärer) Verblödung an Phtise starb. Die Sektion zeigte makroskopisch eine beträchtliche Atrophie der Hirnwindungen, an der alle Hirnpartien gleichmäßig teilnahmen. Ob man hier die durch Jahre sich hinziehende Hirndegeneration als eine spezifische Wirkung der $CS_2$-Vergiftung ansehen darf, die

[1] LEHMANN, a. a. O. S. 64 und 65.

doch klinisch betrachtet nur den ersten Anstoß zur Entwicklung einer cerebralen Störung gegeben hat, erscheint mir höchst fraglich. Sicherlich ist dieser Fall mit den Tieren KÖSTER's, die unter direkter $CS_2$-Einwirkung starben, nicht ohne weiteres vergleichbar. Immerhin wäre eine mikroskopische Untersuchung der Hirnrinde nach KÖSTER's Methode (NISSL-HELD) nicht ohne Interesse gewesen. Aber unglücklicherweise ist das Gehirn in Chromsäure konserviert worden, und dadurch für die modernen Zellfärbungsmethoden unbrauchbar geworden. Die Darstellung der Fasern nach WEIGERT und PAL zeigte in der Hirnrinde keinerlei Abweichung von der Norm.

Dritter Abschnitt.

# Spezielle Pathologie der gewerblichen $CS_2$-Vergiftung.

Kapitel I.

## Nervenkrankheiten durch $CS_2$-Vergiftung.

Mein Material über diesen Gegenstand besteht aus mehreren eigenen Fällen, die ich gelegentlich einer Besichtigung in einer Gummifabrik genauer zu untersuchen Gelegenheit hatte, ferner aus einer Reihe bisher unveröffentlichter Krankengeschichten aus dem Archiv der Leipziger medizinischen Klinik im Krankhenhaus zu St. Jakob.[1]

Angesichts der außerordentlichen Vielgestaltigkeit, mit der sich die Symptome zu den einzelnen Krankheitsbildern kombinieren, verzichte ich auf eine streng systematische Einteilung und begnüge mich damit, 'nach dem bereits in der allgemeinen Symptomatologie angewandten Prinzip, diejenigen Fälle, in denen Symptome organischer Nervenerkrankung vorliegen, abzutrennen von denjenigen, die wir nach dem heutigen Stande unseres Wissens als funktionelle aufzufassen gewohnt sind (Neurosen). Ich brauche hier kaum hervorzuheben, daß ich, nachdem das Tierexperiment in so unzweideutiger

---

[1] Um nicht zu weitläufig zu werden, verzichte ich darauf, die ziemlich umfangreiche Kasuistik, die sich in der Litteratur dieses Gegenstandes seit Delpech angehäuft hat, auszugsweise wiederzugeben; ich werde dieselbe nur soweit heranziehen, als es zur Ergänzung oder Erläuterung meiner Befunde notwendig ist. Im übrigen verweise ich auf die Pariser Thesen von Noël Bonnet (1885), Jos. Bonnet (1892) und Argetogano (1897), welche ziemlich vollständige Zusammenstellungen der bisher bekannt gewordenen nervösen Störungen nach $CS_2$ enthalten.

Weise die spezifische Wirkung des $CS_2$ auf die Nervensubstanz dargelegt hat, nicht daran zweifle, daß in allen Fällen materielle Veränderungen — wenngleich nicht immer mit unseren heutigen Hilfsmitteln zugänglich — der nervösen Elemente den klinischen Erscheinungen zu Grunde liegen.

## A. Fälle mit Symptomen organischer Nervenerkrankung.

Zunächst beschränke ich mich darauf, bei jedem Fall auf die Symptome, denen er seine Einreihung in diese Gruppe verdankt, aufmerksam zu machen, um die Allgemeinerscheinungen, welche beiden Gruppen gemeinsam sind, am Ende des Kapitels zusammenfassend zu besprechen.

Ich beginne mit drei Beobachtungen, die sich durch doppelseitige Parese der Pereonealmuskulatur auszeichnen. Dieses Symptom, welches meines Wissens bei funktionellen Neurosen isoliert nicht vorkommt, wird in der Regel auf eine peripherische Affektion des M. peronaeus bezogen.

### Fall I.

Kr., Anna, 18 J. Aufgen. in das Krankenhaus St. Jakob am 13. IX. 1894.

Anamnese: Hereditäre Belastung nicht nachweisbar. Früher angeblich nie krank. — Arbeitete seit 12. I. 94 bis vor 2 Tagen in einer Gummifabrik. Seit über 8 Wochen kann sie schlecht laufen und hat Schmerzen in Waden und Oberschenkeln beider Beine. Das linke Bein mußte sie nachschleppen. Äußerlich war an den Beinen keine Veränderung wahrzunehmen. Später wurden ihr die Arme schwächer und zitterten. Jedesmal während der Arbeit bekam sie Kopfschmerzen.

Status präsens 15. IX. Kräftig gebaut, gut genährt. An den inneren Organen nichts Abnormes. Sensibilität intakt. Motilität: Die Mm. peronaei zeigen beiderseits eine geringfügige Schwäche, derart, daß gewöhnlich Spitzfußstellung besteht. Jedoch ist völlige Dorsalflexion möglich, Sehnenreflexe normal. Sensible Reflexe, abgesehen von dem schwachen Plantarreflex, lebhaft.

Verlauf: 24. IX. Patientin behauptet andauernd, wegen Schwäche und Schmerzen der Beine nicht gehen zu können. — 27. X. Gang für gewöhnlich unbehindert, jedoch fällt Patientin manchmal nieder und kann sich nicht wieder erheben. An den Muskeln keine Abnormität zu bemerken. Als gebessert entlassen. — Die Behandlung bestand in Bädern. Über das psychische Verhalten findet sich keine Bemerkung.

### Fall II.

S., Lina, 22 J. Aufgenommen in das Krankenhaus St. Jakob am 25. III. 95.

Anamnese: Über erbliche Verhältnisse und frühere Erkrankungen ist nichts bekannt. Patientin ist seit ca. 4 Monaten in einer Gummifabrik mit Vulkanisieren beschäftigt. Sie hat dort gleich im Anfang Intoxikationserscheinungen gezeigt, welche „psychopatischer Natur zu sein schienen.“(?) Seit 4 Wochen zeigt sie von neuem Aufregungszustände. Danach Mattigkeit in den Gliedern, namentlich in den Beinen, so daß sie nicht mehr gut gehen konnte. Ferner hatte sie über Appetitlosigkeit und Kopfschmerzen zu klagen.

Status präsens: Mittelgroß, grazil gebaut, von gesundem Aussehen Schleimhäute etwas blaß. Zähne teilweise kariös. Geringe Struma. Nervensystem: Sensibilität normal, desgl. die Patellarreflexe. Die rohe Kraft der Beine scheint nicht gestört, jedoch tritt beim Gehen Schwäche der Peronealmuskulatur hervor.

Verlauf: Patientin klagt über Schmerzen im Nacken, ferner zeitweise über Schmerzen in den Mm. peronaei. Über psychische Abnormitäten ist nichts vermerkt.

25. IV. Schmerzen in den Beinen sind verschwunden.

27. IV. Geheilt entlassen.

Die Behandlung bestand in Prießnitz-Umschlägen und Elektrizität.

Neben der nicht eben hochgradigen Peroneusparese waren in beiden Fällen noch anderweitige geringfügige motorische Schwächeerscheinungen (Schwäche bezw. Zittern in den Armen) vorhanden. Abgesehen von den in der Gegend der paretischen Muskeln lokalisierten Schmerzen waren Störungen sensibler Natur nicht nachzuweisen. Während bei der einen Patientin (II) binnen Monatsfrist Heilung erfolgte, konnte die andere, die eine doppelt so lange Arbeitszeit hinter sich hatte (8 Monate) und offenbar schwerer afficiert war, nach 6 Wochen nur als gebessert das Krankenhaus verlassen.

### Fall III.

K., Paul, 24 J., Schuhmacher. Aufgen. in das Krankenhaus St. Jakob 12. IV. 1894.

Anamnese: Über Erblichkeitsverhältnisse nichts bekannt. — Vor 1 Jahr hatte Patient als Soldat Unterleibstyphus und Gelenkrheumatismus, als Kind Masern und Scharlach. — Seit längerer Zeit (?) arbeitet er in einer Gummifabrik. Seine Beschäftigung bestand darin, daß er „Alkohol und Schwefel", soll wohl heißen $CS_2$ (vulgär „Schwefelalkohol") und $SCl_2$ — mischte und durch Gummischläuche goß. Von Anfang an hatte er bei der Arbeit Kopfschmerzen. Seit Beginn dieses Monats fühlte er Stiche in beiden Armen, Oberschenkeln, in den Kniegelenken und auf der Brust. Er giebt übrigens an, daß andere Arbeiter in gleicher Weise erkrankt seien.

Status präsens: Mittelgroß, kräftig gebaut, gut genährt. Gesicht gelblich, Schleimhäute blaß, Zähne sehr defekt. Thorax kräftig, aber wenig gewölbt; Lungen intakt. Herztöne etwas unrein, Puls weich, langsam. — Nervensystem: Pupillen intakt. Sensible Reflexe lebhaft. Sinnesorgane: etwas schwerhörig (Otitis externa!) Schmerzhafte Druckpunkte am N. cruralis und ischiadicus. M. quadriceps auf Druck schmerzhaft. Gang schleppend. — Elektr. Erregbarkeit des N. cruralis bedeutend erhöht (= $^1/_4$ M.-A!) Im übrigen keine Sensibilitätsstörungen.

Verlauf: Patient wurde mit Chinin, Jodkalium, ferner mit Elektrizität und Gymnastik behandelt. Die Kraft der Muskulatur besserte sich, schien jedoch immer noch nicht dem starken Volum der Muskeln zu entsprechen.

Am 16. IX. 1894 war der Gang noch etwas schleppend infolge geringer Schwäche der Mm. peronaei.

17. IX. 1894 als gebessert entlassen. Die Gewichtszunahme betrug 13 Pfund. Über das psychische Verhalten ist bemerkt, daß es „außer einer gewissen Stumpfheit" nichts Abnormes bot.

Auch in diesem Falle wird Schwäche beider Mm. peronaei erwähnt, außerdem deutet die Schmerzhaftigkeit im Verlauf der Nervenstämme auf eine periphere Nervenaffektion hin.

Die erhöhte elektrische Erregbarkeit der Schenkelnerven erinnert an die Befunde Köster's an $CS_2$-vergifteten Tieren, wo es sich allerdings um faradische Muskelerregbarkeit handelt. Erwähnt sei, daß auch Maass[1] bei einem Patienten erhöhte galvanische Reizbarkeit (0,25 M. A. für den Ulnaris) konstatieren konnte.

Die folgende Beobachtung zeigt, im Gegensatz zu den vorigen, ein überwiegendes Befallensein der oberen Extremitäten.

### Fall IV.

C., Anna, 34 J., Handarbeitersehefrau. Aufgenommen in das Krankenhaus St. Jakob am 24. VIII. 1897.

Anamnese: Mutter im Wochenbett gestorben; Vater verunglückt. — Als Kind Masern, im 17. Jahr Bleichsucht. Patientin ist seit 14 Jahren verheiratet und hat sechs gesunde Kinder. Menses seit dem 17. Jahr, früher regelmäßig, seit vier Monaten unregelmäßig, 3—5 Wochen aussetzend, dann mit großem Blutverlust. — Patientin arbeitete seit 23. II. 1897 bis 9. VIII. 1897 in einer Gummifabrik und hat dort bis vor kurzem vulkanisiert. Seit drei Wochen ist sie matt, appetitlos und magert ab. Sie wurde vom $CS_2$-Geruch oft so matt, daß sie viel schlafen mußte.

Status präsens: Mittelgroß, kräftig gebaut aber, sehr mager. Haut und Schleimhaut sehr blaß. Brust- und Bauchorgane zeigen normalen Befund. Urin ohne fremde Bestandteile. Spez. Gewicht 1010: — Nervensystem: Pupillen intakt. Sensibilität: Tast-, Schmerz- und Temperaturempfindung an Händen und Vorderarmen herabgesetzt. Muskelsinn erhalten. — Motilität: Muskulatur des Daumen- und Kleinfingerballens atrophisch und schlaff; Atrophie der Mm. interossei. (Keine E. A. R.!)

Die übrigen Armmuskeln sind intakt, abgesehen von erhöhter mechanischer Erregbarkeit. Rohe Kraft der Hände verringert. — Sehnenreflexe gesteigert. Kein Romberg, keine Gehstörung.

Verlauf: Patientin klagt über Kopfschmerzen, Mattigkeit, Schwäche in den Gliedern, Kribbeln und Taubheitsgefühl in den Händen.

10. IX. 1897. Allgemeinbefinden besser, Schwäche geringer. Keine Anästhesie der Hände mehr. Rohe Kraft scheint znzunehmen.

28. IX. 1894. Allgemeinbefinden gut. Nur noch Klage über Schwäche in Händen und Armen. Ab und zu geringer Durchfall.

---

[1] Maass, Über $CS_2$-Vergiftung, Dissert. Berlin 1889. S. 27.

9. X. 1897. Befinden gut. Objektiver Befund unverändert. Auf Wunsch entlassen (als gebessert).

Therapeutisch wurden angewendet: Kal. jodat. und Bäder.

Das eigentümliche Verhalten der Handmuskulatur (Typus Duchenne-Aran) läßt uns hier unwillkürlich an beginnende spinale Muskelatrophie denken; doch die gleichzeitig vorhandene Sensibilitätsstörung sowie der rasche günstige Ausgang spricht entschieden dagegen.

Wir haben auch keinen Grund, die symmetrische handschuhförmige Hypästhesie etwa als hysterische Komplikation anzusehen, da der Verdacht auf Hysterie im übrigen Krankheitsbild nicht den geringsten Rückhalt findet, und da die Lokalisation der Empfindungslähmung ganz frappant mit den Sensibilitätsbefunden Köster's am $CS_2$ vergifteten Kaninchen übereinstimmt.[1] Man ist daher vollauf berechtigt, sowohl motorische als sensible Störung als organisch bedingt aufzufassen. Suchen wir uns aber über die anatomische Grundlage eine genaue Vorstellung zu machen, so stoßen wir auf dieselben Schwierigkeiten, denen auch Köster bei Deutung seiner Befunde begegnet ist. Zunächst dürfte, da Atrophie ohne Lähmung vorliegt, für diese kortikaler Sitz der Läsion auszuschließen sein. Ebenso ist unwahrscheinlich, daß es sich um einen myopathischen Prozeß infolge peripherischer Einwirkung des flüssigen $CS_2$ von der Haut aus handelt, einmal aus allgemein physiologischen, früher erörterten Gründen und zweitens deshalb, weil man zur Erklärung der, Hand und Vorderarm umfassenden Störung annehmen mußte, daß die Kranke mit beiden Händen fast bis zum Ellenbogen in der Vulkanisierflüssigkeit „gepantscht“ hätte. Nach meinen in dieser Hinsicht sehr reichlichen Erfahrungen kann bei der in Leipzig üblichen Art des Vulkanisierens mit Gabeln außer den Fingerspitzen höchstens (bei unvorsichtiger Handhabung) die Volar- oder Ulnarfläche der Hand häufiger mit dem flüssigen $CS_2$ in Berührung kommen.

Ob überhaupt die Atrophie als eine degenerative anzusprechen ist, ist schwer zu entscheiden, da einerseits ausgesprochene Degenerationssymptome (E. A. R., fibrilläres Zittern) fehlen, da andererseits bei der kurzen Dauer der Affektion dieselben eventuell noch nicht Zeit

[1] Noch vollständiger ist die Übereinstimmung mit dem Tierexperiment in dem von Bloch (Deutsche med. Wochenschr. 1893 S. 970) mitgeteilten Fall, wo beide Hände mit den Vorderarmen und die Füße bis zu den Unterschenkeln hinauf hypästhetisch und hypalgetisch waren. Als motorische Symptome kam hier neben Tremor und Herabsetzung der rohen Kraft breitbeiniger schleppender Gang hinzu.

hatten, zur Entwicklung zu gelangen. Man kann daher die Möglichkeit, daß die muskuläre Affektion ihren Sitz im peripheren motorischen Neuron habe, nicht abstreiten, doch ist es aus anderen klinischen Gründen unwahrscheinlich. Denn gegen eine Neuritis spricht neben dem Fehlen deutlicher Paresen, welche doch hier in der Regel dem Eintritt der Atrophie vorausgehen, die Form der Sensibilitätsstörung, Derselbe Umstand spricht gegen eine Läsion in der Höhe der Vorderhornganglien. Wir haben also nur noch den ganzen intraspinalen und cerebralen (subkortikalen) Weg der Nervenbahnen übrig, innerhalb dessen der $CS_2$ seine destruierende Wirkung ausüben kann. Jedenfalls hat das Tierexperiment gezeigt, daß bei intensiver Gifteinwirkung kaum ein Bezirk dieser großen Strecke, sei er cellulärer oder axialer Natur, verschont bleibt. Ich vermeide es, mich in lokalisatorische Hypothesen einzulassen und begnüge mich mit der Feststellung, daß die klinischen Erscheinungen unseres Falles auf organische Veränderungen der Nervensubstanz schließen lassen. Ich erwähne nur noch, da eine Besprechung der gesamten vielgestaltigen Kasuistik mich zu weit führen würde, daß ähnliche Fälle — Atrophie des Daumen- und Kleinfingerballens — bereits 1867 von Gourdon[1] und später von Noël Bonnet[2] — Parese der Interossei und Lumbricales der l. Hand, main en griffe — beschrieben worden sind.

War im vorigen Fall die Diagnose einer Neuritis nicht mit Sicherheit zu begründen, so dürfte in der nun folgenden Beobachtung kein Zweifel bestehen, daß es sich um eine isolierte Affektion des n. ulnaris handelt.

### Fall V.

R., Philipp, 22 J., Klempner. Aufgen. in das Krankenhaus St. Jakob am 22. VI. 1895.

Anamnese: Über erbliche Verhältnisse und frühere Krankheiten ist nichts bekannt. Patient arbeitete seit längerer Zeit in einer Gummifabrik, wo er Schläuche vulkanisierte. Er atmete viel $CS_2$-Dämpfe ein; außerdem tauchte er bei der Arbeit auch öfter mit der Hand und zwar deren Kleinfingerseite in die Vulkanisierflüssigkeit ein. Etwa um Weihnachten 1894 spürte er zuerst eine leichte Schwäche in der rechten Hand (seiner Schilderung nach im Ulnarisgebiet). Dann stellte sich Kitzeln und Kribbeln in den Händen, besonders wenn er sich wusch, ein. Dazu kamen Kopfschmerzen, Schwäche in den Beinen und dauernde Müdigkeit. Vor einigen Wochen stellte er deshalb die Arbeit ein, seitdem haben die Kopfschmerzen und die Parästhesien nachgelassen. Auf psychischem Gebiet will er keine Veränderungen bemerkt haben.

[1] Gourdon, Thèse de Paris 1867.

[2] Noël Bonnet, Thèse de Paris 1885. Observation IV.

Status präsens: Grazil gebaut, mäßig genährt, Gewicht 46,5 kg. Die inneren Organe zeigen keine krankhaften Veränderungen. Am linken Auge (alte!) Amblyopie. –

Motilität: Die Muskeln des rechten Ulnarisgebietes sind paretisch; bei Anblasen des Vorderarmes tritt fibrilläres Zittern ein. Am M. dors. inteross. sin. IV findet sich „Andeutung von E. A. R." Auch im oberen Facialisgebiet ist die elektrische Erregbarkeit „nicht ganz normal". — Beim Gehen zeigt sich „Schleifen auf den Fußspitzen, Einknicken in den Knieen und Schwäche der Fußstrecker" (Stampfen s. unten!)

Patellarreflexe schwach; Achillessehnenreflexe fehlen, Fußsohlen- und Bauchreflexe lebhaft, Kremasterreflex fehlt. Im übrigen scheint die Sensibilität normal.

Verlauf: Patient klagt zunächst über Müdigkeit und Kurzatmigkeit bei geringen Anstrengungen. Ohne daß er gröbere psychische Abnormitäten zeigt, fällt doch ein „träumerisches und unaufmerksames Wesen" an ihm auf. — Die Pulskurve zeigt ziemlich auffallende Schwankungen der Frequenz (zwischen 60 und 105 pro Min.), Mitte Juli machte Patient eine Angina durch.

Am 20. VII. ist notiert, daß die Muskelparesen, abgesehen von den Fußstreckern, verschwunden sind. Der Gang ist „fast normal", aber noch „etwas stampfend". Romberg'sches Zeichen nicht nachzuweisen. —

Am 10. VIII. sind die Paresen noch weiter zurückgegangen, der Gang gebessert. Patient fühlt sich sehr wohl und sieht blühend aus. Er ist jetzt „geweckt und geistig regsam". Als geheilt entlassen. —

Die Behandlung bestand in Darreichung von Mixt. bromat. comp., Galvanisation und Gymnastik.

Was die erwähnte einseitige Ulnarislähmung betrifft, deren peripher-degenerativer Charakter durch Vorhandensein der wenn auch nur angedeuteten E. A. R. und des fibrillären Zitterns bekräftigt wird, so ist hier durch die bestimmte und nach meinen Erfahrungen glaubwürdige Angabe des Kranken, daß die Ulnarseite der rechten Hand häufig mit flüssigem $CS_2$ in Berührung gekommen sei, eine direkte Kontaktwirkung des Giftes nicht von der Hand zu weisen. Dieser Fall würde ein Anologon bilden zu der bisher einzig dastehenden Beobachtung Mendel's,[1] die einen Arbeiter betrifft, dessen Beschäftigung seit Jahren darin bestand, daß er mit den ersten drei Fingern der rechten Hand die zu vulkanisierenden Gegen-

[1] Mendel, Klin. Wochenschrift 1886 S. 503, und Kaether, Dissert., Berlin 1886. Ein zweiter, gleichfalls in Kaether's Dissertation erwähnter Gummiarbeiter zeigte auch vorübergehend isolierte Parese des linken kleinen Fingers, jedoch gesellte sich bald eine Hemiparese der ganzen linken Seite (Arm und Bein) hinzu. Dieser Umstand, sowie die rasche Heilung der scheinbar schweren Lähmung schließen eine Neuritis aus und weisen auf eine hysterische Grundlage hin, die auch durch wiederholte „Anfälle" von Zuckungen und Bewußtlosigkeit bestätigt wird.

stände in $CS_2$ eintauchte. Im Anschluß daran bildete sich eine komplette isolierte Medianuslähmung aus, die sowohl den motorischen wie den sensiblen Teil des Nerven betraf. Bei meinem Kranken fehlt freilich die objektiv nachweisbare Empfindungsstörung,[1] wohl aber weisen die Parästhesien auf eine Affektion auch sensibler Ulnarisfasern hin. Daß im MENDEL'schen Fall die Lähmung weiter fortgeschritten war, erklärt sich mühelos aus dem Umstand, daß der betreffende Patient offenbar viel länger (12 Jahre) und intensiver der giftigen Kontaktwirkung ausgesetzt war.

Wie man sich die direkte Beeinflussung der Nerven und Muskeln quasi per diapedesin physiologisch vorzustellen hat, ist bereits im Kapitel der allgemeinen Symptomatologie erörtert.

Hier möchte ich nur kurz darauf hinweisen, daß die MENDEL'sche und meine Beobachtung, die beiden einzigen, in denen eine Kontiguitätswirkung des $CS_2$ einigermaßen wahrscheinlich gemacht werden kann, vorwiegend die Nerven der Fingerflexoren betreffen, während im übrigen gerade diejenigen Autoren, die die Schwefelkohlenstoffneuritiden am erschöpfendsten behandelt haben (RAYMOND, BONNET, ARGETOGANO) übereinstimmend feststellen, daß in der Regel die Extensoren befallen werden, ein Verhalten, das wie CHARCOT[2] oft betont hat, für die meisten Intoxikationen gilt. Vielleicht erklärt sich dieser Antagonismus aus den divergenten Wegen, auf denen das Gift die Nervensubstanz erreicht, hier vom Blut aus, dort von den peripheren Organen aus wirkend.

Kehren wir nach dieser Abschweifung zu unserem Kranken zurück, so finden wir hier außer den Armnerven noch weit entfernte andere Nervengebiete in Mitleidenschaft gezogen; vor allem, wenn wir von der nicht näher präzisierten leichten Facialis-Affektion absehen,

[1] Aufhebung der Sensibilität ohne Lähmung an den Teilen, die in dem flüssigen $CS_2$ gewohnheitsmäßig eingetaucht worden, findet sich in der Litteratur mehrfach verzeichnet, so z. B. Analgesie des vierten und fünften Fingers beider Hände in dem später zu erwähnenden Fall von BERBÈS. Auch STADELMANN fand in seiner zweiten Beobachtung die Ulnarisseite des Armes und die zwei letzten Finger anästhetisch, ohne daß Paresen bestanden. Bezüglich der Finger, die nachweislich in die Flüssigkeit eingetaucht werden, mag die Annahme einer Wirkung per contiguitatem gelten, ob aber die Empfindungslosigkeit des Unterarms (im Gebiet des Nerv. cutan. brach. med. und des Ram. dors. et volar. des Nerv. ulnaris) durch Berührung mit dampfförmigem $CS_2$ zu erklären ist, lasse ich dahingestellt. Vgl. hierzu S. 51, Anm. 4.

[2] CHARCOT, Poliklinische Vorträge, Bd. II. S. 75 und bei Gelegenheit vieler anderer Krankenvorstellungen in den leçons du Mardi.

fällt eine bedeutende Gehstörung ins Auge. Was können wir aus der etwas lakonischen Schilderung der Gangart des Patienten ersehen? Ich glaube folgendes: Das „Schleifen auf den Fußspitzen“ verrät die Schwäche der vom N. peroneus versorgten Muskulatur, das „Einknicken in den Knieen“ kennzeichnet die Insufficienz der Oberschenkelstrecker, welch letztere auch den „etwas stampfenden Gang“ erklärt, indem das gebeugte Bein anstatt wie normal nach vorheriger aktiver Streckung langsam aufgesetzt zu werden, mehr der Schwere folgend auf die Unterlage auffällt. Es ist dies die Gangart, welche Charcot in meisterhafter Weise als steppage beschrieben und von dem echten ataktischen Gang der Tabiker abgegrenzt hat. Nehmen wir hinzu, daß die Patellarreflexe nur schwach, die Achillessehnenreflexe gar nicht vorhanden sind, so haben wir einen Symptomenkomplex, der dem für toxische Neuritiden längst bekannten Bild der Pseudotabes nahesteht. Doch empfiehlt es sich, ehe wir dieses Thema weiter erörtern, erst noch den folgenden Fall zu betrachten, der die in Rede stehende Syndrome noch schärfer ausgeprägt zeigt.

### Fall VI.

H., Anna, 23 Jahre. Aufgenommen in das Krankenhaus St. Jakob am 14. VII. 1896.

Anamnese: Eltern und ein Bruder an unbekannter Krankheit gestorben. Als Kind hatte Patientin Masern, sonst angeblich nicht krank. — Seit 2 Jahren arbeitet sie in einer Gummifabrik, wo sie vulkanisiert. Nachdem sie einige Wochen diese Beschäftigung getrieben hatte, hatte sie bisweilen ein Gefühl als wenn sie betrunken wäre. Jedoch hatte sie keine ernstlichen Beschwerden bis vor 6 Wochen, wo sie eine plötzlich auftretende Mattigkeit in den Beinen verspürte. Sie konnte den Weg zur Fabrik nicht mehr zurücklegen und mußte deshalb zu Hause bleiben. Dort ist sie beim Gehen öfter zusammengebrochen und hingefallen.

Ferner litt sie an Stuhlverstopfung und mußte oft (aber wenig) Urin lassen.

Status präsens: Blasses Mädchen, 51,5 kg schwer. Leicht errötend. Schleimhäute blaß, Zunge belegt. Rachen o. B. Brust gut gebaut.

Nervensystem: Pupillen reagieren normal.

Patellarreflexe sind nicht auszulösen.

Die unteren Extremitäten sind kräftig entwickelt, zeigen jedoch eine deutliche Herabsetzung der rohen Kraft.

Der Gang ist unsicher, aber nicht eigentlich ataktisch.

Verlauf: Über psychisches Verhalten ist vermerkt, daß das Sensorium frei, die Intelligenz intakt erscheint. Die Stimmung ist äußerst leicht wechselnd.

Am 27. VIII. 1896 hat sich Patientin von ihrer Erkrankung vollständig erholt, fühlt sich subjektiv wohl und wird als geheilt entlassen.

Therapie: Casc. Sagrada. Mixt. brom. comp.; Tinct. amara.

Man möchte wünschen, daß die Notizen dieser interessanten Krankengeschichte etwas ausführlicher wären, immerhin reichen sie aus, um uns in dem völligen Fehlen der Sehnenreflexe das auffälligste Symptom der Tabes vor Augen zu stellen; auch der unsichere Gang und die Blasenschwäche[1] erinnern andeutungsweise an diese Krankheit.[2] Von einer Gleichheit oder weitgehenden Ähnlichkeit mit der Hinterstrangerkrankung kann trotzdem keine Rede sein, da eines der wesentlichsten Kennzeichen der letzteren, die Ataxie, ebenso wie im vorigen Fall fehlt. Die Unsicherheit des Ganges erklärt sich aus der Parese der Beinmuskeln und ist nicht wie die tabische Koordinationsstörung eine Folge sensibler Ausfallserscheinungen; letztere fehlen sogar in unseren beiden Beobachtungen gänzlich. Nichtsdestoweniger gehört wenig Phantasie dazu, um sich vorzustellen, wie leicht das hier vorliegende Bild durch Hinzutritt einiger Symptome, die wir bei $CS_2$-Vergiftung bereits kennen gelernt haben, etwa Sensibilitätsstörungen an den unteren Extremitäten oder Pupillenstarre dem Bild der echten Tabes noch weiter angenähert werden könnte.

Letztere Voraussetzung findet sich am vollendetsten verwirklicht in der schönen Beobachtung von Stadelmann[3] (Beobachtung 2). Indem ich bezüglich der sehr ausführlichen Krankengeschichte auf das Original verweise, gebe ich hier nur kurz das Resumé wieder, in dem der Autor selbst seinen Fall zusammenfaßt. „Es ist unbestreitbar, daß sich in dem obigen Krankheitsbilde eine Reihe von Symptomen finden, die wir bei Tabes dorsalis resp. Pseudotabes

---

[1] Von einer eigentlichen Inkontinenz kann man hier nicht reden. Auch muß zugegeben werden, daß es sich möglicherweise um einen zufällig koincidierenden Blasenkatarrh oder um den bei Frauen so häufigen nervösen Tenesmus urethralis handelt. Doch sei erwähnt, daß Bruce (Chronic poisoning by bisulfide of carbon. Edinb. med. Journ. 1884, May, p. 1009) nicht weniger als drei Fälle beschreibt, wo bei Kautschukarbeitern Unfähigkeit den Harn längere Zeit zu halten und Brennen bei der Entleerung als Initialsymptom der $CS_2$-Vergiftung auftrat. In dem schwersten Fall fehlten außerdem Haut- und Patellarsehnenreflexe.

[2] Einen ähnlichen Fall — Westphal'sches Zeichen, Parese der Strecker — daneben ausgeprägte Sensibilitätsstörungen und Tremor der oberen Extremitäten beschreibt Ross, Lancet 1887. Jan. S. 85.

[3] Stadelmann, Berliner Klinik. Heft 98. 1896. S. 6 ff. —

kennen, und hierher wäre zu rechnen die Ataxie,[1] die Sensibilitätsstörungen, die reflektorische Pupillenstarre, die Incontinentia urinae, das ROMBERG'sche Phänomen, die aufgehobenen Sehnenreflexe. Indessen ist doch auch daneben eine Anzahl Symptome vorhanden, die wir bei der Pseudotabes nicht kennen, z. B. die bedeutende motorische Schwäche (wenigstens nicht in dieser hochgradigen und gleichmäßigen Weise), der starke Tremor, den man sogar als Intentionstremor bezeichnen kann, die fibrillären krampfartigen Muskelzuckungen. Auch die Sensibilitätsstörungen, besonders die an dem rechten Arm beschriebenen, und um so mehr, als sich weitere Erscheinung von Neuritis, besonders Muskelatrophien nicht finden."

Um die Litteratur dieses Gegenstandes zu erschöpfen, bemerke ich, daß nur noch ein gut beschriebener analoger Fall von BERBÈS[2] existiert. BERBÈS selbst spricht sein Krankheitsbild als Tabes „modifié par l'intoxication" an, die sich durch folgende Punkte von den gewöhnlichen Tabes unterscheidet. 1. Beginn mit 2 Monate dauernder Paraplegie, der dann erst die Inkoordination folgt, 2. Sprachstörung, die bei Tabes äußerst selten ist, 3. Fehlen von Blasenstörungen und 4. von Augenstörungen. Höchst auffallend ist, daß die schweren Störungen in diesem Falle schon nach einmonatlicher Dauer der Arbeit sich entwickelten, während, soweit meine eigene Erfahrung und Litteraturkenntnis reicht, derartige Formen organischer Nervenerkrankung durch $CS_2$ erst nach einer viele Monate, wenn nicht Jahre andauernden Gifteinwirkung sich allmählich ausbilden. Man kann sich diese rapide Entwicklung höchstens durch eine äußerst konzentrierte $CS_2$-Atmosphäre und besonders lange Arbeitszeit erklären.[3]

---

[1] Diese wird folgendermaßen geschildet: „Patient geht sehr breitbeinig, tritt zuerst mit den Fersen auf, dabei ist der Gang außerordentlich zackig, bisweilen schwankend, ab und zu stürzt dann Patient plötzlich, in den Knieen einknickend, sehr rasch zur Erde (vgl. meinen Fall I und V!). Der Gang hat deutlich etwas Stampfendes." — Ferner wird von den oberen Extremitäten berichtet: „Schon beim Ausstrecken der Finger und noch mehr bei intendierten Bewegungen beginnt ein starkes Zittern, das sich bis zum Schütteltremor steigert, ja zu ausfahrenden ataktischen Bewegungen führt."

[2] BERBÈS, France médicale 1885. Ataktische Symptome bei $CS_2$-Vergiftungen finden sich allerdings bereits in der älteren Pariser Thesenlitteratur gelegentlich erwähnt, so bei TAVÉRA (1865), HUGUIN (1874), MARCHE (1876).

[3] Derartige Verhältnisse, insbesondere eine tägliche Arbeitszeit von 11 bis 12 Stunden im Vulkanisierraum, werden in älteren französischen Publikationen mehrfach geschildert.

Steht nun die Pseudotabes sulfocarbonica auf derselben anatomischen Grundlage, wie die analogen Krankheitsbilder bei andern chronischen Intoxikationen (Alkohol, Arsenik u. s. f.), die man bekanntlich gewöhnt ist als Polyneuritiden aufzufassen? Sämtliche französische Autoren haben dies nach dem Vorgang von RENDU[1] anläßlich des BERBÈS'schen Falles unbedingt bejaht. Man muß zugeben, einige markante Symptome legen diesen Analogieschluß nahe, und ich habe in dieser Beziehung namentlich auf den neuritischen Typus der Gehstörung bereits aufmerksam gemacht.

Aber bei näherem Zusehen zeigt die Schwefelkohlenstofftabes doch eine Reihe von Zügen, die sich in das klinische Bild der multiplen Neuritis nicht recht einfügen wollen, das läßt sich schon aus den kurzen Résumés der Beobachtungen von STADELMANN, BERBÈS und BRUCE[2] erkennen. Ich erinnere daran, daß bei allen drei Fällen Blasenstörung, bei zweien Pupillenstarre gefunden wurden, also gerade diejenigen Symptome, welche bei Neuritis so ungemein selten sind, daß man sie zur differentialdiagnostischen Abgrenzung centraler Störungen gegen peripherische in allen Lehrbüchern zu empfehlen pflegt. Umgekehrt vermißt man in den genannten Fällen einige wichtige Momente, die man als pathognomonisch für Polyneuritis ansehen muß, — ich nenne nur die Druckschmerzhaftigkeit der Muskulatur[3] und der Nervenstämme, die Muskelatrophie, und last not least den von OPPENHEIM[4] hervorgehobenen Gegensatz von Anästhesie und Hyperalgesie der Haut.

Wir haben demnach rein klinisch betrachtet keine Veranlassung den essentiell peripherischen Charakter der Schwefelkohlenstofftabes zu urgieren, sondern müssen uns dahin bescheiden, daß neben neuritischen Zeichen, deren Vorkommen im Krankheitsbild durchaus nicht geleugnet werden soll, andere Symptome vorkommen, die man im Centralnervensystem zu lokalisieren gewohnt ist. Dieser vorsichtigen klinischen Auffassung erwächst in den maßgebenden anatomischen Befunden eine weitere Stütze, denn wie erwähnt, fand KÖSTER bei seinen chronisch vergifteten Tieren das Gehirn und Rückenmark mindestens ebenso stark, wenn nicht stärker durch $CS_2$ afficiert, als die peripherischen Nerven.

---

[1] RENDU, Bulletin et mém. de la soc. méd. des hôp. Novembre 1891.

[2] Über den Fall von BRUCE vgl. Anm. 1 auf S. 64.

[3] Schon ROSS (a. a. O.) hat auf das Fehlen dieses Symptomes bei $CS_2$-Vergiftung im Gegensatz zur Alkoholneuritis aufmerksam gemacht.

[4] OPPENHEIM, Lehrbuch der Nervenkrankh. S. 337.

Überschaut man von diesem beim Studium der Ataxia sulfocarbonica sich ergebenden Standpunkte aus noch einmal die sämtlichen bis jetzt betrachteten Krankheitsfälle, so ergiebt sich, daß die französische Schule Unrecht hat, wenn sie alle durch $CS_2$ bedingten organisch-nervösen Störungen schlechtweg als Neuritiden bezeichnet. Diese vielgestaltigen Krankheitsbilder lassen eine Subsummierung in eine bestimmte Rubrik der Nervenpathologie durchaus nicht zu: Wir fanden (Fall IV) Sensibilitätsstörungen, deren spezifisch toxische Natur das Tierexperiment erweist (Handschuhform) und die sich dem peripherisch-neuritischen Typus ebensowenig fügen, wie die (namentlich bei den mit psychischen Phänomenen komplizierten Fällen vorkommenden) Lähmungserscheinungen an Hirnnerven (Pupillen, facialis, hypoglossus). Wir haben durch den Menschen- und Tierversuch Gleichgewichtsstörungen (Schwanken etc.) kennen gelernt, die wir um so mehr als central auffassen müssen, als sie oft als frühestes Vergiftungssymptom auftreten, zu einer Zeit, wo von peripheren Erscheinungen noch gar keine Rede sein kann — und wir begegnen diesem nämlichen Symptom fast in allen Krankheitsgeschichten wieder. Neben den centralen aber finden wir Störungen zweifellos neuritischer Form (Fall V). Kurzum der $CS_2$ kann in allen Abschnitten des Nervensystems von der Rinde bis zur Peripherie anatomische Läsionen hervorbringen, und nicht nur die experimentelle Pathologie,[1] sondern anch die klinische Analyse thut dar, daß diese Läsionen keineswegs alle primär neuritisch sind.[2]

## B. Fälle mit ausschließlich funktionell-nervösen Störungen. (Schwefelkohlenstoff-Neurosen.)

Das dieser Einteilung zu Grunde liegende Prinzip ist schon aus der Überschrift ohne weiteres ersichtlich. Da die Begriffe

[1] Centrale anatomische Befunde mehren sich bekanntlich in neuerer Zeit auch bei anderen toxischen „Neuritiden", indem nukleare bezw. Vorderhornläsionen festgestellt wurden (Oppenheim, Thomsen, Stieglitz). Eine interessante Ergänzung hierzu liefern die neuen Untersuchungen Heilbronner's „Über die multiple Neuritis der Trinker", der gesteht, daß da, wo gleiche Abschnitte des Rückenmarks befallen sind, die „Affektionen der Wurzeln und Hinterstränge bei Neuritis und bei Tabes prinzipiell nicht zu sondern sind". — Ich habe es im Text vermieden, diese allgemeinen Verhältnisse zu erörtern, weil es nicht im Rahmen meiner Aufgabe liegt, die ganze Neuritisfrage, die seit Leyden's grundlegender Arbeit schon so manche Wandlungen durchgemacht hat, aufzurollen.

[2] Bezüglich der Möglichkeit einer primären $CS_2$-Neuritis vergl. auch die Ausführungen des allgemein-pathologischen Teils S. 40 ff.

funktionell und organisch nicht dem Wesen nach verschieden sind, sondern nur den gegenwärtigen Stand unseres anatomischen Wissens kennzeichnen, so wird es nicht verwundern, daß nur zwischen der vorigen und der folgenden Gruppe von Fällen Übergänge und viele gemeinsame Züge sich finden. Ja man kann sagen, daß jede Krankengeschichte der „organischen" Gruppe, sofern nur genau genug protokolliert ist, eine Phase aufzeigt, in der die Erkrankung noch funktionell war. Dieses Stadium fällt dort stets in die Zeit vor der Aufnahme ins Krankenhaus und ist bald kürzer bald ausführlicher aus der Anamnese zu ersehen; es ist daher wohl die Vermutung erlaubt, daß die später organischen Fälle, wenn sie in diesem frühen Stadium in ärztliche Beobachtung gekommen wären, den Neurosen hätten zugezählt werden müssen. Diese Annahme läßt sich auch wahrscheinlich machen durch Berücksichtigung der Zeitdauer der schädlichen Beschäftigung. Bei der ersten Gruppe beträgt letztere 24 Monate im höchsten, 4 Monate im geringsten Falle, im Durchschnitt aller Fälle 9 $^1/_2$ Monate, bei der zweiteu Gruppe schwankt dieselbe zwischen 9 Monaten und 5 Wochen und beträgt im Durchschnitt etwas über 5 Monate.[1] Diese Zahlen beweisen klinisch, was physiologisch a priori zu schließen war, daß die funktionellen Störungen die initialen, leichteren, die organischen die schwereren oder terminalen Vergiftungserscheinungen darstellen. In diesem Sinne haben die folgenden Beobachtungen, auch wenn sie nur scheinbar geringfügige Symptome bieten, eine große Bedeutung für die Pathologie und wie noch später zu erörtern sein wird, für die Diagnose der chronischen $CS_2$-Vergiftung. Den Übergang von der vorigen zu dieser Gruppe mag ein Fall bilden, der, während er im übrigen den Neurosen entspricht, ein einziges Symptom andeutungsweise enthält, das man nicht mehr als rein funktionell aufzufassen berechtigt ist, nämlich träge Reaktion der Pupillen.

### Fall VII.

H., Margarethe, 19 Jahr. Aufgenommen in das Krankenhaus St. Jakob am 12. VIII. 1896.

Anamnese: Vater an Phthise gestorben, Mutter gesund. Im 7. Jahre will Patientin eine „lange schmerzhafte Krankheit" durchgemacht haben, sonst war sie bisher nicht krank. — Seit $^3/_4$ Jahr arbeitet sie in einer Gummifabrik, früh und nachmittags war sie je 3 Stunden im Vulkanisierraum beschäftigt. Nachdem sie ungefähr 3 Monate in der Fabrik war, bekam sie Stiche in den Füßen,

[1] Diese Zahl würde noch niedriger ausfallen, wenn man den Fall VII der zweiten Gruppe, welcher streng genommen noch unter die organischen gehört und die hohe Arbeitsdauer von 9 Monaten hat, ausscheidet bezw. denselben zur ersten Gruppe schlägt.

dann Kopfschmerzen. Es wurde ihr durch den $CS_2$-Geruch oft „drehend und schwindelig“. Der Appetit verschlechterte sich, sie wurde blaß und magerte ab. — Ferner ist sie „leicht verstimmt und traurig“ geworden.

Status präsens: Grazil gebaut, leidlich genährt; Gewicht 49 kg. Haut und Schleimhäute sind blaß; Konjunktivitis. Rachenorgane normal. Puls 104 p. M. gespannt. Temperatur normal.

Brustorgane intakt. Leib: Epigastrium und Lebergegend etwas druckempfindlich. Obstipation.

Nervensystem: Pupillen mittelweit, träge reagierend.

Sehnenreflexe gesteigert. Sensibilität nicht gestört.

Die rohe Kraft der Beine etwas herabgesetzt.

Gang normal.

Verlauf: Patientin fühlt sich anfangs „matt und traurig“. Sie klagt über Angstgefühl und Herzklopfen. Als Grund hierfür bezeichnet sie, daß sie „eine Gefahr fürchtet, die sie nicht angeben will“. Gesichtsausdruck verstimmt und weinerlich. — Die Beschwerden besserten sich ziemlich rasch. Am 8. IX. 1896 zeigte sie keine Erscheinungen mehr und wurde bei gutem Allgemeinbefinden entlassen. — Sie wurde im wesentlichen mit Mixt. bromat. comp. behandelt.

Hier tritt neben den gewöhnlichen nervösen Beschwerden Kopfschmerz, Schwindel, Schwäche der Beine, eine stärkere Anteilnahme der Psyche hervor, ohne daß man gerade von einer ausgebildeten Psychose reden könnte. Es handelt sich um Affekte depressiver Natur, die wie es scheint auch mit entsprechenden Vorstellungen verknüpft werden. Ob letztere mehr auf hypochondrischem oder melancholischem Gebiet liegen, läßt sich nach dem zweideutigen Ausspruch der Patientin, daß sie eine Gefahr fürchtet, nicht entscheiden.

Bezüglich der Pupillenträgheit sei darauf hingewiesen, daß wir diesem Symptom späterhin bei den Psychosen noch öfter begegnen werden. Wir dürfen daraus schließen, daß in diesen Fällen eine spezielle Lokalisation der Giftwirkung im Großhirn vorliegt.

Der Verdacht auf Dementia paralytica, der mit der Beobachtung derartiger Pupillenstörungen beim Psychiater eng associiert zu sein pflegt, muß hier wie in den meisten folgenden Fällen angesichts des jugendlichen Alters der Kranken entfallen.

Rein funktioneller Natur sind die nervösen Erscheinungen in den folgenden Krankengeschichten:

### Fall VIII.

Gr., Emil, 25 Jahr, Vulkaniseur. Aufgenommen in das Krankenhaus St. Jakob am 25. VII. 1891.

Anamnese: Über Erblichkeit nichts vermerkt. Litt 1883 an Brustfellentzündung. Arbeitet seit Ostern 1891 (= über 3 Monate) in einer Gummifabrik, wo er mit $CS_2$ zu thun hat. — Seit ca. 5 Wochen spürt er ein nagendes Gefühl im Magen, ferner Übelkeit und Erbrechen. Der Appetit war abwechselnd schlecht oder außergewöhnlich stark. Durch vieles Essen konnte er das „nagende" Gefühl momentan dämpfen. Dann stellten sich Kopfschmerz, große Mattigkeit und Vergeßlichkeit ein. Vor 14 Tagen mußte Patient wegen zunehmender Schwäche die Arbeit aufgeben; seitdem haben Erbrechen und Vergeßlichkeit nachgelassen.

Status präsens: Mittelgroßer Mann, grazil gebaut, mäßig genährt anämisch. — Lunge zeigt rechts Schrumpfung (s. o. Pleuritis!) Herz o. B. — Magensaft enthält Milchsäure, Buttersäure und Salzsäure. Gesamtacidität =0,003.

Nervensystem: Sensible Nervenstämme am Kopf druckempfindlich. Pupillen weit, reagieren. Sensibilität, Motilität und Reflexe verhalten sich normal.

Verlauf: Patient wurde mit Karlsbader Salz behandelt. Die Magenschmerzen besserten sich bald. Lähmungserscheinungen wurden nicht beobachtet. Über das psychische Verhalten fehlen weitere Angaben. Am 8. VIII. 1891 geheilt entlassen.

### Fall IX.

H., Selma, 20 Jahr, Arbeiterin. Aufgenommen in das Krankenhaus St. Jakob am 18. XII. 1896.

Anamnese: Patientin trat vor 5 Wochen in eine Gummifabrik ein, wo sie viel mit $CS_2$ zu thun hatte. Bald darauf bekam sie rasch sich steigernde Kopfschmerzen; dann stellten sich Schwindelgefühl und Mattigkeit ein, die die Patientin arbeitsunfähig machten. Ferner soll sie „leicht melancholische Ideen und Gedächtnisschwäche" geäußert haben. Über hereditäre Verhältnisse ist nichts bekannt. Patientin ist 1893 wegen Gelenkrheumatismus und wegen Ulcus ventriculi, 1894 wegen chronischen Magenkatarrhs und wegen Cystitis mehrfach im Krankenhaus gewesen.

Status präsens: Mittelgroß, kräftig gebaut, gut genährt. Temp. 37,5. Urin o. B. Zunge leicht belegt, Foetor ex ore, Rachenschleimhaut gerötet. Lunge: über der linken Spitze vereinzelte kleinblasige, bronchitische Geräusche. Bauchorgane intakt.

Nervensystem: Sensibilität und Motilität normal. Sehnenreflexe nicht gesteigert. Sensorium frei.

Verlauf: 21. XII. Besserung nach Bädern und Bewegung in freier Luft, klagt noch über Kopfschmerzen, Schwindelgefühl und Appetitlosigkeit. Obstipation, belegte Zunge. — 31. XII. Bedeutende Besserung, unbestimmt wechselnde Beschwerden. — 14. I. 1897. Erholt sich langsam, vereinzelte Klagen über Kopfweh und Schwindel. — Vom 1. II. ab hat Patientin dauernd leicht remittierendes Fieber bis 39° (Messungen kontrolliert!), für das eine sichere organische Ursache nicht nachzuweisen ist. Vorübergehend Erbrechen, Rücken- und Gliederschmerzen. — Am 29. III. auf Wunsch (gegen Revers) entlassen.

### Fall X.

K., Anna, 18 Jahr. Untersucht am 19. XI. 1897.[1]

Erblichkeit: Vater 63 J., Landwirt und Steuereinnehmer, trinkt regelmäßig,

[1] Diese Patientin wurde wie die folgende (Fall XI) gelegentlich einer Fabrikrevision — mit Einwilligung des Fabrikanten — dazu veranlaßt, sich mir zur Untersuchung zu stellen.

aber mäßig Schnaps; leidet am Magen. Mutter früh gestorben an unbekannter Krankheit. Geschwister: 1. Schwester 29 J., bei den Eltern, hört schwer und spricht schlecht. 2. Schwester 24 J., verheiratet, litt als Mädchen an Krämpfen (nur nach Ärger). 3. Schwester 20 J., zu Hause, ist gesund.

Lebenslauf: In der Schule schlecht gelernt, vergaß leicht. Nach der Konfirmation zuerst bei den Eltern. Seit 1895 Dienstmädchen in Leipzig, gab nach $^3/_4$ Jahr die Stelle auf, weil sie krank war (Halsleiden) und ihr die Arbeit zu schwer wurde. Blieb dann längere Zeit zu Hause, lernte schneidern. Seit einem Jahr wieder in Leipzig, bis Juni 1897 als Kindermädchen und Aufwartung. Ging dann in eine Papierwäschefabrik, wo sie bei leichter Arbeit 6 Mark pro Woche verdiente. „Um mehr zu verdienen", geht sie seit vier Wochen in die Gummifabrik. (Verdienst 7,50—8 Mark.)

Früherer Gesundheitszustand: Als Kind Keuchhusten und Masern. Sie war stets schwächlich und bleichsüchtig. Als sie aus der Schule war, litt sie an Herzpochen, manchmal an Kopfweh. Magen und Stuhlgang waren stets gut. Menses seit einem Jahr unregelmäßig.

Beschäftigung in der Gummifabrik: Zehnstündige Arbeitszeit. Davon zwei bis vier Stunden täglich im Vulkanisierraum, wo sie Gummisauger auf Gestelle setzt und der Vulkaniseurin (Pat. Nr. XI!) zureicht.

Subjektive Beschwerden: Seitdem sie in der Fabrik arbeitet, leidet sie an Schläfenkopfweh, Übelkeit und Schwindel. Das Essen schmeckt wie nach Schwefelkohlenstoff. Seit 14 Tagen soll das Gedächtnis gegen früher abgenommen haben.

Objektiver Befund: Mittelkräftig, etwas blaß und anämisch. Keine Degenerationszeichen. Puls 72, regelmäßig. Im übrigen ist der körperliche Befund völlig negativ. — Psychisch: Es fällt auf, daß sich Pat. auf ihre obigen Angaben sehr schwer und langsam besinnt.

Nachtrag: Zufällig erfuhr ich durch die Vorsteherin des Mädchendaheims, in dem die K. gewohnt hat, daß das Mädchen wenige Tage nach der Untersuchung die Arbeit in der Gummifabrik aufgegeben hat. Die Vorsteherin giebt aus eigener Beobachtung an, daß K., solange sie in die Gummifabrik ging, stets über Kopfweh klagte und thränende Augen hatte. Auch war sie in ihrem Wesen verändert, „mußte über alles weinen und ebensoleicht lachen". Sie war oft wie schlaftrunken, morgens konnte sie nie wach werden. — Alle diese Veränderungen sind verschwunden, nachdem das Mädchen in einer Spinnerei Arbeit genommen hat.

Wir haben hier drei typische Fälle leichter chronischer $CS_2$-Vergiftung. Gastrische Störungen, dann neurasthenische (Kopfweh, Schwindel, Mattigkeit) und psychische Erscheinungen treten auf, um nach Entfernung aus der Fabrik rasch zu schwinden, ein Umstand der die ohnehin klare Diagnose bestätigt. Das auffallendste Symptom des ersten Falles ist die zeitweilige excessive Steigerung des Appetits im Anschluß an gastrische Beschwerden; ob er mit letzteren in direktem Zusammenhang steht oder als nervöse Erscheinung gilt, ist schwer zu entscheiden. Für die letztere Annahme spricht der Umstand, daß dies Symptom bereits von einer großen Anzahl älterer Autoren,[1] zum Teil auch ohne die Kombination mit Magenerkrankung, berichtet wird. Die Patientin zeichnet sich durch die lange Dauer der an sich mäßig intensiven Beschwerden aus. Vielleicht mag hierzu die im zweiten Krankheitsmonat auftretende Fieberbewegung beitragen, welche man wohl als eine zufällige Komplikation, vielleicht bedingt durch eine latente Infektionskrankheit (Influenza?), deuten darf.

### Fall XI.

K., Auguste, 22 J., untersucht am 19. XI. 1897.

Erblichkeit: Vater, Handarbeiter, 65 J., magen- und lungenleidend, „trinkt feste Schnaps". Mutter: 64 J., gleichfalls magenleidend.

Zehn Geschwister im Alter von 30—12 J., sämtlich gesund.

Lebenslauf: In der Dorfschule mittelmäßig gelernt. Nach der Konfirmation diente sie vier Jahre beim Bauern. Seit ca. zwei Jahren in Leipzig, zuerst $^1/_4$ J. als Dienstmädchen, ging dann, um mehr zu verdienen, in eine Spinnerei, verließ diese Arbeit nach 12 Wochen, weil es in der Fabrik „zu gemein" war, und verdingte sich wieder einige Monate nach auswärts als Dienstmädchen. „Um mehr zu verdienen", kam sie naeh Leipzig zurück, wo sie seit nunmehr neun Monaten in der Gummifabrik arbeitet. Früher nie krank.

Beschäftigung in der Gummifabrik: Zehnstündige Arbeitszeit, anfangs zweimal zwei Stunden täglich im Vulkanisierraum mit Aufsetzen von Gummisaugern beschäftigt. In der übrigen Zeit zog sie in einem anderen Raum die Sauger auf Holzformen. Seit ca. $^1/_2$ Jahr „ditscht" (= vulkanisiert) sie zwei Stunden täglich Gummisauger. Anfangsverdienst 7,50 Mark die Woche, später auf Akkord 12—14 Mark die Woche.

Subjektive Beschwerden: Seit den ersten Tagen „der Beschäftigung in der Gummifabrik leidet sie an „Kopfreißen" in den Schläfen, welches sich zu verschiedenen Tageszeiten, manchmal auch nachts einstellt. Vor ca. 18 Wochen thaten ihr die Füße weh und wurden matt, gleichzeitig bekam sie häufig Erbrechen. Sie begab sich in ärztliche Behandlung und setzt 14 Tage lang die Arbeit aus. Mit den Füßen wurde es dann besser, aber die Kopfschmerzen blieben. Seit ca. drei Wochen hat sie wieder mehr Beschwerden. Es reißt im ganzen Körper. Manchmal, besonders wenn es kalt ist, bekommt sie „so ein komisches Gefühl in den Händen, wie wenn etwas unter der Haut ist". Frühmorgens, wenn sie aufsteht, wird es ihr öfters „dumpf vor den Augen", „es flunkert alles so," gleichzeitig stellt sich der Kopfschmerz ein, die Zunge ist „wie steif" und sie bringt die Zähne nicht auseinander. Dieser Anfall dauert ungefähr drei Minuten, dann „zuckt es so im Körper herum", u. a. auch in den Fingern, die taub sind. Sie hält sich trotzdem nicht für krank und denkt nicht daran, die Arbeit aufzugeben. Der Schlaf ist neuerdings meist schlecht. Den Schwefelkohlenstoffgeruch bringt sie gar nicht mehr aus der Nase.

---

[1] Delpech, Ann. d'hygiène publ. 1863. Observation. II. IV. X. XVII. XIX. XX; Piorry, Gaz. des Hop. 1858. S. 241. Noël Bonnet, Thèse Paris 1885. obs. III.; Huguin, Thèse Paris 1874. Obs. IV.

Objektiver Befund: Kräftige, gut genährte Person. Keine Degenerationszeichen. Vegetative Organe intakt. Puls 72, kräftig regelmäßig. Blut mikroskopisch und spektrohkopisch normal. Urin blaß, klar, etwas fade riechend, sauer, ohne fremde Bestandteile. Nervensystem ohne Störungen, insbesondere keine hysterische Stigmata. Psychisch nichts Abnormes zu bemerken. — Menses regelmäßig.

Diese Kranke zeigt entsprechend ihrer längeren Thätigkeit im Vulkanisierraum ausgeprägtere nervöse Beschwerden, wie die beiden vorigen. Nichtsdestoweniger hielt sie sich selbst nicht für krank und arbeitete weiter. Dieses Fehlen der hypochondrischen Eigenliebe scheint mir bemerkenswert, da es a priori gegen einen hysterischen Charakter spricht. Übrigens vermißte ich auch sonstige hysterische Stigmata trotz genauester Untersuchung gänzlich. Eigentümlich sind die von der Patientin geschilderten, mit Kieferklemme (Masseterenkrampf?) verbundenen Anfälle. Sie erinnern etwas an die von Rendu[1] beschriebene „forme pseudo-tétanique“ der $CS_2$-Vergiftung. Doch handelte es sich in dem französischem Falle nicht um anfallsweisen, sondern um einen wochenlang andauernden Trismus. Endlich wäre noch hinzuweisen auf die namentlich durch Kälte wachgerufenen Parästhesien der Finger, „als wenn etwas unter der Haut wäre“, denen wir in der Litteratur mehrfach begegnen und die wir in einem früheren Falle (Fall V) als Anfangssymptom einer neuritischen Affektion wieder finden.

Ich hatte dieses Mädchen, ebenso wie die Person der vorigen Beobachtung, bei Besichtigung eines Vulkanisierraumes, in dem kurz zuvor zwei andere Arbeiterinnen psychisch erkrankt waren, auf gut Glück herausgegriffen, um festzustellen, ob auch andere Insassinnen dieses Raumes (außer den in die Klinik eingelieferten) Intoxikationssymptome zeigten. Es ist nicht überflüssig, zu versichern, daß ich bei der Exploration alles „Hineinfragen“ vermieden habe, um jede suggestive Beeinflussung auszuschließen. Beide Mädchen, die ich völlig getrennt voneinander untersuchte, machten die in der Anamnese verzeichneten ziemlich übereinstimmenden Angaben. Ich habe aus diesem Ergebnis und vielfachen gelegentlichen Befragungen die Überzeugung gewonnen, daß weitaus der größte Teil aller Vulkanisier-Arbeiter an Beschwerden leidet, die sich mit dem vorstehend Beschriebenen decken, wenngleich nur der kleinste Teil dieser Leute sich krank meldet.

[1] Citiert nach Argetoyano, Des neurites sulfocarbonées. Gaz. hebdom. 1897 Nr. 17. S. 198.

## C. Diagnostisch zweifelhafte Fälle.

Man ist bei Vergiftungen immer leicht geneigt, den Schwerpunkt der Diagnostik in die Anamnese zu verlegen: post hoc ergo propter hoc. Dieser Schluß ist bequem, hat aber nur da Kraft wo ihn die kritisch verwertete Kenntnis der klinischen Semiologie stützt; in dieser Beziehung ist es vielleicht nicht überflüssig, daran zu erinnern, daß nicht alle Krankheiten, die bei Vulkanisierarbeitern ausbrechen, als Folge des $CS_2$ angesehen werden müssen: Da können nun Schwierigkeiten in der ätiologischen Auffassung entstehen, weil, wie erwähnt, leichte Intoxikationssymptome bei der Mehrzahl der Arbeiter dauernd vorhanden sind; wird eine derartige Person von irgend einer interkurrenten Krankheit ergriffen, so kann von dem Unkundigen diese letztere, weil sie mit einigen leichten toxischen Erscheinungen vermischt ist, fälschlich als $CS_2$-Vergiftung angesprochen werden. Welche Kriterien dann verwendet werden können, um zu entscheiden, ob die Intoxikation den essentiellen oder nur einen accidentellen Bestandteil des Krankheitsbildes ausmacht, will ich an einigen Krankengeschichten erläutern.

### Fall XII.

M., Emma, 19 Jahr. Aufgenommen in das Krankenhaus St. Jakob am 25. II. 1896.

Anamnese: Über erbliche Verhältnisse fehlen Angaben. Patientin war, abgesehen von wiederholten Hals- und Mandelentzündungen, bisher nie krank, namentlich hat sie früher niemals an Rheumatismus gelitten. — Seit 5 Monaten ist sie in einer Gummifabrik vorwiegend mit Vulkanisieren von Schläuchen beschäftigt. Seit dem 21. II. spürt sie Schwäche und Schmerzen in den Oberschenkeln und klagt über Frösteln. Wegen Zunahme der Beschwerden mußte sie die Arbeit aufgeben und das Krankenhaus aufsuchen.

Status präsens: Mittelgroß, kräftig gebaut, Muskulatur und Fettpolster gut entwickelt. Brust- und Bauchorgane sind gesund. Die Extremitäten zeigen objektiv keine Abnormitäten, namentlich ist die rohe Kraft intakt. Jedoch klagt Patientin über heftige Schmerzen in beiden Schultern, Fuß- und Kniegelenken. — Sensorium frei.

Verlauf: Patientin klagte dauernd über die oben geschilderten heftigen Gelenkschmerzen. Am 28. II. wird eine Angina tonsillaris mit geringer Temperatursteigerung (37,8°) konstatiert; am 8. III. hatte sie Durchfall, der auf Tannin sich bald besserte. Die Schmerzen bestanden am 24. III. noch unverändert fort; Schwitzbäder und Faradisation blieben ohne Erfolg. Erst nach Anwendung von Nat. salicyl. zeigte sich zunächst am 27. IV. Besserung und bei dauerndem Gebrauch völliges Aufhören der Schmerzen, so daß Patientin am 15, V. 1896 als geheilt entlassen werden konnte.

Hier fällt bereits in der Art des Krankheitsbeginns ein Unterschied gegenüber allen bisher betrachteten Fällen auf; während nämlich sonst die Beschwerden sich stets allmählich in Zeit von Wochen oder Monaten entwickeln, so daß der Aufnahme ins Krankenhaus ein wohlcharakterisiertes Prodromalstadium vorhergeht, setzt hier die Krankheit ganz brüsk, ein und macht die Patientin innerhalb weniger Tage arbeitsunfähig und krankenhausbedürftig, nachdem die Kranke, wohlgemerkt, zuvor volle 5 Monate hindurch vulkanisiert hat, ohne nennenswerte Beschwerden zu haben. Auch unter den Initialerscheinungen finden wir ein Symptom, das uns bei $CS_2$-Neurosen kaum begegnet, welches wir dagegen als Eröffnungssignal akuter Infektionskrankheiten selten vermissen, nämlich „Frösteln“. Die anfängliche Klage über Schmerzen und Schwäche in den unteren Extremitäten erinnert uns freilich für einen Augenblick an das Bild der $CS_2$-Intoxikation, aber die ausdrückliche Angabe des Status, daß die rohe Kraft dieser Extremitäten intakt sei, widerspricht schon wieder unseren früheren Erfahrungen. Noch mehr thut dies die ausschließliche Lokalisation der Schmerzen in den Gelenken, und bei näherem Zusehen sind es gerade diejenigen Gelenke, welche wir als Prädilektionsstellen des Gelenkrheumatismus kennen. So hat sich der anfängliche Verdacht auf Infektionskrankheit bereits zu einer bestimmten Diagnose verdichtet und und es fragt sich nur, ob der weitere Verlauf sie bestätigt? Die Gelenkschmerzen bleiben konstant, eine leichte fieberhafte Angina und vorübergehender Durchfall fügen sich dem zu erwartenden Krankheitsbild zwanglos ein, und die schließliche prompte Reaktion auf Salicyl dürfte wohl an der rheumatischen Natur der Erkrankung keinen Zweifel mehr lassen. Kurzum, alles spricht für die Infektionskrankheit und kaum ein Symptom für die Vergiftung.

Wir wenden uns nun zum folgenden Fall:

### Fall XIII.

E., Emma, 18 Jahr. Aufgenommen in das Krankenhaus St. Jakob am 4. V. 1893.

Anamnese: Erblichkeit: Mutter gestorben an Schwindsucht, Vater leidet gleichfalls an Schwindsucht, zwei Geschwister sind brustkrank. — Patientin hatte als Kind Masern, Scharlach, Diphtherie, im 12. Jahre Mastdarmentzündung, im Dezember 1892 Gelenkrheumatismus. Von der letzten Krankheit behauptet sie Herzklopfen, namentlich beim Treppensteigen, und Beklemmungsgefühl zurückbehalten zu haben. Ferner will sie seit früher Kindheit an Magenschmerzen, Verstopfung und Kopfweh leiden. Menses seit dem 15. Jahr, unregelmäßig und mit Schmerzen verbunden, in letzter Zeit dabei Aufstoßen und Erbrechen.

Vom 23. XI. 1892 bis 11. III. 1893 ist Patientin in einer Gummifabrik beschäftigt gewesen, wo sie vulkanisierte. Die jetzige Krankheit begann Anfang März mit Kopfschmerzen und einem Anfall von wirren Reden, wobei Patientin zwar das Bewußtsein verlor, jedoch verstand, was um sie gesprochen wurde. Sie schlug dabei mit den Händen um sich; Zungenbiß war nicht zu konstatieren. Solche Anfälle wiederholten sich in Zwischenräumen von 2—3 Wochen. Von Ende März ab wurde Patientin 6 Wochen lang im Krankenhaus zu Plagwitz behandelt (wo sie Brom-Natrium erhielt) und von dort als geheilt entlassen. Am 1. V. bekam sie einen andern „Anfall", der sie dem Krankenhaus St. Jakob zuführte. — Übrigens giebt Patientin an, mehrmals blutigen Stuhlgang gehabt zu haben.

Status präsens: Kräftig gebaut, gut genährt. Außer Lipom der Bauchdecken ergiebt die Organuntersuchung nichts Abnormes. — Bezüglich des Nervensystems fällt Herabsetzung der Rachenreflexe auf. — Im Urin eine Spur Eiweiß.

Verlauf: Zunächst hatte Patientin keinerlei Beschwerden. Am 20. V. ist ein „reiner hysterischer Anfall" notiert und bemerkt, daß Patientin, ohne zum Sprechen bewegt werden zu können, ruhig im Bett liegt und sich in den Gelenken steif macht. Kaltes Bad von guter Wirkung. — Patientin erholte sich weiterhin rasch und nahm an Gewicht zu. Bis zu der am 30. V. bewirkten Entlassung wurde kein weiterer Anfall beobachtet.

Nachträglich erfuhr ich noch durch Mitarbeiterinnen der Patientin, daß sie kurz vor Ausbruch der Krankheit eine heftige Gemütsbewegung (Liebeskummer!) durchgemacht habe.

Auch hier überrascht der abrupte Beginn nach monatelanger relativer Giftimmunität.[1] Das Debüt bildet ein regelrechter hysterischer Anfall, der sich in der Folge mit unterschiedlichen Zwischenpausen wiederholt, nachdem die Patientin bereits wochenlang der $CS_2$-Atmosphäre entzogen ist. Die symptomatische Diagnose auf Hysterie ist außer Zweifel, aber wir haben gehört, daß auch die $CS_2$-Vergiftung einzelne hysterische Phänomene hervorbringen kann; der Krampfanfall, das hysterische grand mal, ist freilich, soweit das Experiment lehrt, nicht unter ihnen. Nichtsdestoweniger wollen wir

[1] Hier sei erwähnt, das auch der mehrfach zitierte Fall von Charcot-Marie einen Mann betrifft, der, nachdem er 16 Jahre (mit einigen Unterbrechungen) hindurch bei leidlicher Gesundheit vulkanisiert hatte, plötzlich beim Reinigen eines zur Aufnahme von $CS_2$ bestimmten Bottichs bewußtlos hinstürzte und von dieser Zeit an eine halbseitige Lähmung von rein hysterischem Typus zurückbehielt. Ein ähnlich apoplektiformer Beginn findet sich auch in der zweiten Beobachtung Käther's (Dissertation, Berlin 1886, S. 27), wo der Kranke erst nach $^3/_4$ Jahr dauernder Beschäftigung mit $CS_2$ hauptsächlich im Anschluß an ein gleichzeitig erfolgtes Trauma (Hundebiß) schwere motorische Schwächeerscheinungen zeigte, denen nach wenigen Wochen ein schwerer Anfall von Bewußtlosigkeit mit Zuckungen mit sekundärer linksseitiger Hemiplegie folgte.

die Frage, hysterische oder toxische Neurose, durch rein klinische Erörterung zu lösen suchen.

Welche Symptome sprechen für Giftwirkung, welche für Hysterie? In der Anamnese finden wir nichts, was eindeutig für die erste Annahme spricht, denn das einzige $CS_2$-verdächtige Symptom „Aufstoßen und Erbrechen" stellt sich bei näherer Betrachtung als Attribut einer alten Dysmenorrhöe heraus; ebenso ergiebt der körperliche Befund (inklusive Herabsetzung des Rachenreflexes) und der Verlauf kein Moment, das nicht bei jeder beliebigen Hysterie vorkäme. Besonders sei noch darauf aufmerksam gemacht, daß die treuesten Begleiter der Intoxikation, Kopfweh, Übelkeit, Schwäche der unteren Extremitäten, im Verlauf völlig fehlen.

Also alles für Hysterie und nichts für $CS_2$! Selbst die durch CHARCOT-MARIE's bekannte Ansichten nahe gelegte Vermutung, daß dies Gift, wenn auch nicht die essentielle, so doch die Gelegenheitsursache für die Hysterie sei, wird durch die Anamnese diskreditiert; denn diese zeigt uns ein phthisisch belastetes, von Jugend auf vielleicht durch schwere Krankheiten nervöses Mädchen, das schon längst an neurasthenischen, wenn nicht hysterischen Beschwerden (Kopfweh, Beklemmungsgefühl etc.) leidet, und bei dem im Anschluß an einen starken Affekt der erste hysterische Anfall ausbricht. —

Nicht ganz so leicht ist die Entscheidung bei der folgenden Patientin zu treffen.

### Fall XIV.

U., Frida, 19 Jahr. Aufgenommen in das Krankenhaus St. Jakob am 12. III. 1896.

Anamnese: Eltern und Geschwister sind gesund. Patientin litt als kleines Kind an Krämpfen, Masern und Scharlach. Vor 9 Jahren erlitt sie eine Verletzung am linken Auge und ist seitdem links fast blind. Im Sommer 1895 bekam sie eine fieberhafte Krankheit mit Leber- und Milzschwellung und danach noch längere Zeit Schmerzen in der Lebergegend. Ferner hatte sie im vergangenen Jahre erfrorene Hände und Füße. Menses bisher nicht eingetreten. — Patientin ist seit 4 Monaten in einer Gummifabrik mit Vulkanisieren beschäftigt. Seit Januar 1896 leidet sie angeblich an Schwindelanfällen, an Schmerzen im Hinterkopf und in den Schultergelenken. Bei einem Schwindelanfall behauptet sie bewußtlos gewesen zu sein. Ferner klagt sie über Schwere in den Gliedern und Schwarzwerden vor den Augen und litt an Obstipation. In letzter Zeit will sie beim Nachhausegehen umgefallen sein und dabei Zuckungen gehabt haben.

Status präsens: Klein, gut genährt. Innere Organe: ohne Befund. Leichte Coryza. Am linken Auge Hornhautnarbe und Katarakt (s. Anamnese!). An der Stirn eine schmerzhafte Narbe (rührt von einem Fall von der Treppe in früher Kindheit her).

Nervensystem: Pupillen reagieren prompt, Hornhautreflexe schwach. Gaumenreflex fehlt. — Sensibilität: für Berührung erhalten; Schmerzempfindung fehlt am rechten Unterschenkel; Temperaturempfindung auf der rechten Körperseite herabgesetzt. Dermographie. — Motilität: Aktive und passive Bewegungen erhalten; rohe Kraft herabgesetzt. Beim Gehen und Stehen schwankt Patientin. — Patellarreflexe gesteigert. Zittern der Hände, leise Zuckungen der Zunge. — Sensorium frei.

Verlauf: Das Krankenjournal giebt folgende Notizen:

20. III. 1896. Macht mit gutem Erfolg Gehversuche mit Gehbänkchen.

20. VI. Faradischer Pinsel von guter Wirkung. Klagen über verschiedenartige, wechselnde Schmerzen ohne objektive Grundlage.

5. VII. Klagt über Schmerzen im rechten Bein, Fuß und Unterschenkel. Am Fuß und Unterschenkel etwas Oedem.

9. VII. Im Bett verschwindet das Oedem.

13. VII. Ohne Schmerzen. Auf Wunsch entlassen. (8 Tage Schonung.)

Aus der Fieberkurve geht hervor, daß Patientin am 20. und am 31. März Fiebertemperaturen bis 39,5° (?) gehabt hat, wofür eine objektive Ursache nicht zu ersehen ist. — Therapeutisch wurden außer Faradisation Prießnitz'sche Umschläge, Brom, Baldrian und Bismut. subnitr. angewandt.

Hier ist im Gegensatz zu den beiden früheren Fällen ein toxisches Prodromalstadium deutlich ausgeprägt und der Status präsens ergiebt eine Reihe von sensiblen und motorischen Symptomen, die der $CS_2$-Vergiftung zukommen, nur die halbseitige dissociierte Empfindungslähmung (Temperatur) ist ein etwas auffälliges Ereignis, denn Argetoyano,[1] der die neueste und ausführlichste Symptoatologie der $CS_2$-Neurosen gegeben hat, erwähnt ausdrücklich, daß dissociierte Sensibilitätsstörungen niemals vorkommen. Andererseits zeigt aber der Untersuchungsbefund kein einziges Phänomen, das wir nicht auch als hysterisches Stigma auslegen könnten und die Anamnese enthält in dem Vorkommen von Ohnmachtsanfällen mit Zuckungen ein Analogon zum hysterischen Krampfanfall, der meiner bereits ausgesprochenen Ansicht nach nicht als spezifisch toxisches Symptom gedeutet werden kann. Da wir ferner erfahren, daß die Kranke bereits als Kind an Krämpfen gelitten hat, so wird uns eine originäre hysterische Veranlagung zum mindesten sehr wahrscheinlich, eine Annahme, die, wie wir sahen, zum Verständnis des vorliegenden Krankheitsbildes kaum entbehrt werden kann. Daß außerdem der $CS_2$ zur Gestaltung dieses Bildes wesentlich beigetragen hat, ist nicht zu leugnen, und so glaube ich, daß es sich hier um eine Kombination von Hysterie mit echt toxischen Symptomen handelt; auch ist in diesem Falle nicht ausgeschlossen, daß die

[1] Argetoyano, a. a. O.

Hysterie als solche, obwohl präexistent, doch erst durch das Irritament des Giftes manifest geworden ist.

Hier mag also der Ausdruck CHARCOT's, „toxische Hysterie“ gelten, wenn man sich dabei klar bleibt, daß die Hysterie nicht erzeugt, sondern nur ausgelöst worden ist durch das Gift und daß daneben echte Vergiftungssymptome vorhanden sein können, die mit Hysterie nichts zu thun haben. Diese kombinierten Formen sind, wie meine Kasuistik beweist, in Deutschland nicht allzu häufig, in Frankreich dagegen scheinen sie nach den Berichten der Autoren die Mehrzahl aller bei $CS_2$-Arbeitern vorkommenden Erkrankungen auszumachen. Es wird sich das so erklären, daß unter der Pariser Arbeiterbevölkerung die Hysterie viel verbreiteter ist wie bei uns und deshalb auch öfter mit $CS_2$-Vergiftung koincidieren muß.

Um nun noch einige zusammenfassende Worte über

die Diagnose

der $CS_2$-Erkrankung überhaupt und der nervösen Form insbesondere anzuschließen, so erhellt aus dem eben Gesagten, daß hier ein einzelnes nervöses Symptom niemals als pathognomonisch gelten kann. Es kommt eben einfach „Alles“ vor bei der $CS_2$-Vergiftung, neurasthenische, hysterische, neuritische, tabische, cerebrale, vielleicht sogar epileptische Symptome. Trotzdem ist — ganz abgesehen von der anamnestischen Feststellung der Ätiologie — eine Verwechslung mit anderen Nervenkrankheiten kaum möglich, wenn man die eigenartigen Syndrome allgemeinsomatischer, nervöser und psychischer Symptome im Auge behält. Selbst da, wo das Zustandsbild gelegentlich ein anderes funktionelles oder organisches Nervenleiden vortäuscht, werden die äußerst charakteristischen Prodromalerscheinungen — Schläfenkopfweh, Schwindel, gastrische Störung, Rauschzustände — bald auf die richtige Spur helfen. Relativ am schwierigsten dürfte vielleicht die Differentialdiagnose gegenüber Hysterie und Neurasthenie sein. Hierbei ist einerseits zu berücksichtigen, daß diese Neurosen bei der Arbeiterbevölkerung von Hause aus nicht selten sind und daher gelegentlich auch bei Gummiarbeitern spontan auftreten oder sich mit den Erscheinungen der $CS_2$-Vergiftung kombinieren und überdecken können. Andererseits muß man wissen, daß einzelne Symptome, die bei Hysterie und Neurasthenie vorkommen, gelegentlich auch durch das Gift selbständig erzeugt werden können. Der allmähliche, nicht wie bei Hysterie apoplektiforme Beginn, das vorzugsweise motorische Befallensein der unteren Extremitäten, die auffällige Lokalisation der Sensibilitätsstörung (einzelne Finger, handschuhförmig), die häufig zu eruierende Anwesenheit von Zeichen leichter organischer Nervenlähmung (Pupillen, Fingermuskeln) werden hier zusammen mit den oben erwähnten Faktoren die Diagnose gegenüber den einfachen Neurosen sichern.

### Die Prognose

war in meinen Fällen überwiegend gut, da Todesfälle nicht vorkamen und die Heilung bezw. Besserung meistens nach Verlauf einiger Wochen bis Monate eintrat. Doch muß ich hierzu bemerken, daß meine Beobachtungen im Durchschnitt entschieden leichtere Fälle betreffen, als sonst in der Litteratur vorkommen. Dies hängt zum Teil damit zusammen, daß die schwerer verlaufenden Fälle meiner Erfahrung meist mit ausgeprägten psychischen Symptomen kombiniert waren und deswegen nicht hier, sondern im folgenden Abschnitt abgehandelt sind. Noch mehr aber scheint mir die Länge der Zeit, die der Kranke dem Vulkanisieren gewidmet hat, und die hygienische Höhe der Fabrikeinrichtungen in Betracht zu kommen. Meine Patienten sind vor der Erkrankung mit einer einzigen Ausnahme nur 3—9 Monate mit $CS_2$ beschäftigt worden, wobei die tägliche Arbeitszeit nicht über 3—4 Stunden betrug und die Ventilation wenn auch nicht ideal, so doch weit besser war, als sie z. B. in der alten Publikation Delpech's und der neueren Stadelmann's beschrieben wird. Dabei hatten die Kranken dieser beiden Autoren zum Teil Jahrzehnte lang oft 10—11 Stunden am Tage vulkanisiert und trugen dementsprechend viel schwerere und chronischer verlaufende, z. T. in Siechtum ausgehende Vergiftungen davon. Ich will auch erwähnen, daß der einzige von meinen vorstehend erwähnten Fällen, wo die Arbeitsdauer mehr als 9 Monate (nämlich 2 Jahre) betrug, auch symptomatisch einer der schwersten (Pseudotabes No. 6) war.

Es mag noch hinzukommen, daß die Arbeiter hier in Leipzig über die Schädlichkeiten des $CS_2$ relativ gut orientiert sind und sich daher, was bei den günstigen deutschen Krankenversicherungsverhältnissen möglich ist, relativ früh krank melden und dadurch der Giftwirkung entzogen werden.

### Die Behandlung

war, worüber näheres in den einzelnen Krankengeschichten zu ersehen ist, vorwiegend symptomatisch, abgesehen von der Bewegung in frischer Luft, die man gegenüber einem Inhalationsgift wohl als eine kausale Behandlungsart betrachten darf. Über die von RAYMOND vorgeschlagene, auf ähnlicher rationeller Basis beruhende Sauerstoffapplikation kann ich mir mangels eigener Erfahrung kein Urteil bilden. Über die Phosphorkur DELPECH's und über die in meinen letzten eigenen Fällen zur Anwendung gekommene Diaphorese wolle man das Nähere in dem die psychischen Erkrankungen behandelnden Kapitel nachlesen.

## Anhang: Die akute $CS_2$-Vergiftung.

Der akuten Schwefelkohlenstoffvergiftung kommt ein geringes praktisches Interesse zu. Bei den zwei einzigen durch die Litteratur bekannt gewordenen Fällen mit tödlichem Ausgange handelte es sich um schwer Betrunkene, von denen der eine[1] eine unbekannte Menge flüssigen $CS_2$ verschluckte und trotz rechtzeitiger Anwendung von Brechmitteln und Magenpumpe nach wenigen Stunden im Koma starb; der andere[2] soll sich durch Einatmung (vielleicht auch durch Trinken) von $CS_2$ aus einem zur Reinigung der Kleider von Ungeziefer bestimmten Apparat vergiftet haben. Über die Menge des Giftes, die für den Menschen tödlich wirkt, ist nichts Genaues bekannt. Wir wissen nur aus einer Mitteilung DAVIDSON's[3], daß ein Mann, der in selbstmörderischer Absicht 2 Unzen (60 g) $CS_2$ austrank, trotz vorübergehender schwerer Symptome nicht starb. Es trat ein typisch narkotischer Zustand ein: Bewußtseinsverlust, Blässe des Gesichts, livide Färbung der Lippen, Pupillenerweiterung, schneller und kleiner Puls, außerdem Schüttelfröste. Das Bewußtsein kehrte rasch zurück, aber noch mehrere Tage lang bestand Mattigkeit, Schwindel und Kopfweh. SAPELIER[4] berichtet von einer Frau, die aus Versehen 12 g $CS_2$ als Arznei zu sich nahm und danach schwere Kollapszustände, Hämaturie und Cystitis bekam und noch wochenlang unter den Nachwirkungen zu leiden hatte. Vier weitere Patienten dieses Autors, die gleichfalls den medikamentös verschriebenen $CS_2$ in zu starker Dosis (25 g in 3—4 Tagen) gebraucht hatten, bekamen

[1] FOREMAN, Lancet 1886. S. 118.
[2] JAENICKE, Zeitschr. f. Med. Beamte 1889. S. 222.
[3] DAVIDSON, Medical Times and Gazette 1878. 21. Sept. S. 350. Ref. bei VIRCHOW-HIRSCH 1878 I. S. 398.
[4] SAPELIER, Thèse de Paris. 1885.

Diarrhoe, Erbrechen, Kopfweh, doch verloren sich diese Symptome nach wenigen Tagen.[1]

Ein anderer, oft citierter Vergiftungsfall von Jules Simon,[2] wo bei einem Kinde nach Anlegung einer Maske von Guttaperchapapier schwere gastrische Störungen, Prostration und Hautausschlag auftraten, die nach Entfernung der Maske rasch schwanden, darf meines Erachtens dem $CS_2$ nicht zugeschrieben werden. Letzterer ist, wie ich mich oft in Fabriken überzeugt, vermöge seiner Flüchtigkeit längst aus den Gummiwaren verschwunden, bis dieselben in den Handel kommen; außerdem werden, soweit ich erfahren konnte, Guttaperchapapiere überhaupt nicht auf kaltem Wege vulkanisiert.

Akute tödliche Vergiftungen in den industriellen Betrieben sind bisher niemals vorgekommen, was sich aus der relativ geringen Konzentration des $CS_2$ in der Luft der Fabrikräume leicht erklärt. Aus den Pariser Manufakturen der 50er oder 60er Jahre, wo doch den erwähnten Mitteilungen Delpech's zufolge die denkbar ungünstigsten Verhältnisse herrschten, sind dem genannten Autor — allerdings nur von Hörensagen — einige wenige kollapsähnliche Zustände bei Arbeitern bekannt geworden. Aber es handelte sich bei diesen schweren Zufällen um Leute, die bereits lange im Betrieb thätig waren, so daß eine chronische, kumulatixe Wirkung nicht ausgeschlossen ist. Zu einem Todesfall durch Einatmung von $CS_2$ kann es wohl nur durch ein Zusammentreffen besonders unglücklicher Umstände kommen; man könnte sich z. B. vorstellen, daß durch Zerplatzen oder Verschütten eines größeren mit dem Gift gefüllten Gefäßes in einem engen Raum eine rasche Betäubung einer arbeitenden Person zu stande kommt, und daß die bewußtlos Daliegende, falls nicht rasch Hülfe gebracht wird, in dem mit $CS_2$ geschwängerten Raum zu Tode narkotisiert wird. Zu erwähnen wäre noch, daß beim Reinigen oder Reparieren der für gewöhnlich hermetisch geschlossenen Schwefelkohlenstoffreservoire, die zur fabrikmäßigen Ex-

---

[1] Ein neuerer von Pichler publizierter akuter Vergiftungsfall, der mir leider nur in einem kurzen Referat des Centralbl. f. inn. Med. zugänglich ist, betrifft einen 38 jährigen Hutmacher, welcher 50 ccm schwefelwasserstoffhaltigen $CS_2$ verschluckt hatte. Eine halbe Stunde später nach der Klinik des Prof. v. Jaksch gebracht, zeigte er Benommenheit, Rötung und Schwellung der Bindehäute, Salivation und Urinverhaltung. Im Harn außer Aceton und Acetessigsäure nichts Abnormes nachweisbar. — Der Kranke wurde nach 14 Tagen als geheilt entlassen. (Pichler, Zeitschr. f. Heilkunde. Bd. XVII. Heft 5 u. 6.)

[2] Jules Simon, Gaz. des Hôp. 1881. S. 65.

traktion von Ölen dienen, bei mangelhafter Vorsicht akute Vergiftungen eintreten können.[1] Es versteht sich von selbst, daß derartige Vorkommnisse nicht als Gewerbekrankheit, sondern als Unfälle im Sinne unserer Versicherungsgesetzgebung zu gelten haben.

---

## Kapitel II.

# Die psychischen Störungen nach $CS_2$-Vergiftung.

### Vorbemerkungen.

Die Reihenfolge, in der ich die nachfolgende psychiatrische Kasuistik angeordnet habe, bedeutet zunächst nicht mehr als eine vorläufige Gruppierung und erhebt durchaus nicht den Anspruch, eine erschöpfende wissenschaftliche Systematik zu geben. Da wir jedoch nach Analogie unserer übrigen Kenntnisse über toxisches Irresein erwarten müssen, dass eine bestimmte Vergiftung in bestimmten klinischen Formen auftritt, so wird die Art der Gruppeneinteilung hier dennoch eine Sache von prinzipieller Wichtigkeit. Wir sind in einer schwierigen Lage, weil uns nur eine verhältnismäßig geringe Zahl von Beobachtungen zur Verfügung steht, welche auf den ersten Blick einen beinahe verblüffenden Formenreichtum darbieten. Ich sage scheinbar, denn vielleicht ist diese Variabilität nur die Folge der zu geringen Erfahrung und es ist zu vermuten, daß an einem grösseren Material die durchgreifenden und wesentlichen Unterscheidungsmerkmale klarer hervor- und die Zufälligkeiten des einzelnen Falls mehr zurücktreten würden. Man stelle sich doch nur einmal vor, daß man eine Charakteristik der verschiedenen alkoholistischen Geistesstörungen geben sollte, nachdem man nicht mehr als ein Viertelhundert geisteskranke Alkoholisten kennen gelernt hat. Würde man da wohl schon die verschiedenen typischen Erscheinungsformen des chronischen Alkoholismus vollzählig herausheben können? Wahrscheinlich würde uns da auch kein Fall dem andern gleich erscheinen, vielleicht würden uns auch die selteneren Formen ganz entgehen; ich möchte daher vermuten, daß eine zunehmende klinische Erfahrung unsere Krankheitsgruppen eher vereinfachen als vervielfachen wird. Trotzdem scheint mir ein vorsichtiger Einteilungsversuch

[1] Flies, Berliner klin. Wochenschrift 1866. S. 320.

schon heute berechtigt, nicht nur deshalb weil mein Beobachtungsmaterial immer noch bei weitem das größte ist, was über diesen Gegenstand bisher existiert, sondern auch darum, weil mit Sicherheit zu erwarten steht, daß mit der Schaffung besserer hygienischer Zustände in den Fabriken unsere interessante Krankheitsspecies noch seltener werden, wenn nicht ganz von der Bildfläche verschwinden wird.

Bei der Neuheit oder weitgehenden Unbekanntschaft der psychischen $CS_2$-Vergiftung ist es nur natürlich, daß jedem einzelnen Fall dieser Art ein gewisses Mißtrauen entgegengebracht wird, ob es sich denn da wirklich um ein ätiologisches Product des $CS_2$ und nicht etwa um ein zufälliges Zusammentreffen ohne ursächliche Beziehung handle. Ich habe bereits früher bei meinen Untersuchungen über die diabetische Geistesstörung[1] auf diese Klippe jeglicher auf bisher unbegangenen Wegen wandelnder ätiologischer Forschung aufmerksam gemacht.[2] Ich werde demgemäß bei der Darstellung jedes einzelnen Falles so weit als möglich die Gründe für und gegen den toxischen Ursprung abzuwägen suchen. Ich erwähnte schon, wie wenige in dieser Hinsicht sicher gestellte Fälle wir in der Litteratur bisher besitzen. Außer den wenigen in der folgenden Kasuistik mit verwendeten Litteraturfällen muß ich hier nur noch einige neuere französische Publikationen berücksichtigen, welche gerade in der Ätiologiefrage eine besondere Stellung einnehmen. Es handelt sich um die Arbeiten von JOSEPH BONNET und PRODHON, welche beide offenbar unter dem Einfluß von MARANDON DE MONTYEL entstanden sind und die ich daher nur im Zusammenhang mit der schon citierten Arbeit dieses Autors besprechen kann. MARANDON, welcher zum erstenmal die $CS_2$-Frage mit psychiatrischem Sachverständnis behandelt hat, kommt nach Berücksichtigung der

---

[1] Archiv f. Psychiatrie Bd. 29. Heft 2 und Berl. klin. Wochenschrift 1898 Nr. 21.

[2] Man erinnere sich auch daran, daß selbst die Erschöpfungspsychosen als ätiologische Einheit noch immer nicht bei allen Psychiatern anerkannt sind und daß selbst die scheinbar materiell greifbaren Krankheitserreger der somatischen Medizin, die Bakterien, immer wieder und zwar von gewichtiger Seite Angriffe auf ihre ätiologische Wertigkeit erdulden müssen. (Vergl. die Lehre von den Nosoparatiten u. s. w.) Der innere Grund dieser Erscheinung ist, daß die genaue Analyse der Krankheitsentstehung fast stets eine Mehrheit von Ursachen nachweist, so daß man nicht die, sondern die wesentliche Ursache suchen muß.

damaligen (1895!) Litteratur und dreier sehr gut beobachteter eigener Fälle[1] zu folgenden Schlüssen:

I. Der $CS_2$ als solcher kann bei allen Menschen, die sich damit beschäftigen, nur zwei Arten von geistigen Störungen hervorbringen, (analog dem Alkohol): a) akute in Form von Rauschzuständen, die physiologisch die Excitationswirkung des $CS_2$ repräsentieren, b) chronische in Form von Demenz, die dem zweiten (Lähmungs-) Stadium der $CS_2$-Wirkung (Delpech) entsprechen.

Diese beiden Vergiftungsarten sind die direkte Folge einerseits der hygienisch ungenügenden Fabrikeinrichtungen, andererseits der mangelhaften Vorsicht und Reinlichkeit der Arbeiter.

II. Alle anderen Geistesstörungen, die man sonst noch nach Einatmung von $CS_2$ hat entstehen sehen, hängen nicht ab von der Wirkung des Giftes, sondern von der psychopathischen Prädisposition der Arbeiter.

Es giebt daher nach Marandon keine Schwefelkohlenstoffpsychose (Folie sulfocarbonée) ebensowenig wie es eine $CS_2$-Neurose giebt, sondern in diesen Fällen dient der $CS_2$ nur als Agent provocateur für eine primäre krankhafte Konstitution. Die sogen. $CS_2$-Psychosen sind demnach nur als degeneratives Irresein, die Neurosen als Hysterie,[2] aufzufassen. Diese Sätze, die in ihrer Einfachheit und Klarheit etwas Bestechendes haben, sucht Marandon durch folgende Ausführungen zu stützen.

Er unterscheidet zwei Gruppen von Giften des Nervensystems, 1) solche, die unter allen Umständen auf das Gehirn einwirken, z. B. Atropin und Haschisch, die „in genügender Menge“ verabreicht jedesmal dieselben psychischen Störungen hervorrufen, 2) elektiv wirkende Gifte, Alkohol, Blei, Quecksilber, Arsen, Jodoform, welche nur bei Prädisponierten wirken und zu denen er auch den $CS_2$ rechnet.

Diese Hypothese scheint sehr angreifbar, denn im Grunde handelt es sich bei beiden Gruppen gar nicht um Wesensunterschiede, sondern nur um quantitative. Die Gifte der ersten Gruppe wirken nur dann regelmäßig und gleichsinnig auf das Gehirn, wenn sie in relativ großer

[1] Der erste dieser Fälle ist bereits in der These von J. Bonnet, Paris 1892 verwertet.

[2] Auf die Frage der toxischen Hysterie bin ich im Kapitel der allgemeinen Symptomatologie (S. 46) bereits eingegangen und lasse dieselbe daher hier aus dem Spiel.

Quantität gegeben werden; sobald man unter eine gewisse Maximaldosis heruntergeht, sieht man, daß einzelne Menschen durch Atropin oder, um etwas Analoges zu nennen, Cocain, psychisch nicht merklich irritiert werden, während andere — nennen wir sie Belastete! — bei einmaligen oder wiederholten medikamentösen Dosen Delirien bekommen. Umgekehrt wirken die Gifte der zweiten Gruppe, z. B. Alkohol oder $CS_2$ (man könnte auch mit Recht das dem $CS_2$ pharmakologisch völlig gleichwertige Chloroform hier anführen), wenn sie nur in genügend großer Dosis verabreicht werden, regelmäßig und gleichsinnig, nämlich narkotisierend auf die Psyche.[1]

Man muß also schließen, der $CS_2$ wirkt nicht im Sinne Marandon's elektiv, sondern er greift, wie zum Überfluß auch noch das Tierexperiment dargethan hat, ohne Wahl jede Hirnrinde in recht energischer Weise an, falls er nur in genügender Menge appliciert wird; bei Bestehen einer Prädisposition, die man sich hier wohl ohne Bild als abhängig von chemischen Affinitätsverhältnissen vorstellen kann, kommt das Gift ganz entsprechend den Stoffen der

---

[1] Außerdem kommt in Betracht, daß die Mittel der Gruppe 1 nur dann eine absolut gesetzmäßige Wirkung zeigen, wenn es sich um akute einmalige Einverleibung handelt, vielleicht deswegen, weil der gewissermaßen überfallene Organismus keine Abwehrmaßregeln treffen kann. Bei chronischer Einwirkung kleiner, nicht narkotisierender Dosen giebt es dagegen kein Nervengift, das konstante, vorauszuberechnende Effekte erzielt, weil dann stets der individuelle Faktor der „Gewöhnung" i. e. Anpassungsfähigkeit eines Lebewesens, bezw. seiner Organe an heterogene Einflüsse hinzutritt.

Einzelne Menschen werden bei chronischem Haschisch-, Atropin- oder Cocain-Gebrauch schon nach kurzer Zeit und bei relativ kleinen Dosen geisteskrank, andere werden erst viel später und nur in geringem Grade afficiert. Will man im ersten Fall eine Belastung annehmen, so wäre dieselbe zu definieren als mangelhafte Ausbildung der schützenden, Anpassung vermittelnden, restituierenden etc. Vorrichtungen im Centralnervensystem.

Stellen wir uns den Stoffwechsel des Centralnervensystems vor mit seinen meist unbekannten mikroskopischen Organen, so wird ein im Blut zirkulierendes Gift bei einem Individuum Vorrichtungen begegnen, die es verhindern, auf die spezifische Funktion der Nervenzellen Einfluß zu nehmen, indem z. B. das Gift durch chemische Bindung unschädlich gemacht wird oder weil das in Frage kommende spezifische Organ keine Stoffe enthält, die zu dem Gift chemische Affinität haben, so daß letzteres quasi abprallt, bei einem anderen Individuum erliegt die Nervenzelle, weil ungeschützt, dem andringenden Gift. So sind es thatsächlich auch hier quantitative Verhältnisse, die in letzter Linie entscheiden: in dem einen — günstigen — Fall findet das Gift nicht oder nur in geringer Quantität den Weg zu der funktionell wichtigen Substanz, im anderen Fall überschwemmt es das wehrlose Organ.

ersten Gruppe schon bei relativ geringer Zufuhr zu psychischer Wirkung.

Schon durch diese rein toxikologische Überlegung wird die theoretische Voraussetzung des französischen Autors bedenklich ins Wanken gebracht. Wenn wir nun seine klinischen Voraussetzungen prüfen, so fußen diese im wesentlichen auf der Lehre von der Degeneration, wie sie in Frankreich von MOREL aufgestellt und später von MAGNAN vertieft worden ist. Diese Lehre sieht bekanntlich in einer mangelhaften oder entarteten Konstitution des Centralorgans nicht nur die häufigste Ursache, sondern auch den für die Erscheinungsform der Geisteskrankheiten bestimmenden Faktor. Indem nun MARANDON ausgeht von drei eigenen Beobachtungen, die zweifellos dem Entartungsirresein im Sinne MAGNAN's angehören und dabei die früheren aus der Litteratur bekannten Fälle von $CS_2$-Psychosen — wie zugegeben ist mit Recht — als wenig verwertbar beiseite läßt, kommt er zu dem Schluß, daß der $CS_2$ nur bei Degenerierten Geistesstörungen bewirke und, da die Erscheinungsweise dieser Psychosen der degenerativen Grundlage entspricht, schließt er, daß das Gift nicht die innere Ursache, sondern höchstens das auslösende Moment darstellt. Zu dieser Vorstellung, die uns bereits bei Besprechung der Neurosen als maßgebend für die französische Auffassung der $CS_2$-Vergiftung entgegengetreten ist, haben wir schon dort prinzipiell Stellung genommen und bewiesen, daß der $CS_2$ durchaus nicht die accidentelle, sondern die wesentliche Ursache für die klinische Erscheinungsweise der in der Gummiindustrie auftretenden Gewerbekrankheit ist.

Ob dies auch für die Psychosen zu Recht besteht, wird davon abhängen, wie es sich mit der degenerativen Grundlage in unseren Fällen verhält.

PRODHON, der neuestens noch einige weitere Beobachtungen aus MARANDON's Klientel veröffentlicht hat, die, wie man nicht leugnen kann, zum großen Teil schwer belastete Individuen betreffen und unter den Formen des délire des dégénérés verliefen, hat ohne weiteres auch die 1895 durch HAMPE's Dissertation bekannt gewordenen Fälle der Leipziger Klinik als degeneratives Irresein angesprochen. Da die HAMPE'schen Fälle zum Teil[1] meiner Kasuistik

[1] Weggelassen habe ich diejenigen Fälle HAMPE's, in deren Anamnese neben dem $CS_2$ noch andere Schädlichkeiten bestanden, die schon für sich allein erfahrungsgemäß geeignet sind, Geistesstörungen hervorzurufen, nämlich schwerer

einverleibt sind, so kann man sich ja an den betreffenden Stellen überzeugen, inwieweit PRODHON Recht hat. Ich möchte einstweilen nur hervorheben, daß z. B. der erste Fall der manischen und der Fall XXVII der dritten Gruppe weder in der Anamnese noch in dem körperlichen oder psychischen Befund charakteristische degenerative Eigentümlichkeiten aufweisen. Ich gestehe, daß gerade die älteren Fälle HAMPE's zum Teil nicht exakt genug beobachtet sind, um ein sicheres Urteil in dieser Hinsicht zu ermöglichen. Um so mehr muß ich darauf hinweisen, daß die meisten aus den letzten drei Jahren stammenden Fälle, bei denen auf Heredität, auf körperliche Entartungsmerkmale und auf etwaige psychisch degenerative Züge ganz besonders genau gefahndet worden ist, in dieser Beziehung ein negatives Resultat ergeben haben (Krankengesch. Fall XVI, XXV, XXXVII, XLI).

Ich will damit durchaus nicht leugnen, daß auch mein Material exquisit belastete Fälle im Sinne MAGNAN's in sich birgt. Deren Zahl beschränkt sich aber auf drei, so daß sie nur einen geringen Bruchteil unserer Erfahrung ausmachen. Da diese Fälle, wie man sehen wird, nicht nur bezüglich ihrer Heredität, sondern auch bezüglich des klinischen Verlaufs zusammen gehören, so sind sie in einer besonderen Gruppe als degenerative Formen vereinigt. Dieser Minderzahl von Geistesstörungen, bei denen der endogene Charakter vielleicht den toxischen überwiegt, steht nun das Gros gegenüber, bei denen die Belastungsmomente jedenfalls nicht das Wesentliche in der Krankheitsgenese bilden.[1] Es ist daher, um nun endlich zu dem Ausgangspunkt dieser Erörterung zurückzukehren, als Klassifikationsprinzip für unser Material die „Endogenität" nicht ausreichend.

---

chronischer Alkoholismus (HAMPE's Fall VIII, XIV und XV) und genuine Epilepsie (Fall XII). Ich will deshalb nicht behaupten, daß die Genese dieser Erkrankungen völlig unbeeinflußt vom $CS_2$ gewesen sei. Es ist recht wohl möglich, daß die Vergiftung als Gelegenheitsursache mitgewirkt hat, aber es lag mir daran, vorläufig nur solche Fälle zu verwenden, bei denen mit größter Wahrscheinlichkeit der $CS_2$ als alleinige oder Hauptursache der Erkrankung anzusprechen ist, eben um Einwänden wie denen MARANDON's von vorn herein zu begegnen.

[1] Hierzu muß man auch die übrigens nicht zahlreichen Fälle rechnen, wo bei jugendlichen, nicht gerade stark belasteten Individuen sich eine gewisse präexistierende intellektuelle Minderwertigkeit in der Erscheinungsweise der Geistesstörung geltend machte (hebephrenische Modifikation). Vgl. Fall XXI, XXXVI, XXIII, XVII.

Dies lehren auch, um auf die klinisch bestgekannte Vergiftung zu exemplifizieren, die sämtlichen Einteilungen der psychischen Störungen bei chronischem Alkoholismus, die sich, soweit mir bekannt ist, immer darauf beschränkt haben, nach allgemein klinisch-symptomatischen Grundsätzen einzuteilen und nicht etwa die alkoholischen Geisteskrankheiten in belastete und unbelastete trennen.[1]

Wollte man den Alkohol und den $CS_2$ mit dem gleichen Maße messen, wie es MARANDON oben versucht, so blieben als psychische Folgen des chronischen Alkoholismus nur der Rausch und die Demenz übrig, während man alle anderen Formen inclusive Delirium tremens, „weil sie nicht von der Wirkung des Giftes allein, sondern von der psychopathischen Disposition abhängen", zum degenerativen Irresein stellen müßte.[2]

Bleiben wir also auch der $CS_2$-Vergiftung gegenüber dem bewährten klinischen Einteilungsprinzip treu, so war bei der Gruppierung der folgenden Krankengeschichten zunächst die Aufgabe die, gleiche psychische Zustandsbilder aus dem vorhandenen Material herauszugreifen und diese zusammenzuordnen nach ihrem gesamten klinischen Verlauf. Die weitere Betrachtung muß dann zeigen, wie weit die auf diese Weise sich ergebenden Krankheitsformen sich berühren oder decken mit schon bekannten klinischen Formen anderer (nicht toxischer) Herkunft und worin sie sich von diesen unterscheiden. Die letztere Erwägung muß zur Erkenntnis der Züge führen die für die Krankheit pathognomonisch sind und die uns in praxi die Diagnose ermöglichen.

---

[1] Freilich müßte man sich vor Erörterung solcher Fragen erst darüber einigen, was man unter Prädisposition (Degeneration, Belastung) überhaupt verstehen will. Am Ende ist eine gewisse Höhe der Prädisposition Voraussetzung für das Zustandekommen jeglicher geistiger Störung; denn es giebt Leute, denen die schwerste Gehirnerschütterung, die schwerste alkoholische oder syphilitische Vergiftung scheinbar nichts anhaben kann, Schädlichkeiten, die für eine schwächere psychische Constitution unbedingt deletär geworden wären, ohne daß man dabei schon an Hereditarier im engeren Sinne zu denken braucht.

[2] MAGNAN, der den Begriff der Degeneration wahrlich nicht zu eng faßt, hat dennoch in seinem System dem Alkoholismus und damit auch den übrigen Vergiftungen eine gesonderte Stellung außerhalb der psychischen Entartungen angewiesen, obwohl man doch nicht leugnen kann, daß eine besondere Prädisposition dazu gehören muß, um eine Alkoholparanoia oder einen Alkoholwahnsinn zu erwerben, denn die meisten chronischen Alkoholisten bleiben ja von diesen Krankheiten verschont.

# Psychiatrische Kasuistik.

## A. Maniakalische Formen.

### Erste Gruppe: Einfache Manie.

#### Fall XV.

A., Auguste, 27 Jahre, Gummifabrikarbeiterin. Aufgenommen in die psychiatr. und Nervenklinik am 17. VII. 1893.

Anamnese: Geistes- und Nervenkrankheiten sollen in der Familie der Patientin nicht vorgekommen sein. Letztere hat in der Schule gut gelernt, soll immer eine brave und fleißige Person gewesen sein, ist angeblich niemals krank gewesen.

Seit $^1/_4$ Jahr war sie Arbeiterin in einer Gummifabrik. Seit dieser Zeit litt sie an heftigem Kopfweh und war manchmal sehr gereizter Stimmung. In der Nacht vom 15. zum 16. Juli befand sie sich im Hause ihres Schwagers, konnte nicht schlafen und sprach vor sich hin. Am anderen Morgen kam sie ihren Verwandten wunderlich vor, sie führte auffallende Reden: „Ich bin manchmal so kopflos." „Es will mir das Herz abdrücken; es geht mit mir zu Ende. Ich bin ein Opfer anderer; die Laura (eine Mitarbeiterin) ist schuld an meinem Unglück." Als man sie nach dem Namen ihres Geschäftsherrn fragte, mußte sie sich erst lange Zeit darauf besinnen. Sie verhielt sich ganz ruhig.

Status präsens (17. VII. 1893):

Mittelgroße, mäßig genährte Person von blasser Gesichtsfarbe. Schädel o. B. Pupillen gleich weit, reagieren prompt auf Lichteinfall und akkomodative Reize. Zunge leicht belegt, beim Herausgestrecktwerden leicht zitternd. Temperatur: 37,2° C., Puls: 108, regelmäßig. Herzdämpfung nicht vergr. Der 1. Ton an der Spitze etwas unrein. Lungen o. B. Leib weich, nirgends druckempfindlich. — Blutuntersuchung ergiebt große Neigung der roten Blutkörperchen zu Geldrollenbildung; farblose Blutkörperchen verhältnismäßig spärlich, die roten weder in Größe, noch Gestalt verändert. Sonst nichts Abnormes. — Harn auffallend hell.

Die Motilität nirgends herabgesetzt. Geringer Tremor der gespreizten Finger. Patellarreflex etwas gesteigert.

Patientin empfindet Berührungen der Haut, lokalisiert gut, unterscheidet Nadelspitze und -knopf prompt. Sehmerzempfindung allgemein herabgesetzt.

Verlauf: Patientin hat die Nacht wenig geschlafen, ist ruhig, aber redselig: erzählt mit dem freundlichsten Gesicht von der Welt, sie müsse jetzt sterben. Angeblich hat sie sich schon vor 14 Tagen nicht recht wohl gefühlt. Sie hätte den „Alkoholdunst" in der Gummifabrik nicht aushalten können.

Sie beklagt sich, ungerecht behandelt worden zu sein, namentlich von einer Mitarbeiterin. Auch Stimmen will sie gehört haben; weß Inhalts, ist nicht zu erfahren. Schließlich sagt sie, sie habe nichts weiter gehört, als was die Anwesenden gesprochen hätten.

Sie ißt gut und ist reinlich.

Abends klagt sie, sie müsse brechen, macht aber keine Anstalten dazu. Im Halse stecke ihr ein Knoten, so groß wie eine Erbse; das sei Schwefel, sie rieche es an dem Gestank. Ferner klagt sie über Druckgefühl in der Herzgegend; dasselbe steige ihr auch im Halse nach oben; manchmal schnüre sich ihr die Kehle ganz zusammen.

18. VII. Hat nachts sehr schlecht geschlafen. Beklagt sich, die andern Kranken hätten ihr allerlei Dinge zugerufen: „Werft sie hinaus!“ und ähnliches. Fühlt sich sehr matt und abgeschlagen. Puls 128 bei normaler Temperatur. Sie ist sehr geschwätzig, redet in einem fort, bald mit trauriger, bald mit heiterer Miene. Erzählt, sie habe immer bei der Periode viel Blut verloren. Früher hätte sie geglaubt, sie habe den weißen Fluß; sie sei zum Arzt gegangen und habe sich untersuchen lassen; der Arzt habe sie so verliebt angesehen und ihr zärtlich die Hand gedrückt, sie hätte sich infolgedessen geniert, wieder hinzugehen. Besonders profus sollen die Menses das letzte Mal gewesen sein; sie hätte „förmlich im Blut geschwommen“.

19. VII. Hat nachts gar nicht geschlafen.

Wird in der Klinik vorgestellt. Als sie hereinkommt, lacht sie und hält sich die Augen zu. Gefragt, warum sie lacht, antwortet sie: „Ist mein Schatz hier? Ich bin heute in sehr lächerlicher Stimmung, könnte laut lachen, wenn ich mich nicht schämte.“

Alsdann beginnt sie mit großer Geschwätzigkeit allerlei Dinge zu erzählen. Früher wäre sie immer sehr lustig gewesen, seit ein paar Wochen aber wäre ein Umschlag gekommen.

Die heutige gute Laune sei durch das Elektrisieren (womit sie das Thermometer meint) gekommen. Bei ihrem Reden zeigt sich deutliche Ideenflucht. Behauptet, sie habe gesehen, wie ihre Freundin sich vor ihren Augen in eine Schlange verwandelt habe; das Gesicht wäre ihr dick, dann ganz blau geworden, schließlich wäre es auseinander geplatzt. Äußert andeutungsweise Größenideen: „Ich will keinen gewöhnlichen Mann haben, sondern einen gerechten. Einen Studenten will ich nicht haben.“ In den letzten 14 Tagen sei sie erst länger, dann wieder kleiner geworden; oben an der Schulter hätte sie gar kein Fleisch mehr. In ihren Reden und Benehmen stark erotischer Zug. Es schnürt ihr die Kehle zu; auf die Frage, was denn in der Kehle stecke: „Ein Mann.“ Gehörshallucinationen leugnet sie. Therapie: Bad.

20. VII. Nachts ist Patientin zunächst unruhig gewesen, hat dann aber geschlafen; schläft auch morgens noch. Erzählt, einer von den Studenten wäre ihr Bekannter gewesen; er hätte ihr noch mehrfach zugeblinzelt. — Gegen Mittag wird die Kranke erregt, springt mehrfach aus dem Bett, redet von „ihrem Jacob“, belästigt die andern Kranken; will ein eigenes Zimmer für sich haben. Muß isoliert werden. Abends sehr erotisch, sieht den Arzt mit verliebten Blicken an und hält sich dann die Hände vor die Augen. Abends — Therapie: Bad; 2,0 Sulfonal.

21. VII. Hat ruhig geschlafen. Noch immer unruhig, heiter erregt. — 2,0 Sulfonal.

22. VII. Hat gar nicht geschlafen, die ganze Nacht gesungen. Ißt gut. Reinlich. Singt tagüber selbstgemachte Texte. — Therapie: Bad.

23. VII. In der Nacht gar nicht geschlafen. Hat mit Kot geschmiert. Erotisch. Singt immer noch viel.

24. VII. Nachts besser geschlafen, nur zeitweise unruhig und laut. Schmutzt weiter. Putzt sich theatralisch aus, steckt sich Kastanienblätter an Hut und Kleid. — 2,0 Sulfonal.

25. VII. In der Nacht einige Male gesungen, im übrigen ruhig geschlafen. Erotisch, sieht den Arzt mit verliebten Blicken an. Menses (25. bis 29. VII.).

27. VII. Etwas ruhiger, singt zuweilen, ist reinlich gewesen.

28. VII. Schläft jetzt gut; noch immer erotischer Zug. Nahrungsaufnahme recht gut. Reinlich. — Nachmittags deprimiert.

30. VII. Wird ins Bett gelegt, bleibt ruhig liegen. Antwortet nicht auf Fragen, lächelt verliebt. Masturbiert. — Reinlich. Ißt gut.

31. VII. Die Patientin verhielt sich ganz ruhig, ist erheblich klarer. Fühlt sich sehr matt. — Gewicht 98 Pfd. (— 8 Pfd.).

1. VIII. Patientin will über Gehörshallucinationen (?) nichts erzählen; das sei Familiengeheimnis. Ihr Vater habe es ihr auf dem Sterbebett anvertraut, daß sie etwas Besseres sei als ihre Geschwister.

4. VIII. Patientin hat sich in den letzten Tagen ruhig verhalten. Sie erscheint ganz geordnet, behauptet keine Stimmen mehr zu hören. Sie klagt noch über ein Gefühl von Spannung vorn auf der Brust; auch der Hals wird ihr zuweilen noch zugeschnürt. Puls noch immer beschleunigt. Appetit und Schlaf gut.

5. VIII. Ganz ruhig. Glaubt noch immer, daß ihre Mitarbeiterin lauter Intriguen gegen sie gesponnen habe. Klagt noch über das spannende Gefühl in der Brust.

8. VIII. Ganz ruhig. Tagsüber außer Bett. Bittet, man möchte sie wo anders schlafen lassen, da in der vergangenen Nacht eine andere Kranke mehrfach an ihr Bett gekommen wäre; dadurch wäre sie in große Angst geraten. — Patientin hat eine frischere Gesichtsfarbe. — Gewicht 100 Pfd. (+ 2 Pfd.).

10. VIII. Jetzt ganz geordnet, nicht mehr erregt. Lächelt zuweilen noch erotisch. Ißt gut. Puls von guter Fülle und Spannung. 84 Schläge in der Minute.

In der Folgezeit blieb die Patientin geordnet, zeigte sich aber zuweilen noch reizbar und unzufrieden. Auch die Klage über Druckgefühl in der Brust trat gelegentlich wieder einmal hervor. In der zweiten Hälfte des August verloren sich allmählich die psychopathischen Symptome ganz. Die Kranke war andauernd in guter Stimmung und ohne Klagen, so daß sie am 1. IX. als geheilt entlassen werden konnte. (Gewichtszunahme seit 1. August 9 Pfd.)

Von körperlich auffälligen Erscheinungen wurde in der letzten Zeit noch manchmal fibrilläres Zittern im Facialisgebiet beobachtet.

Ich habe die Patientin vor kurzem (1899) wiedergesehen; sie ist inzwischen stets gesund geblieben und hat sich verheiratet.

Überschauen wir dieses Krankheitsbild noch einmal kurz, so handelt es sich um eine Geistesstörung bei einem nicht belasteten, körperlich und geistig bisher rüstigen Individuum, die, ohne daß andere Schädlichkeiten als die ca. 3monatliche Beschäftigung in mit $CS_2$ erfüllten Räumen vorausgegangen sind, ziemlich plötzlich[1]

[1] Vielleicht ist doch schon ca. 14 Tage lang ein leichteres Unwohlsein vorausgegangen. Vergl. Äußerung der Patientin am 17. VII.

mit Schlaflosigkeit, ängstlicher Erregung, Todesangst, Verfolgungsideen und Benommenheit beginnt und bereits am zweiten Tage die Aufnahme in die Klinik nötig macht. Hier zeigt sich, zunächst bei noch leidlich erhaltener Besonnenheit, eine leicht gehobene, redselige Stimmung, die in eigentümlichem Kontrast zu dem Inhalt der sprachlichen Äußerungen steht, welch letztere sich teils auf Beeinträchtigungen, insbesondere aber auf peinliche körperliche Gefühle (Erbrechen, Druckgefühl im Halse und in der Herzgegend) beziehen. Am nächsten Tage (18. VII.) tritt noch deutlicher das Gefühl körperlicher Prestration hervor und die Verfolgungsgedanken haben sich zu nächtlichen Gehörshallucinationen verdichtet. Daneben aber enthüllt sich immer mehr eine gehobene, stark erotisch gefärbte Stimmung, die in den folgenden Tagen rasch zu voller Ideenflucht mit vereinzelten Größenideen und heftiger motorischer Erregung anschwillt. Im Beginn der zweiten Krankheitswoche (23. u. 24. VII.) erreicht die manische Excitation unter andauerndem Singen und Kotschmieren ihren Höhepunkt, um dann ziemlich rasch abzuklingen und mit Beginn der dritten Woche in ein kurz dauerndes Stadium reaktiver Erschöpfung (30. u. 31. VII.) überzugehen. Mit der Rückkehr der Ruhe und Besonnenheit kommen auch wieder die anfänglichen Beeinträchtigungsideen und ausgesprochen hypochondrischen Sensationen (Druck und Spannung auf der Brust) zum Vorschein. Doch schwinden auch diese allmählich, je mehr die reizbare und labile Stimmung einer ruhigen Gemütsverfassung Platz macht und nach 6 wöchiger Dauer der Krankheit ist unter stetiger Gewichtszunahme (+ 9 Pfd. in 4 Wochen) die Heilung erfolgt. Auf körperlichem Gebiet fällt die sehr beschleunigte Pulszahl (bis 128), ferner Tremor der Hände und der Zunge auf. Der Umstand, daß beide Symptome bereits vor dem Anstieg der maniakalischen Erregung und noch nach dem Abklingen derselben bestehen, sprechen dafür, daß es sich nicht um somatische Korrelate des Affektes, sondern um organische d. h. toxisch bedingte Reizerscheinungen handelt. Unentschieden bleibt diese Frage für die gesteigerten Sehnenreflexe und die herabgesetzte Schmerzempfindlichkeit, da diese Phänomene sowohl bei der $CS_2$-Vergiftung als solcher, wie auch bei nicht toxisch bedingten Manieen vorkommen.

### Fall XVI.

S., Elisabeth, 22 Jahr alt, Gummiarbeiterin. Aufgenommen in die psychiatrische und Nervenklinik am 15. II. 1898.

Anamnese: 1. Erblichkeit: Vater der Patientin 46 Jahr, Arbeiter, abgesehen von Rheumatismus gesund; mäßiger Trinker. Mutter: 49 Jahr, gesund;

Vater der Mutter Gewohnbeitstrinker; Bruder der Mutter ist verschollen; Schwester der Mutter potatrix (Wirtin).

Drei Geschwister der Patientin gesund.

2. Lebenslauf (Angaben der Eltern bezw. Schwester der Patientin): Geburt normal, kräftiges Kind. Lernte in der Volksschule schlecht, war stets etwas heftig und eigensinnig, im übrigen von heiterem Temperament, gegen Männer zurückhaltend. Mit 14 Jahren ging sie in Stelle als Dienstmädchen, hielt in der ersten Stelle 2, in der nächsten 5 Jahre — bis September 1897 — aus. Nahm dann wegen eines Zankes eine andere Stelle an, aus der sie jedoch bereits nach 14 Tagen abging, weil sie nicht genügend kochen konnte.

Anfang November 1897 ging sie in eine Gummifabrik arbeiten. In den ersten Wochen wurde sie nur mit Schlauchkleben beschäftigt und hatte nicht mit $CS_2$ zu thun (Mitteilung des Fabrikanten!). Später mußte sie ca. 3 Stunden täglich Schläuche vulkanisieren, indem sie Schwefelkohlenstoff durchgoß. — Menses seit dem 16. Jahr mit einer Zwischenpause von $^3/_4$ Jahren. In den letzten Monaten stets regelmäßig, zum letzten Male vor 2—3 Wochen.

3. Krankheitsgeschichte: Hatte als Kind Masern, dann Bleichsucht, infolge deren sie öfters an Kopfweh litt, sonst war sie stets gesund. Als sie an Weihnachten 1897 bei den Eltern zu Besuch war, klagte Patientin über Mattigkeit in den Gliedern und über üblen Geschmack im Munde; der Appetit war schlecht. Ferner fiel dem Vater dunkle Farbe und Trockenheit der Lippen auf. Damals hatte Patientin erst kurze Zeit vulkanisiert. Sie setzte ihre Arbeit fort.

Nach Angabe der Schwester wurden die ersten psychischen Symptome am 11. II. 1898 bemerkt. Die Patientin benahm sich an diesem Tag „putzig“. Sie verteidigte sich ganz unmotivirt gegen ihre Schwester, „als wenn ihr etwas nachgeredet würde“. Am 3. II. erschien sie der Schwester ganz verwirrt, weinte viel, sprach davon, sie sollte etwas enträtseln, sie habe das Rätsel gelöst. Auch redete sie viel von ihrem „Schatz“ (Patientin soll seit Weihnachten ein Liebesverhältnis haben, vermied es aber sonst darüber zu sprechen.) Am 15. II. früh kam sie zu einer Freundin und schwatzte dieser unzusammenhängendes Zeug vor von „Rechtfertigung“ „Politik“ und sexuellen Dingen; sie deutete u. a. an, daß sie den Coitus ausgeübt habe.[1] Sie wurde am selben Tag auf Veranlassung ihrer Schwester durch bezirksärztliches Zeugnis der Klinik zugewiesen. — Am 14. II. hat Patientin noch in der Fabrik gearbeitet.

Status präsens: Mittelgroßes, kräftig gebautes Mädchen von blühendem Aussehen. Gewicht 108 Pfd. Muskulatur und Fettpolster günstig entwickelt. Gesicht hochrot gefärbt, Schleimhäute von gesunder Färbung. Iris hellblau, Haar hellblond, Schädel gut gebildet, Umfang 52,5 cm. Ohren, abgesehen von kleinem Spinae helicis, gut entwickelt. Zähne kräftig und vollständig, Gaumen ziemlich hoch und schmal. Zunge weißlich belegt. Süßlicher foetor exore. Puls gespannt, etwas unregelmäßig, 92 pro Minute. Vasomotorisches Nachräten gering. Temperatur 37,2°. — Brust- und Bauchorgane gesund. Genitalien: Hymen stark geschwollen, auf Berührung äußerst

[1] Durch nachträgliche Vernehmung des „Bräutigams“ wurde festgestellt, daß Patientin am 14. II. nachts defloriert worden ist. Der Mann behauptete, sie sei, entgegen ihrem sonstigen Verhalten, an diesem Abend äußerst sexuell erregt gewesen und habe ihn geradezu zum Coitus aufgefordert.

schmerzhaft, ist mehrfach lappig eingerissen, verschließt aber noch völlig den Introitus. An den Einrissen sind frisch granulierende, zum Teil blutende Wundflächen bemerkbar. Keine Drüsenschwellungen. Urin: blaß, klar, sauer, spez. Gew. 1010, von süßlichem Geruch, ohne Zucker und Eiweiß. Stuhlgang angehalten. Blutuntersuchung ergiebt mikroskopisch und spektroskopisch normalen Befund.

Nervensystem: Pupillen weit R>L, reagieren prompt aber wenig ausgiebig; Hippus. Augenbewegungen intakt. Gesichtsfeld nicht eingeengt (nachträgliche Prüfung): Hör- und Sehschärfe normal. Facialis-Innervation symmetrisch, fibrilläres Zittern der Mundmuskulatur. Zunge weicht eine Spur nach rechts ab, nicht zitternd. Bewegungen des Rumpfes und der Gliedmaßen nicht gestört; rascher kleinschlägiger Tremor der Hände. Gang und Haltung normal. Sämtliche Sehnen- und Hautreflexe stark gesteigert. Mechanische Muskelerregbarkeit normal. — Sensibilität für Berührung erhalten, Lokalisation gut, Schmerzempfindung etwas herabgesetzt. Druckpunkte nicht schmerzhaft; keine Ovarie. Sprache nicht gestört.

Psychisch: Maniakalisch erregt; ideenflüchtig. Orientierung vorhanden.

Verlauf: 15. XI. Ins Bett gebracht, beginnt Patientin sofort zu allen anderen Patienten in vertraulich heiterer Weise zu schwatzen. „Du dummes Luder, warum weinst du?“ sagt sie zu einer Melancholischen, u. s. w. Zu Antworten ist sie schwer zu fixieren, da sie fortwährend abschweift. Ihre Personalien giebt sie richtig an. (Zeit?) „Februar 1878 oder 1879“. Sie meint, sie sei hier, um ihren Charakter erkennen zu lassen. „Ich muß mir immer den Charakter der Menschen überlegen, das hat mir zahllose Nächte gekostet.“ Lacht viel, gestikuliert lebhaft. Klagen hat sie nicht, „früher haben mir Kopf und Glieder weh gethan.“

16. XI. Trotz Hyoscin-Morphium wurde Patientin nachts so laut, daß sie isoliert werden mußte. Sie ist auch heute maniakalisch, ideenflüchtig, in hochgradiger motorischer und sexueller Erregung. Sie wälzt sich auf der Matraze umher, erzählt in schamloser Weise von ihrer Defloration, die am vorigen Montag stattgefunden habe: „Das hat geblutet, aber ich habe es so gewollt.“ Wenn es gelingt die Patientin vorübergehend zu fixieren, zeigt es sich, daß sie nicht verwirrt und in ihren intellektuellen Fähigkeiten nicht tiefer gestört ist. Sie rechnet u. A. schwierigere Exempel rasch und sicher. — Puls 72, regelmäßig, stark gespannt.

17. II. Klinische Vorstellung: Schwatzt unausgesetzt, äußerst ungeniert. „Ich soll hier meinen Verstand wieder bekommen.“ Ihre Reden haben meist einen sexuellen Anstrich; renommiert und lacht. Zwischendurch kommen ganz abrupt unklar angedeutete Verfolgungsideen zu Tage: „Der Herr S. hat einen doch aus der Welt schaffen wollen.“ „Wenn man so was weiß hat man Angst um sein bißchen Leben, es sollen doch zuerst die alten Leute sterben.“ Doch überwiegt die maniakalische Grundstimmung. — Nahrungsaufnahme genügend.

18. XI. Nachts isoliert, mit Hyoscin-Morphium geschlafen. Tagsüber unverändert maniakalisch. Läuft fortwährend zum Klosett und sagt diesbezüglich: „man muß seinen Gefühlen freien Lauf lassen.“ Vorübergehend klagt sie über Schläfenkopfweh. — Pupillendifferenz und Händezittern besteht fort.

20. XI. Dasselbe Verhalten. Sobald sie mit anderen Patienten zusammen-

kommt, schimpft sie dieselben in gutmütig grober Weise. Versucht auf die Öfen zu klettern. Ideenflüchtige Personenverkennung.

23. XI. Menses. Nach Bromdarreichung (12.0 Br. Natr. pro die) ruhiger. Brom wegen Akne an Stirn und Brust ausgesetzt. Patientin klagt über Kopfweh. Sie ist völlig klar, faßt gut auf, rechnet schnell (öfters übereilt falsche Resultate, die nachträglich korrigiert werden).

25. XI. Heftigste maniakalische Erregung. Patientin zerreißt alle Kleider, singt lacht, tanzt, ist äußerst erotisch. Ideenflüchtig, aber nicht verwirrt. Manchmal faßt sie sich mitten in ihrem heiteren Redeschwall plötzlich an die Stirn und jammert „mein Kopf, mein Kopf.“ Auf Befragen giebt sie an, der Kopf sei glühend heiß (objektiv unrichtig), die Haare seien ganz ausgetrocknet. — Abends Chloral 2,0 ohne Wirkung. Deshalb Hyoscin; bei der Injektion schreit Patientin: „Das ist ja Heilserum!“

28. II. Die maniakalische Stimmung schlägt zuweilen für kurze Zeit ins Hypochondrische um. Patientin heult und jammert dann z. B. plötzlich laut: „der Magen ist eingetrocknet“, „im Hals ist es glühend heiß.“ Zuweilen bekommt sie einen überlauten, lange anhaltenden Husten, den sie behauptet nicht unterdrücken zu können und geriert sich tief unglücklich. Bald darauf ist sie wieder sehr ausgelassen, belästigt ihre Umgebung durch Neckereien, kramt unzusammenhängende Erinnerungen aus, schimpft auf ihren Vater und auf ihre frühere Herrschaft, die sie schlecht behandelt hätten.

2. III. Nach Bromgebrauch (9,0 Br. Nat. pro die) ruhiger; wegen starker Akne wird das Medikament heute ausgesetzt und Patientin erhält $3 \times 0{,}5$ Sulfonal pro die.

3. III. Meist in unzufriedener hypochondrischer Stimmung. „Der Unterleib thut furchtbar weh, ich habe mir Schaden gethan.“ „Die anderen haben ja alle die Schwindsucht.“

6. III. Sulfonal ausgesetzt. Patientin ist ärgerlich und deprimiert, dabei immer noch ideenflüchtig. Morgens klagt sie über Mattigkeit und weint viel. „Ich will nicht werden wie die anderen, das sind doch alles Krüppel“, dann sagt sie wieder lachend: „Ich möchte keine verkrüppelten Füße haben.“ Später schimpft sie wieder viel auf alle möglichen Leute ihrer Bekanntschaft und klagt, daß sie nie das erreicht habe, was sie wollte.

7. III. Ruhig, verstimmt; nach der ruhigen Abteilung verlegt. Bettbehandlung.

9. III. Äußerst zahlreiche hypochondrische Ideen, — nicht selten mit lachendem Gesicht vorgebracht. — „Ich kann nicht essen“ — (ißt aber reichlich!) „Alles ist inwendig vertrocknet“ u. dergl. m. — Nach versuchsweiser Anwendung von Opium bezw. Morphium wurde Patientin stets aufgeregter.

10. III. Jammert über Schmerzen im Rücken. „Ich habe mal einen schlechten Apfel gegessen, davon kommt alles.“ „Die Zähne zittern mir.“ Bei diesen Klagen stöhnt sie laut und krümmt sich scheinbar vor Schmerzen. — Nachmittags ist sie wieder heiter und erotisch.

11. III. Stimmung besser; klagt über Halsschmerz. Objektiv geringe Rötung der Rachenschleimhaut.

17. III. Zunehmend maniakalisch. Patientin bringt jetzt ihre hypochondrischen Ideen in mehr scherzhafter Form vor. Z. B. äußert sie: „Ich bin ja zerbrochen“ und setzt dann lachend hinzu „na eigentlich nicht ganz.“

20. III. Ruhiger. Beim Besuch der Schwester zeigt sich Patientin ziemlich geordnet, nur etwas reizbar. Sie verrät zum erstenmal eine gewisse Krankheitseinsicht, indem sie zugiebt, daß sie „so wild“ war.

21.—25. III. Menses. Psychisch unverändert.

26. III. Stimmung wechselnd. Zuerst klagt sie sehr über den „dummen Kopf“, dann erzählt sie lachend von dem großen Klystierkasten ihrer Mutter.

6. IV. Die maniakalische Erregung nimmt wieder zu. Patientin zerreißt öfters Wäsche und übt allerlei sonstige Sachbeschädigung, als deren Urheberin sie dann eine beliebige Mitpatientin oder Wärterin angiebt. Auf die unruhige Station verlegt.

12. IV. Patientin befindet sich in heftigster motorischer Erregung, singt, schreit, zerreißt Kleider. Sie muß häufig isoliert werden.

16. IV. Etwas ruhiger, aber noch reizbar und unverträglich. Mit Bett isoliert.

14.—18. IV. Menses.

1. V. Seit einigen Tagen zeigt sich wieder der früher geschilderte Wechsel hypochondrischer und maniakalischer Züge. Mit den hypochondrischen Klagen (Frieren, Husten, Kopfweh, Leibweh) geht meist eine zornig gereizte Stimmung einher. Patientin ist dann fast ganz unzugänglich und liegt stundenlang mit dem Kopf nach der Wand gewendet. Zu anderen Zeiten ist sie ausgelassen heiter, motorisch erregt und treibt Unfug aller Art, so daß sie stundenweise isoliert werden muß.

Von Anfang des Mai ab ließ sich eine langsam aber dauernd fortschreitende Besserung konstatieren. Akute maniakalische Symptome sind seitdem nicht mehr aufgetreten und Patientin konnte daher im Bett und mit prolongierten Bädern behandelt werden; Schlaf- und Beruhigungsmittel waren nicht mehr notwendig. Dieses ungefähr bis zum Anfang Juli sich fortsetzende Stadium der Rekonvalescenz läßt sich im großen Ganzen als Hypomanie kennzeichnen. Auch dieser Zustand erhielt, ähnlich der früheren akuten maniakalischen Erregung, ein besonderes Gepräge durch die stunden- oder tageweise sich einschiebenden depressiv-hypochondrischen Zustände. Obwohl sich die Kranke sichtlich erholte, guten Schlaf, vorzüglichen Appetit und rasche Gewichtszunahme aufwies, klagte sie in den geschilderten Perioden über Kopf-, und Leibschmerz, Schwäche, Schwindel, derart, daß sie nicht gehen könne, das Kopfhaar sollte vertrocknet und verändert sein u. dergl. m. Ganz vereinzelt trugen diese auf ihren Körper bezüglichen Äußerungen einen mehr paranoiden Charakter. So behauptete sie einmal zornig, man wolle aus einem Mädchen einen Jungen machen, sie deutete zum Beweise auf einige Flaumhaare an ihrem Körper, die früher nicht dagewesen seien, und weinte heftig darüber, daß sie jetzt so aussehe.

Vereinzelte andere Wahnideen, die in dieser Zeit auftraten und von der Patientin zum Teil über einige Wochen hin hartnäckig festgehalten wurden — nämlich daß einige Verwandte von ihr auch in der Klinik eingeschlossen seien — mußten anfangs den Verdacht auf Hallucinationen erwecken, stellten sich aber bei zunehmender Besonnenheit der Patientin als ideenflüchtige Personenverwechslungen heraus.

Von Mitte Juli ab blieb die Stimmung gleichmäßig und ruhig. Es trat vollkommene Krankheitseinsicht ein. Die Erinnerung für die Krankheitsperiode war ziemlich gut erhalten. Über ihr früheres sexuelles Gebahren empfand die Kranke große Scham und weigerte sich, ihren Bräutigam wiederzusehen. Es sei noch bemerkt, daß die anfangs beobachteten körperlichen Symptome: Zittern der Hände und der Lippen, sowie Ungleichheit der Pupillen nicht mehr bestanden. — Am 1. VIII. 1898 wurde Patientin als geheilt entlassen.

Sie stellte sich am 1. IX. nochmals in meiner Sprechstunde vor. Ich fand sie körperlich von blühendem Aussehen und geistig völlig normal. Sie klagte nur, daß sie noch „hie und da" Kopfweh habe.

Es handelt sich hier um ein körperlich kräftiges, bisher geistig normales in geringem Grade belastetes (Alkoholismus der mütterlichen Ascendenz) Mädchen, das nach 7 oder 8 Wochen fortgesetzter Beschäftigung mit Vulkanisieren — die gewöhnlichen körperlichen Symptome: Mattigkeit, Appetitmangel waren vorangegangen — plötzlich geistig erkrankte. Die Form der Psychose ist zweifellos als eine typische mittelschwere Manie zu bezeichnen, bei der die im Beginn besonders ausgesprochene sexuelle Erregung, noch ehe die Kranke in der Klinik ein Asyl fand, verhängnisvoll für die viriginelle Intaktheit der Patientin wurde.[1] Auch hier findet sich im Beginn eine gewisse ratlose peinliche Stimmung (sie soll ein Rätsel lösen) und Andeutung von Verfolgungsideen (es wird ihr was nachgeredet; Herr S. hat sie aus der Welt schaffen wollen). Die Akme der maniakalischen Erregung, die vorübergehend an Tobsucht grenzte, fällt in die ersten 2 Wochen des klinischen Aufenthaltes, aber noch fast 2 Monate hindurch hielten die gehobene Stimmung, motorische Erregung und Ideenflucht in wechselnder Stärke an, bis im Mai eine langsam fortschreitende, erst nach über 5 monatlicher Dauer der Krankheit in Heilung übergehende Rekonvalescenz eintrat. Noch deutlicher wie in der vorhergehenden Krankengeschichte wurde bei dieser Patientin das unvermutete Einbrechen hypochondrischer Gedanken und Stimmungen mitten in einen manischen Vorstellungsverlauf und noch bis tief in die Rekonvalescenz herein ließ sich die Neigung zu hypochondrischer Deutung körperlicher Sensationen verfolgen.

Von körperlichen Anomalien wurde außer stark belegter Zunge, zu der sich hier ein charakteristischer Foetor ex ore gesellte, beobachtet starke Spannung und Arythmie des Pulses, Tremor der Hände und des

[1] Zu einer forensischen Erörterung des Falles ist es nicht gekommen. Es ist auch zweifelhaft, ob bei der nicht verwirrten, sondern nur manischen Patientin im gegebenen Moment die geistige Erkrankung für den Stuprator als Laien erkennbar war.

Facialisgebietes, Steigerung der Haut- und Sehnenreflexe, Herabsetzung der Schmerzempfindlichkeit, Weite und Differenz der Pupillen. Von degenerativen oder hysterischen Stigmata, auf die hier besonders genau gefahndet wurde, war in diesem Falle, ebensowenig wie in dem vorhergehenden etwas nachzuweisen.

### Fall XVII.

Pauline W., 21 Jahre, Arbeiterin in einer Gummifabrik. Aufgenommen in die psychiatrische Klinik am 22. I. 1886.

Anamnese: Stammt aus gesunder Familie, abgesehen davon, daß der Vater im Alter von 60 Jahren „etwas geistesschwach" starb und aus Eifersucht seiner Frau nach dem Leben getrachtet haben soll (Potator?).

Patientin selbst, sonst gesund, litt im 12. Lebensjahre an Bleichsucht. Vor zwei Jahren regte sie sich sehr auf über die Schandreden, welche der Vater gegen die Mutter schleuderte, und behauptet, seitdem bei Ärger „gedankenschwach" zu werden. Im Oktober 1885 und nochmals vor Weihnachten bekam sie einen Hautausschlag (und ähnlich auch ihre Mutter): rote Flecke und Pusteln am Arm und Hinterteil, nach Ausspruch des Arztes „keine Krätze", wogegen sie Verschiedenerlei anwandte.

Menses waren regelmäßig, zuletzt eben vor Ausbruch der Krankheit.

Seit dem 30. XI. 1885 war Patientin in einer Gummifabrik mit Vulkanisieren beschäftigt und litt gleich die ersten Tage an Kopfschmerzen. Die Angehörigen der Patientin geben über die Verhältnisse in der Fabrik an: „Die anderen Arbeiter klagen auch darüber: Kopfschmerzen, schlechten Appetit. Es riecht alles nach Schwefel. Es sind nur acht Mädchen beschäftigt, und es wechseln ca. 120 im Jahre."

Seit dem 17. I. 1886 ist sie aufgeregt, spricht etwas irre, schlägt die Bibel auf, verlangt von ihren Angehörigen, sie oder die Bibel anzusehen, und wird ausfallend, wenn es nicht geschieht. Sie schläft nicht des nachts, springt aus dem Bett; ißt wenig, behauptet Fieber zu haben und verlangt nach dem Arzte.

Am 18. I. abends redete sie viel durcheinander; als die Mutter ihr Ruhe gebot, weinte sie sogleich; später sprach sie sehr affektiert.

Am 19. I. fing sie an zu predigen und wurde unruhig in der Fabrik: „Ich habe das Fieber." „Unserm Meister bin ich gut."

Status präsens: Kleine, sehr kräftig gebaute Person von gesunder Gesichtsfarbe. Zunge dick belegt; Pupillen gleich weit, zeigen lebhafte Reaktion. Zittern der gespreizten Hände und der Zunge. Die Kranke spuckt reichlich schleimigen Speichel aus. Puls sehr beschleunigt (130). Innere Untersuchung unmöglich wegen zu großer Erregung. Letztere ist eine überwiegend heitere, mit Personenverwechselung und lebhafter Ideenflucht, wobei häufig religiöse Vorstellungen auftauchen.

Therapie: Laue Bäder, Chloral.

Verlauf:

27. I. Erregung hält an. Patientin zerstörte einen Gummitopf. Schlaf ziemlich gut. Gute Ernährung. Puls langsamer (86).

1. II. Giebt einige richtige Antworten, ist aber zänkisch und unverträglich.

4. II. Ruhiger, aber noch maniakalisch. Verlangte untersucht zu werden,

da sie einen Scheiden-Vorfall habe und daher oft nicht Wasser lassen könne oder sehr oft gehen müsse. Die Untersuchung ergiebt einen geringen Vorfall der vorderen Scheidenwand.

10. II. Ist noch etwas verwirrt, oft ungezogen. „Ich bin noch sehr krank, das Blut tritt mir zum Herzen, dann werde ich aufgeregt.“

16. II. Klagt noch über Drang nach unten. Bettruhe.

3. III. Kurz nachdem sie in der Klinik vorgestellt war, ließ sie sich zu Boden fallen, rollte sich hin und her und schrie laut auf. Aufgefordert, aufzustehen, erhob sie sich schließlich von selbst. Dann riß sie sich die Haarnadeln heraus, ließ sich aber anhalten, sie wieder aufzuheben. Nach der Isolierung beruhigte sie sich bald und gab an, es ginge ihr wie der Frau L. (Chorea magna), die sie öfters gesehen hatte.

4. III. Puls ständig beschleunigt (96—104), keine Temperatursteigerung. Die Kranke ist leicht reizbar, schimpft über alles. Die Hände zittern beim Spreizen der Finger, ebenso ist die Zunge etwas zitternd beim Hervorstrecken. Patientin fühlt sich sehr matt.

8. III. Puls bleibt beschleunigt. Klagen über Mattigkeit.

9. III. Puls langsamer infolge Bettuhe (84—86).

14. III. Patientin ist leicht empfindlich, klagt bei jeder Gelegenheit (die Weisheitszähne sind im Durchbrechen begriffen).

20. III. Verlangt vor drei Tagen aufzustehen; als ihr der Wunsch gewährt wurde, wollte sie wieder ins Bett. Puls wieder 96—104.

21. III. Verlangte nach der Bibel und knüpft daran ein längeres Räsonnement.

Ende März wurde Patientin ruhiger und vollständig geordnet. Der Puls blieb dauernd langsamer. Die Stimmung war wechselnd, zuweilen fühlte sich die Kranke völlig wohl, meist aber war sie reizbar, mürrisch, mißgestimmt. Dabei klagte sie fast stets über allerlei hypochondrische Sensationen, Magendrücken u. s. w. Sie war noch in der geschilderten Verfassung, als am 31. April auf Wunsch der Patientin die Entlassung erfolgte.

W. ist nach neuerdings (1899) eingezogenen Erkundigungen dauernd gesund geblieben. Sie ist seit November 1887 verheiratet.

Wir haben hier eine von einem schwachsinnigen und wahrscheinlich trunksüchtigen (Eifersuchtswahn!) Vater abstammende, offenbar etwas debile Person vor uns, die bisher gesund und körperlich sogar ausnehmend kräftig — nach 6wöchiger Thätigkeit in einem Vulkanisierraum[1] (nachdem die üblichen Prodromalsymptome (Kopfweh, Übelkeit) vorausgegangen waren) eine akute geistige Erkrankung zeigte. Sie wird plötzlich aufgeregt, verwirrt, schwatzhaft mit religiösen und auch wohl erotischen („unserm Meister bin ich gut“) Vorstellungen. Dabei hat sie offenbar ausgeprägtes körperliches

[1] Durch nachträgliche Erkundigung bei dem Gewerbeinspektor ist festgestellt, daß der Vulkanisierraum der in Betracht kommenden Fabrik in der fraglichen Zeit ein höchst gesundheitswidriges, schlecht ventiliertes und im Souterrain gelegenes Lokal war.

Krankheitsgefühl („ich habe Fieber", verlangt den Arzt). Die Erregung kennzeichnet sich in der Klinik, wohin Patientin am fünften Krankheitstag verbracht wird, als eine maniakalische, die unter heiterer Stimmung, Ideenflucht mit Bevorzugung religiöser Vorstellungen und Zerstörungsdrang ungefähr zwei Wochen lang auf der Höhe bleibt, um dann mit Hinterlassung eines wochenlang andauernden reizbaren zänkischen Wesens abzusinken. In dieser zweiten Phase treten dann hypochondrisch betonte Krankheitsgefühle wieder auffallend hervor. Ob es sich später bei der am 3. III. inscenierten Nachahmung eines Krampfanfalles um ein hysterisches Produkt oder um eine maniakalische Ungezogenheit handelt, ist nicht absolut sicher zu entscheiden, doch scheint die Abwesenheit sonstiger markanter hysterischer Züge im psychischen Krankheitsbild, sowie jeglichen Stigmas im letzteren Sinne zu sprechen. Bei andauernder Besonnenheit blieb dann noch bis zu der ca. drei Monate nach dem Abklingen der akuten Erregung erfolgten Entlassung eine launische morose, oft hypochondrische Gemütsart der Patientin bestehen. Man geht wohl nicht fehl, wenn man dieses Verhalten, ebenso wie die etwas atypische, durch Mischung heterogener Züge (religiös pathetisch!) ausgezeichnete Verlaufsweise der primär psychopathischen Grundlage zurechnet, auf der diese Psychose (im Gegensatz zu den beiden vorigen Fällen) erwächst.

Als somatische Begleiterscheinungen sind außer der charakteristischen, dick belegten Zunge und Salivation eine sehr bedeutende initiale Pulsbeschleunigung (bis 130) und spätere auffällige Schwankungen der Frequenz, ferner Tremor der Hände und der Zunge zu erwähnen.

## Resumé.

Es kann kein Zweifel sein, daß die drei vorstehenden, zu ganz verschiedenen Zeiten und von verschiedenen Beobachtern aufgezeichneten Krankengeschichten in ihren wesentlichen Zügen eine ganz frappante Übereinstimmung zeigen. Daß es sich in allen Fällen um ein dem Schulbegriff der Manie — charakterisiert durch motorische Erregung, Ideenflucht und vorwiegend gehobene Stimmung — entsprechendes Bild handelt, bedarf keiner besonderen Erörterung; daß übereinstimmend jugendliche Individuen geradezu robuster Konstitution betroffen wurden, sei nebenbei erwähnt. Ich will nur im wesentlichen diejenigen Punkte hervorzuheben suchen, in denen sich die vorliegende Varietät von dem allgemeinen Arttypus der Manie abhebt.

Vorweg sei bezüglich der Ätiologie erwähnt, daß weder die Heredität, die bei einer Kranken völlig fehlt, bei der andern nur geringfügig durch Alkoholismus der Ascedenz zweiten Grades, und nur bei der Patientin W. durch Potatorium des Vaters einigermaßen ausgesprochen ist, noch exogene Ursachen (Erschöpfung u. dergl.) in einem Grade vorhanden sind, die den Ausbruch einer Psychose erklären könnte. Es scheint daher schon per exclusionem die ätiologische Rolle des Schwefelkohlenstoffs gesichert. Hierbei tritt uns eine weitere Übereinstimmung in der Genese der Erkrankungen darin entgegen, daß die Geistesstörung in diesen drei Fällen am Ende des zweiten, bezw. im Verlauf des dritten Monats nach Übernahme der Vulkanisierarbeiten ausbrach. Niemals fehlen die charakteristischen nervösen Frühsymptome der $CS_2$-Vergiftung (Kopfweh, Übelkeit). Die geistige Erkrankung selbst setzt stets ziemlich akut ein. Regelmäßig scheint dem Ausbruch der eigentlichen Manie, bezw. der Einlieferung in die Anstalt ein mehrtägiger Zustand erregter Verwirrtheit mit mehr oder weniger ausgesprochenen ängstlichen und hypochondrischen Gefühlen (XVII.) oder auch Verfolgungsideen (XV. u. XVI.) vorausgegangen zu sein. Dann entwickelt sich im Laufe der ersten Krankheitswoche in rapidem Anstieg, vorübergehend bis zur Höhe tobsüchtigen Bewegungsdranges, die maniakalische Erregung, welche sich ein bis zwei Wochen akut erhält, um dann in dem ersten und letzten Fall ziemlich rasch, in dem zweiten erst nach mehrmaligem Wechsel von Remissionen und Exacerbationen auf das Niveau einer hypochondrischen reizbaren, morosen Stimmung abzusinken. Dieses letzte Stadium dauert relativ lange an und scheint zur Dauer der maniakalischen Phase in einem annähernd konstanten zeitlichen Verhältnis zu stehen. Denn es hielt bei Pat. S. am längsten, dagegen bei dem durch rasches Abklingen der manischen Erregung ausgezeichneten Fall XV am kürzesten an. Nun hat dieses hypochondrische Nachstadium an und für sich — abgesehen von seiner zeitlichen Ausdehnung — nichts Befremdliches, da etwas Derartiges als Ausdruck reaktiver Erschöpfung der Nervencentren wohl bei jeder mit starker motorischer Erregung einhergehenden Geistesstörung gelegentlich einmal vorkommen kann. Auffallend und m. E. der Schwefelkohlenstoffmanie eigentümlich ist dagegen der den drei geschilderten Erkrankungsfällen gemeinsame Umstand, daß ausgeprägt hypochondrische Züge auch schon im Beginn der Psychose, ja selbst auf der Höhe der manischen Excitation zu Tage treten, kurz daß die auf die Selbstempfindung des kranken Nervensystems bezüglichen Vorstellungen und

Gefühle sich wie ein roter Faden durch das sich aufrollende Krankheitsbild hindurchziehen. Die Erklärung für dieses Phänomen scheint sehr naheliegend. Es handelt sich ja bei unserer Krankheit nicht um einen endogenen, konstitutionell bedingten Zustand bestimmter motorischer Hirnmechanismen, sondern um die Wirkung eines Nervengiftes, welches gelegentlich bei gewissen Individuen — offenbar nach Maßgabe bestimmter (chemischer) Affinitäten der betreffenden Hirnbezirke — einen maniakalischen Symptomenkomplex hervorrufen kann, eines Giftes, dessen zeitlich primäre und konstante Wirksamkeit jedoch darin besteht, diejenigen Nervenapparate, welche dem Bewußtsein der Zustände im eigenen Körper, kurz dem Gemeingefühle vorstehen, in depressorischem Sinne zu beeinflußen. Letztere Thatsache wird erhärtet nur durch das gesetzmäßige Vorkommen und Vorwiegen peinlicher körperlicher Sensationen bei allen durch $CS_2$ hervorgerufenen Nervenkrankheiten und bei denjenigen Psychosen, in denen der Bewußtseinszustand des Kranken überhaupt eine deutliche Projektion seiner inneren Zustände erlaubt.[1]

Was die somatischen Symptome angeht, so können der Schwefelkohlenstoffgeruch aus dem Munde, das charakteristische Aroma und die Blässe des Harns nur in Fällen die frisch von der Arbeit eingeliefert werden (XV. u. XVI.) von diagnostischer Bedeutung werden. Wichtiger, weil stets mit der Höhe der psychischen Erkrankung gleichzeitig zu beobachten, ist das konstante Vorkommen von Pulsveränderung im Sinne einer sehr gesteigerten oder unregelmäßigen Frequenz und vermehrten Spannung. Dieses Symptom steht im Gegensatz zum Verhalten bei der gewöhnlichen Manie, bezw. Tobsucht, bei welcher nach Krafft-Ebing[2] „die Pulsfrequenz selbst durch excessive Bewegungsaktion wenig beeinflußt wird", wo der Puls „trotz heftigster Tobsucht oft eher verlangsamt als beschleunigt, eher klein als voll" ist. Ferner ist charakteristisch regelmäßig vorhandenes Tremor der Hände, der Zunge (gelegentlich auch der Facialismuskulatur).

[1] Man könnte sich die scheinbar heterogene Mischung von maniakalischen und hypochondrischen Elementen in unserem Krankheitsbild graphisch etwa so vorstellen, daß man den hypochondrischen Reizzustand als eine langsam ansteigende und abfallende oder asynthodische Kurve, die maniakalische Erregung als eine Wellenlinie, die sich aus zahlreichen fortschreitenden Wellen von geringer Wellenlänge aufzeichnet. Der Wellenberg interferiert auf seiner Höhe jedesmal mit der hypochondrischen Kurve und überlagert dieselbe, so daß letztere nur an den Stellen, wo die maniakalische Welle eine Thalbewegung ausführt, frei zu Tage treten kann.

[2] Krafft-Ebing, Lehrbuch. IV. Aufl. S. 372.

Während dieses Zittern bei anderen Manien äußerst selten und nur als Begleiterscheinung excessivster motorischer Erregung sich findet, besteht es hier oft wochenlang und unabhängig von dem Grade des maniakalischen Bewegungsdranges. Weniger prinzipiellen Wert möchte ich auf die bei zwei Patientinnen konstatierte allgemeine Herabsetzung der Schmerzempfindung und auf Steigerung der Sehnenreflexe legen, da diese Phänomene bei der Manie schlechthin oft vorkommen, obgleich sie andererseits als Symptome der Schwefelkohlenstoffintoxikation als solcher auch bei depressiven oder einfach nervösen Formen recht häufig sind.

Soviel glaube ich kann man wohl ohne allzugroße Kühnheit behaupten, daß die vorstehend besprochene Gruppe von Schwefelkohlenstoffpsychosen auf psychischem wie somatischem Gebiet so ausgesprochene Eigentümlichkeiten besitzt, daß man einfach aus dem Symptomenbild — ohne die toxische Ursache zu kennen — im stande sein wird, die Diagnose auf „Schwefelkohlenstoffmanie“ mit eben demselben Grade von Sicherheit zu stellen, als man etwa eine Alkoholparanoia von einer chronischen Verrücktheit schlechthin unterscheidet.

## Zweite Gruppe: Tobsüchtige Manie.

### Fall XVIII.

Julie R., 24 Jahre, Gummifabrikarbeiterin. Aufgenommen in die psychiatrische Klinik am 28. IX. 1886.

Anamnese: vakat. Hat bisher (wie lange?) in einer Gummifabrik vulkanisiert.

Vom Bezirksarzt in die Klinik geschickt mit der Begründung, daß sie an „Verfolgungsideen und Hallucinationen“ leide.

Status präsens:

28. IX. 1886. Patientin ist sehr erregt, maniakalisch, redet fortwährend durcheinander, springt von einem zum andern. Öfters kehren die Worte wieder: „Das ist sie, die mich frisiert hat; die hat mich veralbert auf dem Tanzboden.“ Spricht von ihrem „Franz“. — Bleiches, mäßig genährtes Mädchen von starkem Knochenbau. Gesichtsausdruck wechselnd: bald traurig, bald zornig erregt. Am Schädel nichts Abnormes; im Gesicht keine Lähmungserscheinungen; Pupillen ziemlich weit, reagieren etwas langsam.

Lungen: Leichte Bronchitis. Herztöne rein. Sonstige Organe ohne besonderen Befund. — Zur Zeit starke Menses.

Verlauf: 30. IX. Anhaltende Erregung. Menses noch stark. Die Kranke ist vollständig desorientiert, verkennt Personen, verweigert die Nahrung

2. X. Menses vorüber. Psychisches Verhalten wie vordem. — Patientin muß gefüttert werden.

4. X. Mittags Temperatursteigerung Auf der ganzen Thoraxseite links,

teilweise auch rechts findet sich klein- und mittelblasiges Rasseln, eitriger Auswurf (Bronchitis).

7. X. Bis heute immer Mittag- und Abendsteigerungen der Temperatur. Patientin ißt zeitweise allein. Maniakalische Ideenflucht geringer. Die Kranke verhält sich jetzt mehr feindselig-abwehrend, wahrscheinlich infolge Personenverkennung: „Sie sind es."

15. X. Sie glaubt, sie solle etwas verbrochen haben und sei deshalb im Gefängnis, „die Polizei habe sie aufgegriffen." Sie entschuldigt und verteidigt sich, sie hätte nichts verbrochen.

20. X. Will die Kleider nicht anziehen: zieht sie wieder aus und zerreißt sie: „Das sind nicht meine Kleider, das ist nicht mein Bett." — Zeitweise immer noch Temperatursteigerungen.

26. X. Hat die Idee, daß sie Sträflingskleider anhabe und zieht sich deshalb immer wieder aus. — Ideenkreis sehr beschränkt.

30. X. Psychisches Verhalten sehr wechselnd: Patientin ist oft tageweise relativ klar mit kaum merklicher Verwirrtheit, an anderen Tagen benommen und unzugänglich, verweigert dann die Nahrung, wirft das Geschirr fort. — Ein Brief, den Patientin an ihre Mutter zu schreiben versuchte, macht einen recht dementen Eindruck.

2. XI. Nachts Erbrechen mit Temperatursteigerung, früh Temperatur normal.

3. XI. Patientin ist sehr erregt, wirft plötzlich das Essen fort, zerbricht das Geschirr. Im Isolierraum läuft sie fortwährend umher und singt.

4. XI. Schlaflose Nacht. Frühmorgens ruhigere Stimmung.

7. XI. Patientin ist wieder ganz verwirrt, hält die Wärterin für ihre Wirtin, verkennt überhaupt Personen und Umgebung.

14. XI. Linke Pupille weiter als die rechte, rechts Facialisparese. Zunge zeigt fibrilläre Zuckungen.

19. XI. Vergiftungsideen: „Wer weiß, was alles in dem Essen ist; man hat hineingespuckt." Infolgedessen Nahrungsverweigerung.

28. XI. Langsame Besserung; Patientin noch sehr verwirrt, desorientiert und benommen.

8. XII. Öfterer Wechsel von annähernd klaren Zeiten mit solchen starker Benommenheit und Desorientiertseins.

22. XII. Patientin ziemlich klar, noch etwas befangen und schüchtern, arbeitet in der Nähstube.

Von da ab blieb die Kranke klar und geordnet, nur zur Zeit der Menses (7. I. 1887) zeigte sie sich vorübergehend etwas benommen und reizbarer. Sie wurde am 25. I. 1887 als geheilt entlassen.

Sie hat sich nach neuerdings (1899) eingegangenen Nachrichten 1891 verheiratet und ist seitdem gesund geblieben.

Nach einem kurz dauernden, vor der klinischen Beobachtung liegenden, anscheinend durch Verfolgungsideen gekennzeichneten Initialstadium wird die Höhe der Krankheit in der ersten Woche des klinischen Aufenthaltes erreicht durch eine bis zur tobsüchtigen Verwirrtheit anschwellende maniakalische Erregung; ob dieselbe mit der gleichzeitig bestehenden Menses zusammenhängt, muß unentschieden bleiben. Unter Abfall der Ideenflucht tritt dann eine mehr depressive Stimmung, die sich mit Verfolgungsideen verbindet und mehrfach zu Explosionen zorniger Erregung führt. Dabei besteht die Verwirrtheit fort. Im Anfang des zweiten Monats dauert diese Phase, wenn auch mehrfach von unvollständigen Remissionen unterbrochen, fort. Erst im dritten Monat kommt allmählich und zur Zeit der Menses noch Zeichen von reizbarer Verstimmung aufweisend, die Rekonvalescenz zu stande.

Über die konstitutionelle Grundlage dieser Psychose fehlt uns leider, mangels Anamnese, jede sichere Nachricht. Aus dem Text der Krankengeschichte scheint jedoch hervorzugehen, daß es sich um eine originär etwas beschränkte Person handelt.

Von somatischen Besonderheiten sind insbesondere die sehr markanten Pupillenstörungen (Weite, Trägheit Differenz), die fibrillären Zuckungen der Zunge und die Facialisparese zu registrieren. Das jugendliche Alter der Kranken läßt den naheliegenden Verdacht auf Paralyse nicht aufkommen und läßt nur die Deutung der obigen körperlichen Symptome als intoxikatorische Phänomene zu.

Im großen Ganzen dürfte sich auch die folgende skizzenhaft gegebene Beobachtung Voisin's, gleich der vorerwähnten, als tobsüchtige Manie ansprechen lassen; das deutliche Hervortreten der motorischen Erregung und Ideenflucht scheint nur diese Diagnose zu rechtfertigen. Bemerkenswert ist das durch Hallucinationen und Verfolgungswahn ausgezeichnete mehrtägige Vorstadium, welches für eine einfache Manie nicht gerade als typisch gelten kann. Die noch im Beginn der Rekonvalescenz auftretenden eigentümlich komplizierten Tiervisionen erinnern stark an hysterische Delirien. Man beachte auch in diesem Falle die auffällige Weite der Pupillen.

### Fall XIX.

(Voisin, Annales psychologiques 1884. Bd. XI. S. 453. Observation I.)

Ein 21 jähriges, nicht belastetes fleißiges und nüchternes Mädchen, welches seit dem 15. Sept. 1883 täglich 12 Stunden in einer Gummifabrik Kautschukballons vulkanisiert, verspürte acht Tage nach Beginn dieser Thätigkeit Kopfweh, Schwindel, Benommenheit mit stechenden Schmerzen in Händen und Füßen. Nach ca. drei Wochen bekam sie Verfolgungsideen und Hallucinationen. Sie glaubte des Diebstahls beschuldigt zu werden und sah sich von Polizisten verfolgt. Am 11. Okt. 1883 in die Salpetrière aufgenommen, zeigte sich die Kranke heftig erregt und verwirrt. Die Pupillen waren weit, aber von guter Reaktion. Im übrigen zeigten sich keine körperlichen Abnormitäten. Sie sang und reimte in ideenflüchtiger Weise und war ohne Schlaf.

Sie wurde mit Bädern, Brom und Nackenvesikator und Chloral behandelt. Zunächst ohne Erfolg.

Am 16. X. Menses. Aufregung dauert fort; Patientin ist zu Antworten nicht zu fixieren, sie singt in monotoner Weise: „Pour mon bon ami, le médecin vous le dira, pour mon fils Joseph (weint) pour 10 fr. que je lui ai volés. je t'en rendrai, mon parapluie, vous le verrez bien, j'ai un oncle cochon etc.“

Vom 25. X. an, nachdem Brom ausgesetzt und Morphium in steigenden Dosen injiciert worden war, wurde sie allmählig ruhiger. Im November traten noch vorübergehend Zustände erregten und gewaltthätigen Benehmens auf.

Am 25. XII. gab die Kranke an, daß sie Schlangen zu einem Mauerloch habe hinausschlüpfen sehen, und daß sie dieses Loch mit ihrem Halstuch verstopft habe.

Am 26. XII. war sie wieder ruhig und sah nichts mehr. Sie weint leicht. Im Januar traten keine Hallucinationen mehr auf. Patientin erholte sich völlig, hatte gute Krankheitserinnerung und wurde am 20. II. 1884 nach $4^1/_2$ monatlichem Aufenthalt als geheilt entlassen.

## Fall XX.

B., Arbeitersfrau, 30 Jahr. Aufgenommen in die psychiatrische Klinik am 5. X. 1896.

Anamnese: Mutter 55 Jahr alt, gesund. Vater unbekannt, da Patientin unehelich geboren ist. Patientin soll in der Schule „nicht sehr gescheit“ gewesen sein. Seit 1891 verheiratet, lebt in glücklicher Ehe. Keine Kinder, keine Fehlgeburten. Sie war von gutmütigem Charakter, nicht reizbar. Menses regelmäßig. — Hat als Kind keine schweren Krankheiten durchgemacht. 1892 Blinddarmentzündung, die noch einigemal recidivierte, seit einem Jahr aber nicht mehr aufgetreten ist. Patientin litt häufig an Magenkatarrhen; über nervöse Beschwerden hatte sie früher nie zu klagen.

In den letzten vier Jahren arbeitete sie in verschiedenen Fabriken, seit sieben Wochen in einer Patentgummiwarenfabrik, wo sie täglich am Nachmittag 2—3 Stunden Schläuche vulkanisierte. In den ersten Wochen, solange sie nur immer am Ende des Schlauches die durchlaufende $CS_2$-Flüssigkeit aufzufangen hatte, fühlte sie sich noch leidlich wohl; als sie dann aber selbst den „Schwefelalkohol“ mittels Trichter in die Schläuche hineingießen mußte, wobei sie sich wegen ihrer Kurzsichtigkeit sehr nahe über den Trichter beugen mußte, bekam sie nach drei Tagen „furchtbares Kopfweh“ in den Schläfen und Übelkeit. Abends war ihr immer „ganz dröhnig“ im Kopfe. Frühmorgens fühlte sie sich stets besser. Dann wurde sie eines nachts ängstlich und glaubte Spektakel zu hören. Am folgenden Tage ging sie wieder in die Fabrik, dort hörte sie sagen: „Wenn dir dein Mann lieb ist, mach daß du fortkommst, du mußt dir das Leben nehmen.“ Ferner giebt Patientin noch an, daß sie sich drei Tage vor der Aufnahme (2. X.), als sie sich schon krank und aufgeregt fühlte, sehr über eine Mitarbeiterin geärgert habe, welche ihr vorwarf, daß sie ihrem Manne untreu sei. (Hallucination?)

Am 3. X. bemerkte der Ehemann, daß Patientin verwirrt redete.

Am 4. X. zeigte sie starke ängstliche Erregung; sie wiederholte beständig: „Den Humbug den glaube ich nicht, den sie mir drüben vorgemacht haben.“

Sie wollte durchaus von Hause weglaufen und wurde deshalb am 5. X. der Klinik zugeführt.

Status präsens: Ziemlich große, magere anämische Frau. Puls 82, mittelkräftig. Pupillen weit, reagieren prompt und ausgiebig, Augenbewegungen frei. Zunge fibrillär zitternd. Patellarreflexe und Achillessehnenreflexe rechts gesteigert. Fußklonus angedeutet. Schmerzempfindlichkeit herabgesetzt. (Genauere Untersuchung ist wegen Unruhe der Patientin z. Z. nicht ausführbar. Die nachträgliche ausgeführte Untersuchung zeigte keine weiteren Abnormitäten an inneren Organen und am Nervensystem. Schädel klein, 52 Umfang. Ohrläppchen angewachsen. Obere Schneidezähne stark vorstehend.)

Patientin ist bei der Aufnahme örtlich orientiert, zeitlich nicht genau. Einzelne Fragen nach ihren persönlichen Verhältnissen beantwortet sie richtig, auf andere hat sie anscheinend keine Lust zu reagieren. Sie macht einen zerfahrenen und unaufmerksamen Eindruck. Ob sie halluciniert, ist nicht sicher; bemerkenswert ist, daß sie einmal an die Thüre pocht und behauptet, ihr Mann sei draußen. Stimmung wechselnd, meist sehr gehoben, zwischendurch wieder weinerlich. Deutliche motorische Unruhe.

Verlauf: In den folgenden Tagen wurde Patientin unter Brombehandlung etwas ruhiger, zeitweise etwas benommen. Vorübergehend (7. X.) trat eine ängstliche Erregung hervor; Patientin lief rastlos umher, wälzte sich im Bett und jammerte wie ein Kind.

Vom 9. X. ab war sie ausgesprochen maniakalischer Stimmung und war zu Fragen nicht mehr zu fixieren. Sie zeigt ein kindisches Benehmen bei starker motorischer Unruhe, klatscht in die Hände, kreischt, singt, ruft ihren „Papa“.

Vom 13.—22. X. ließ die maniakalische Erregung langsam nach, doch war Patientin noch ausgesprochen erotisch.

Vom 22. X. wurde Patientin geordneter, die Stimmung schlug ins Weinerliche um. Patientin machte einen körperlich matten Eindruck und bot auch psychisch starke Ermüdbarkeit. Sie blieb dann klar, aber noch etwas erotisch, dabei zu körperlichen Klagen geneigt. Sie hatte leidliche Krankheitseinsicht und -Erinnerung.

Am 8. XI. wurde sie — auf Antrag des Mannes — als Rekonvalescentin entlassen. —

Zweite Aufnahme: Zwei Jahre später, am 14. X 1898, wurde die Kranke wiederum der Klinik zugeführt. Sie soll nach der Entlassung noch über einen Monat lang etwas kopfschwach gewesen sein. Dann war sie bis zur zweiten Aufnahme psychisch gesund, jedoch litt sie — was früher nie der Fall gewesen — häufig an Kopfschmerzen und es war ihr oft „recht ernst zu Mute“.

Im ersten Jahre nach der Entlassung verrichtete sie nur häusliche Arbeiten, im zweiten Jahre nahm sie erst eine, dann dazu noch eine zweite Aufwartestelle an, entgegen dem Wunsch ihres Mannes, der jede Überanstrengung der Patientin vermeiden wollte. Nach Ansicht des Mannes ist die zweite Erkrankung im Anschluß daran ausgebrochen, daß die stets abergläubische Frau ca. 8 Tage vor der zweiten Aufnahme sich Karten schlagen ließ, wobei ihr baldiger Tod prophezeit wurde. Seitdem soll Patientin schlaflos gewesen sein. Patientin selbst giebt (nachträglich) als mögliche Ursache ihrer Erkrankung an, daß sie sich vor einigen Tagen sehr erschreckt habe, weil sie in ihrem Aufwartedienst von einem Schutzmann erwischt und aufgeschrieben worden sei, als sie gerade Bettzeug verbotenerweise nach der Straße zu ins Fenster ausgelegt habe. (Thatsache!) Es kam ihr danach alles so sonderbar vor, hinter einer Tapetenthür glaubt sie immer Mörtel herabfallen zu hören, es schien ihr als ob die Augen auf der Photographie einer Freundin kollerten. Am 11. X. abends äußerte sie Angst und fürchtet sich nachts von ihrer Aufwartung nach Hause zu gehen. Am nächsten Morgen war sie verwirrt und lachte unmotiviert. Sie wurde deshalb am 11. X. der psychiatrischen Klinik zugeführt.

Der körperliche Zustand zeigt gegenüber der früheren Untersuchung keine wesentliche Änderung. Bei der Aufnahme macht sie einen erregten Eindruck, ist unaufmerksam und etwas ideenflüchtig, dabei jedoch orientiert. Die Stimmung schwankt nnmotiviert zwischen Lachen und Weinen. Gesichtsausdruck eigentümlich schlaff und dement. Das Benehmen der Patientin in den folgenden Tagen war wechselnd, trug aber durchweg das Gepräge der Albernheit. Manchmal blieb sie stundenlang ruhig im Bett, kroch unter die Bettdecke und verhielt sich völlig abweisend. Dann wurde sie plötzlich aufgeregt, weinte und heulte laut, lachte und sang dazwischen; diese Ausbrüche nahmen an Häufigkeit zu, so daß die Kranke vom vierten Tag an meist isoliert gehalten werden mußte.

Dieser Wechsel maniakalisch-läppischer Erregung und stumpfer, mit den Zeichen körperlicher Mattigkeit einhergehender Apathie wiederholte sich in stunden- oder tagelangen Abständen bis gegen Mitte Oktober. Dann war sie mehrere Wochen hindurch tiefer verwirrt in den erregten und benommen in den ruhigen Perioden.

Vereinzelte Hallucinationen, meist erotischer Natur (hört nachts Herren kommen u. s. w.) und inkohärente Wahnideen oft läppischer Färbung traten in dieser Zeit auf: „Sie sei im Jesuitenhaus, ihre Schwiegermutter sei vertauscht mit der ihres Dienstherrn.“ Sie glaubt heimlich operiert zu sein u. s. w.

Gegen Ende November wurde sie ziemlich rasch ruhiger und geordnet. Erholt sich auch körperlich rasch. Nachdem sie 14 Tage lang völlig klar und ruhig geblieben war, mußte sie am 5. VII. 1898 auf Wunsch des Ehemannes entlassen werden. Sie bot bei der Entlassung außer einem Schwachsinn geringen Grades, der sich namentlich in einer gewissen Schlaffheit des Gesichtsausdrucks und mangelnder Spontaneität des Denkens äußerte, nichts Psychopathisches mehr.

Die Besonderheit dieses Falles liegt darin, daß einer, anscheinend durch Schwefelkohlenstoff verursachten Psychose nach Verlauf von zwei Jahren ein zweiter akuter Anfall von Geistesstörung folgt, ohne daß eine toxische Ursache dafür vorliegt. Wäre der erste Anfall der einzige geblieben, so würde man nicht den geringsten Grund haben, an der toxischen Natur desselben zu zweifeln, denn das Fehlen anderer krankmachender Einflüsse endo- oder exogener Natur, die charakteristischen Prodromalsymptome, das akute Einsetzen der Störung sofort nach Steigerung der toxischen Schädlichkeit sprechen eindeutig dafür. Auch der klinische Verlauf — nach einem Initialstadium ängstlicher Erregung mit Verfolgungsideen, eine ca. zwei Wochen andauernde maniakalische Erregung mit ausgesprochen läppischem Gepräge, darauf rascher Übergang zu reaktiver Erschöpfung, die sich durch depressive Stimmung und lang anhaltende neurasthenische Symptome auszeichnet — erinnert lebhaft an die beiden vorher besprochenen, unbestritten toxischen Erkrankungsfälle.

Inwiefern wird nun die Auffassung dieses Thatbestandes durch den zweiten, sicherlich nicht durch $CS_2$ ausgelösten Anfall von Geistesstörung geändert? Haben wir diese zweite Erkrankung als ein durch Gelegenheitsursachen (Schreck!) ausgelöstes Recidiv, bezw. als eine Exacerbation der früheren, vielleicht nicht völlig zur Ausheilung gekommene Schwefelkohlenstoffpsychose anzusehen? Das wäre bei der hinlänglich bekannten Eigentümlichkeit des Giftes, dauernde, bezw. irreparable Schädigungen der Nervenelemente hervorzurufen, wohl denkbar, ermangelt jedoch des klinisch-anamnestischen Beweises, daß Patientin in der Zwischenzeit wirklich nennenswert psychopathisch geblieben ist. — Oder aber liefert der spätere dem ersten ziemlich konforme Anfall den Beweis dafür, daß es sich um ein periodisches Irresein handelt, dessen erstes Auftreten zufällig mit dem Aufenthalt der Kranken in dem Vulkanisierraum zusammentrifft? Ein derartiger Zufall ist natürlich nicht mit absoluter Sicherheit auszuschließen, er wird aber äußerst unwahrscheinlich gemacht durch folgende Erwägungen:

1. die Erkrankung bricht gerade in dem zweiten Monat nach Beginn der Schwefelkohlenstoffeinwirkung aus, also in einer Zeit, die nach feststehender Erfahrung den Prädilektionstermin für Ausbruch von $CS_2$-Psychosen bildet;

2. stimmen die nervösen Prodromalsymptome wie der psychisch-klinische Verlauf völlig überein mit den schon beschriebenen Manien toxischer Herkunft;

3. fehlt der Nachweis für die hereditär-konstitutionelle Grundlage, der für eine rein endogen bedingte periodische Geistesstörung zu fordern wäre.

Betrachtet man die Sachlage völlig objektiv und sieht von Hypothesen ab, so stellt sie sich so dar, daß einer ihrer Genese nach toxisch erscheinenden Psychose nach einer zweijährigen Pause relativ normalen Verhaltens ein zweiter, dem ersten im klinischen Verlauf sehr ähnlicher und daher als periodisch imponierender Anfall von Manie folgt. Wir können beide Ereignisse sehr ungezwungen unter einen Gesichtspunkt bringen, wenn wir uns erinnern, daß ein periodisches Irresein zwar stets eine degenerative Grundlage voraussetzt, daß aber diese Degeneration des Gehirns nicht immer rein endogen oder hereditär zu sein braucht, sondern daß sie auch, wenngleich seltener, im reifen Leben erworben werden kann, z. B. durch chronische Alkoholexcesse oder durch ein Trauma capitis.[1] Es steht u. a. fest (eigene Beobachtung), daß gewisse Individuen, nachdem sie einmal eine zweifellos alkoholistische geistige Störung durchgemacht haben, später spontan oder nach geringen äußeren Anlässen von neuem in ähnlicher Form geistig erkrankten, auch wenn die Alkoholexcesse aufgehört haben. Der Alkohol hat dann offenbar dauernde cerebrale Veränderungen hinterlassen, die durch irgend eine an sich geringfügige Gelegenheitsursache wieder als Geistesstörung manifest werden. Warum sollte nicht auch der $CS_2$, ein Gift, das nachgewiesenermaßen die Neigung hat, dauernde Läsionen der Nervensubstanz zu hinterlassen, in gleicher Weise eine bleibende Prädisposition zu geistiger Erkrankung schaffen können? Mit einem Wort, es liegt kein Grund vor, den vorliegenden Fall von Geistesstörung trotz seiner scheinbaren Periodicität nicht als ein Produkt der $CS_2$-Vergiftung zu reklamieren.

### Fall XXI.

L., Paul, 19 Jahre, Gummifabrikarbeiter. Aufgenommen in die psychiatr. Klinik am 31. III. 1893.

Anamnese: Eine Schwester des Paticnten soll an Krämpfen gelitten haben. Er selbst wuchs in sehr ärmlichen Verhältnissen auf. Patient besuchte die Dorfschule; da ihm das Lernen schwer fiel, blieb er ein Jahr länger darin. Mit 15 Jahren arbeitete er auf dem Lande, von 1888 an in einem Kaliwerk 4 Jahre. Nachdem er dann kurze Zeit in einer Baumwollenspinnerei beschäftigt und noch 4 Monate lang als Hausdiener und Kellner thätig gewesen war, kam er vor 2 $^1/_2$ Monaten in eine Gummifabrik. Er hatte in letzter Zeit Kopfschmerzen. Er hat anscheinend früher onaniert. — Aus dem bezirksärztlichen Zeugnis geht hervor, daß Patient an Größenideen leidet.

Status präsens (3. IV. 1893): Größe: 152 cm; mittlere Muskulatur, geringes Fettpolster, kräftiger Knochenbau, Gewicht: 102 Pfund.

Gesicht und Konjunktiva etwas bleich. Schädel breit, Umfang: 55,2 cm. Augenbrauen in der Mitte zusammengewachsen. Pupillen mittelweit, gleich, reagieren prompt. Ohren: das linke ist größer als das rechte, deutliche Spinae beiderseits. Zunge stark belegt, wird gerade hervorgestreckt, stark fibrillär zitternd. L. Hoden sehr klein. Epispadie. — Heftiger Tremor des ganzen Körpers. Kein Romberg. Patellarreflexe gesteigert. Leichter Fußklonus Hautreflexe stark gesteigert. Idiomuskuläre Erregbarkeit deutlich erhöht (Querwulst).

---

[1] v. Krafft-Ebing, Lehrbuch d. Psychiatrie. IV. Aufl. S. 479.

Der Kranke ist fortgesetzt stark erregt und muß isoliert werden. Seine Grundstimmung ist heiter. Seine Äußerungen haben etwas Gewichtiges und werden gethan, als ob er etwas Bedeutsames ankündigen wolle. Er spricht stets im Prophetentone: „er hat große Pläne, große Erfindungen gemacht." Alles was er sieht, will er umgestalten; „er ist im Jahre 1 geboren und so alt wie der Vater."

Über seine Verhältnisse läßt sich nichts Sicheres herausbekommen, weil er alle Antworten im Sinne seiner Wahnideen giebt. Außerdem giebt er an, daß er die Stimme seines Schatzes, seines Bruders und Gottes gehört habe. Er spricht häufig von ihm gemachten „Einflüsterungen". Er hat auch Gesichtshallucinationen: er sah kleine schwarze Schatten. Ununterbrochen predigt er über seine Eigenschaften, Pläne u. s. w.

Verlauf: 2. IV. Patient ist fortgesetzt ideenflüchtig, erregt und euphorisch, verwechselt die Personen (hält den Arzt für seinen Vater u. s. w.), schiebt ganz nebensächlichen Dingen eine große Bedeutung unter, glaubt z. B., daß er durch den Knopf an seinem Schlafanzug mit einer Telegraphenleitung in Verbindung stehe. Die Küchenglocke hält er für die „Sünderglocke"; durch ein kleines Loch in der Thür „geht der Mond auf". Als nach Öffnung des Ladens die Sonne etwas ins Zimmer scheint, schreit er „jetzt geht mir ein Licht auf".

Äußert Größenideen z. T. recht kindischer Natur: Er sei Kaiser, sein Kaiser-(Meister-?)stück habe er schon gemacht. Ferner halluciniert er, hört u. a. seinen Namen „Paul" rufen.

Am 10. IV. wurde er ruhiger und konnte nach dem Wachsaal verlegt werden.

12. IV. Wieder erregt, verläßt sein Bett, schleppt Bettzeug aus fremden Betten zusammen, gießt anderen Patienten Bier ins Gesicht, führt sich unanständig auf. Schließlich verlangt er selbst wieder „in die Zelle, um sich mit dem Mond zu verständigen".

13. IV. Nachts isoliert, liegt Patient bei der Morgenvisite quer vor der Zimmerthür. Abends wieder ruhig, so daß er im Wachsaal schlafen kann.

14. IV. Ruhiges euphorisches Verhalten: „Ich träume immer so viel und was ich träume, gefällt mir immer so außerordentlich." Möchte gerne eine Bibel haben mit Bildern oder ein Gesangbuch.

Gewicht 101 Pfund (— 1 Pfund).

18. IV. Bleibt ruhig im Bett. Sein ganzes Wesen macht einen ausgesprochen schwachsinnigen Eindruck. Er stellt kindische Vergleiche und Betrachtungen an, gefällt sich darin, Luftschlösser auszumalen, „möchte gern etwas Großes werden".

21. IV. Wieder erregt, schläft sehr viel, mischt sich in alles, kratzt Löcher in die Wand. Droht alles zu zerreißen, wenn er isoliert werde.

Vom 23. IV. an ruhiger geworden, zeigte er ein albernvergnügtes Benehmen. Am 25. IV. äußert er lachend z. B.: „Ich habe einen Traum gehabt, ich würde wieder arbeiten, und zwar sollte ich Affen lausen. — Die Liebe auf dem Nachttopfe — Amen, und weiter kann ich nicht." Dann giebt er allen Anwesenden den Segen und dergleichen mehr. — Zeitweise schwatzt er viel vor sich hin oder er singt laut und treibt allerhand Dummheiten. — Am 29. IV. war er einen Tag hindurch absolut still und durch nichts zum Sprechen zu bewegen. In den ersten Tagen des Mai kehrte die läppische Erregung wieder, er neckt und reizt die Mitpatienten, zerreißt Kleidungsstücke, ist aber stets wie umgewandelt sanft, wenn der Arzt kommt, und weist mit Entrüstung jeden Tadel zurück. — Am 2. V. mußte er sogar vorübergehend noch einmal isoliert werden.

In der zweiten Woche des Mai wurde er jedoch ruhiger und verständiger und blieb von da ab in ununterbrochener Rekonvalescenz, nur eine gewisse Unverträglichkeit haftet dem Patienten noch zuweilen an.

Am 26. VI. 1893 wurde er als geheilt entlassen.

Nach Erkundigungen, die ich vor kurzem eingezogen habe, ist der Kranke bis heute, d. h. 5 $^1/_2$ Jahre nach seiner Entlassung, gesund geblieben. Er arbeitet in einem Flaschenbiergeschäft, ist verheiratet und hat gesunde Kinder.

Bei diesem 19jährigen Patienten, welcher nach 2 $^1/_2$ monatlicher Beschäftigung in der Gummifabrik an akuter Geistesstörung erkrankt, drängte sich der hebephrenische Charakter der Geistesstörung von vornherein deutlich hervor. Neben der von Anfang an bestehenden heftigen maniakalischen Erregung macht sich stets ein gespreiztes theatralisches Wesen geltend. Die massenhaft und unzusammenhängend geäußerten, teils mit Hallucinationen verbundenen Größenideen tragen das Gepräge geistiger Unreife und Schwäche. Nachdem in den ersten 8 Tagen die stärkste motorische und hallucinatorische Erregung vorüber ist, kommt die moriatische Grundstimmung noch klarer zum Vorschein. Im Verlauf eines Vierteljahres stellt sich dann allmählich ein besonnenes und gesetzteres Verhalten wieder ein, so daß der Kranke am Ende des vierten Monats als (relativ) geheilt bezeichnet werden kann. Von einer nur relativen geistigen Integrität muß man deshalb sprechen, weil die Anamnese sowohl was Belastung als was mangelhafte geistige Entwicklung betrifft, eindeutige Daten giebt, welche durch den objektiven somatischen Befund, der eine Reihe von Degenerationszeichen und Entwicklungshemmungen aufweist, noch bekräftigt werden. — Als eine durch die Intoxikation bedingte körperliche Komponente fällt wohl der allgemeine Tremor ins Gewicht, während für die übrigen motorischen Reizerscheinungen (Steigeruug der Reflex- und Muskelerregbarkeit) aus den mehrfach erörterten Gründen die Bedingungen nicht so klar liegen, wenn auch hier ein toxischer Faktor wahrscheinlich in Betracht kommt.

Die vorstehenden vier Beobachtungen sind den maniakalischen Formen untergeordnet worden, weil sie auf der Höhe der Krankheit die entscheidenden Charaktere der maniakalischen Erregung — erleichterte Auslösung von Bewegung und Vorstellung — längere Zeit hindurch erkennen lassen. Es ist aber nicht zu leugnen, daß diese

Charaktere hier nach Intensität und Qualität nicht mehr dem Begriff der einfachen Manie entsprechen. Motorischer Drang und Ideenflucht steigern sich öfters bis zur Tobsucht oder zur Verwirrtheit. Die Stimmung ist nicht einfach gehoben, wie bei der vorigen Gruppe, sondern entweder zornig gereizt, oder läppisch, dabei sind Stimmungsschwankungen viel häufiger und stärker. Während sich bei der I. Gruppe nur kurzdauernde Intervalle hypochondrischer Stimmung, offenbar durch körperliche Sensationen hervorgerufen, in den manischen Verlauf einschieben und die Sinneswahrnehmungen im übrigen kaum gestört sind, kommt es hier zu schweren depressiven Affekten, Wahnvorstellungen und vereinzelten Sinnestäuschungen. Bei XVIII wird die manische Erregung abgelöst durch ein länger sich hinziehendes, durch Verfolgungsideen gekennzeichnetes depressives Stadium. Bei allen Fällen außer dem letzten geht ein ebensolches über mehrere Tage sich erstreckendes Persekutionsdelir als Einleitung der Psychose der maniakalischen Phase voraus. Letzteres Verhalten erinnert an eine andere toxische Störung, das Alkoholdelirium, das jedoch im übrigen in seinem raschen gleichförmigen Verlauf und kritischen Abschluß keine weitere Analogie zu unserem Gegenstand bietet. Nach Ablauf der akuten Symptome, welche bei dem kurzdauernden Fall XX schon nach drei Wochen, bei den beiden anderen etwa nach zwei Monaten abklingen, trat eine relativ langwierige Rekonvalescenz ein, die nach 2—4 Monaten mit voller Heilung endigte. Bemerkenswert ist die nur im letzten Fall fehlende Pupillenerweiterung, in einem Fall von träger Reaktion begleitet, und der bei allen Leipziger Beobachtungen konstatierte Tremor.

Wenn wir den konstitutionellen Faktor ins Auge fassen, über den mir in meinen eigenen Fällen positive Nachrichten vorliegen, handelte es sich um mäßig ernährte, etwas anämische, aber nicht hochgradig erschöpfte Individuen. Alle scheinen von geringer geistiger Begabung, jedoch ist nur im letzten Fall eine ausgesprochene psychopathische oder hereditäre Belastung nachzuweisen.

Über die Dauer der $CS_2$-Einwirkung wissen wir, daß sie bei XX sieben Wochen, bei dem Voisin'schen Fall nur drei Wochen betrug, wobei jedoch zu erwägen ist, daß in der Pariser Fabrik die tägliche Arbeitszeit im Vulkanisierraum fast dreimal länger ist als in der Leipziger.

Der Vollständigkeit halber schließe ich den bisher geschilderten Fällen von maniakalischer Geistesstörung noch eine Beobachtung von DELPECH[1] an, welche zeitlich die erste ihrer Art, jedoch leider nicht ausführlich genug ist, um ein scharf nüanciertes Bild des individuellen Krankheitsfalles zu geben; sie genügt dennoch, um wenigstens die Diagnose auf einen maniakalischen Zustand zu stellen:

### Fall XXII.

R., 44 Jahre, nicht belastet. Er ist seit 7 Jahren in einer Gummifabrik, hatte jedoch in derselben früher nie mit $CS_2$ zu thun. Seit 2 Monaten wurde er als Vulkaniseur beschäftigt. Bereits nach einmonatlicher Dauer dieser Beschäftigung begann er sich geistig zu verändern, er wurde schwatzhaft, lachte ohne Grund. Schlaf und Appetit wurden schlecht. Nichtsdestoweniger konnte er seine Arbeit noch ungefähr 6 Wochen lang fortsetzen, jedoch zeigte er in dieser Zeit zunehmende Erregung und Ideenflucht. Er lief vom Hause weg, machte lange Märsche, brachte das ganze Hauswesen in Unordnung, begann zu trinken, schrie, schlug seine Frau, und entwickelte gleichzeitig eine ganz exzessive sexuelle Begehrlichkeit.

Am 24. Oktober 1864 wurde er in die Irrenanstalt Bicêtre aufgenommen.

Am 25. X. 1864 heftigste Aufregung: Der Kranke muß gebunden werden und die Zwangsjacke bekommen. Er hat massenhafte Gesichts- und Gehörshallucinationen, glaubt ein glänzendes Schauspiel Karossen und allerlei großartige Dinge zu sehen. Er spricht vom Kaiser, von Geld und sonstigen Herrlichkeiten. Er ist inkohärent und weitschweifig. Der Puls ist mäßig beschleunigt, die Verdauung nicht gestört.

Therapie: Bäder, tonisierende Ernährung; 10 cg Extr. thebaic. pro die.

Am 27. X., nachdem er in der Nacht zuvor etwas geschlafen hatte, wurde Patient bedeutend ruhiger, er gab richtigere Antworten und zeigte beginnendes Krankheitsbewußtsein.

Am 30. X. war er völlig ruhig, schlief gut, aß mit Appetit. Er bot nur noch Abgeschlagenheit, Kopfweh und etwas Konfusion in seinem Denken. Er drückt sich noch schlecht aus, verwickelt sich bei seinen Erzählungen in Details. — Er war stark abgemagert.

In den nächsten 14 Tagen erholte er sich körperlich rasch und erlangte seine vollen geistigen Fähigkeiten wieder, so daß er am 14. November 1864 geheilt entlassen werden konnte.

Wir ersehen aus dieser Krankheitsgeschichte, daß bald nach Einwirkung der $CS_2$ eine zunächst mäßige maniakalische Exaltation auftritt, die im Verlauf einiger Wochen allmählich bis zu tobsüchtiger Erregung mit Größendelirien anschwillt, um nach kurz dauernder Akme (24—27. X.) in ein Stadium reaktiver Erschöpfung überzugehen. Genauere Daten über den körperlichen Befund fehlen leider; es ist daher bei dem im Prädilektionsalter der Paralyse

[1] DELPECH, a. a. O. Observation. I.

stehenden Manne die Möglichkeit einer Paralyse nicht auszuschließen. Doch scheint ätiologisch bemerkenswert, daß hier ein Mensch, der seit Jahren bei voller Gesundheit in einer nicht mit $CS_2$ arbeitenden Abteilung der Fabrik angestellt ist, von dem Moment an, wo er in den Vulkanisierraum tritt, Beschwerden bekommt, und nach vier Wochen bereits die Anfänge einer geistigen Erkrankung zeigt. —

Ein anderer, mir leider nur im Referat zugänglicher Fall anscheinend einfacher Manie von zweimonatlicher Dauer nach $CS_2$-Vergiftung stammt von Peterson (Fall I). Zwei weitere Fälle, die der amerikanische Autor als „Schwefelkohlenstoffmanie“ veröffentlicht hat, würden nach deutscher Terminologie zu den Zuständen depressiver Erregung gehören.

---

Will man die sämtlichen maniakalischen Formen[1] in ihren gemeinsamen Eigentümlichkeiten kurz zusammenfassen, so schwankt zunächst die Inkubationszeit — so wollen wir die Zeit, während welcher $CS_2$ bis zum Ausbruch der psychischen Erkrankung eingeatmet wird der Kürze halber bezeichnen — zwischen $1^3/_4$ und 3 Monaten, beträgt also im Durchschnitt mehr als 2 Monate. Der Ausbruch der maniakalischen Erregung erfolgte ziemlich brüsk, nachdem in der Regel (eine Ausnahme!) ein wenige Tage dauerndes Stadium ängstlicher Erregung mit Verfolgungsideen vorausgegangen war. Da der spezielle psychische Verlauf der beiden Unterformen bereits eingehend besprochen ist, so erübrigt noch, der der ganzen Gruppe gemeinsamen somatischen Reizerscheinungen zu gedenken. Von diesen fand sich fast konstant Tremor der Hände (seltener der Zunge) und Steigerung der Sehnenreflexe, und soweit überhaupt diesbezügliche Notizen vorliegen, Pulsbeschleunigung bezw. Arythmie. Ziemlich häufig waren Pupillenstörungen meist in Form von auffälliger Weite, Differenz, einmal auch träge Reaktion.

Der Ausgang war stets günstig; die Dauer der Krankheit bis zur Entlassung gerechnet betrug im Durchschnitt etwas weniger als 3 Monate. — Differentialdiagnostisch kommen gegenüber ähnlichen nichttoxischen (endogenen) Krankheitsbildern in Betracht außer dem typischen Prodromalstadium und Beginn (initiales Persekutionsdelir!), was bei anderen Manien wohl auch gelegentlich, doch nicht in

[1] Ich sehe dabei von den unvollständig beobachteten fremden Fällen ab und berücksichtige nur die Beobachtungen aus der Leipziger Klinik.

dieser Regelmäßigkeit, vorkommt) der spezifisch toxische Tremor, die übrigen erwähnten motorischen Reizerscheinungen und der relativ schnelle Ablauf, da die Durchschnittsdauer der endogenen Manien nach einer Berechnung, die ich dem diesbezüglichen Material unserer Klinik aus den letzten 5 Jahren entnehme, gegen 4 Monate beträgt.

## B. Depressive Formen.

## Erste Gruppe: Heilbare[1] Psychosen.

### a) Deliriöse Formen.

#### Fall XXIII.

H., Elisabeth, Arbeiterin in einer Gummifabrik, 22 Jahre alt. Aufgenommen in die Psychiatr. Klinik am 9. XII. 1885.

Anamnese (seitens der Stiefschwester): Der Vater war herzleidend, starb im Alter von 62 Jahren; die Mutter war unordentlich und beging Selbstmord, weil sie sich mit Gebärmutterkrebs behaftet glaubte.

Als kränkliches und schwächliches Kind war Patientin furchtsam und lebte still und abgeschlossen, lernte aber gut in der Schule. Sie soll von jeher etwas albern gewesen sein. Die Menses waren regelmäßig. — Während sie zuerst als Dienstmädchen thätig war, vulkanisierte sie zuletzt in einer Kautschukfabrik. Vor vier Wochen glaubte sie plötzlich des nachts ein schwarzes Frauenzimmer vor sich zu sehen, das immer lachte, sie immer wieder aufs Bett drängte und giftige Schlangen auf sie warf. Die nächstfolgende Zeit wurde sie sehr still und deutete alles in traurigem Sinne: sie sähe den Tod, die Schlangen wühlten in ihr u. dergl. m. Am 5. XII. pochte sie an die Kammerthür ihrer Stiefschwester, da in ihrer Kammer der Tod sei; das bedeute die schwarze Frau, durch die sie verzaubert sei.

Am 6. XII. schlief sie viel. Abends tanzte sie noch einmal, da sie doch sterben müsse. Nachts war sie wieder unruhig, zog sich nicht aus und sprach beständig vom Sterben: „Das Gift (vom Vulkanisieren des Kautschuks) wühlt mir in den Kaldaunen. Mein Herz muß immer kleiner werden; ich muß neues Blut kriegen!“

Am 8. XII. blieb sie nachts auf dem Sofa bei brennender Lampe.

Status präsens: Kleine, kräftig entwickelte Person. Schädel proportional. Zunge dick belegt. Es fällt an der Kranken auf, daß sie häufig leer schmeckt und schluckt, „sie habe noch den giftigen Geschmack im Munde.“ Herztöne stark accentuiert; Puls verlangsamt (56), regelmäßig und voll. Sie spricht noch von ihren Hallucinationen.

[1] Es wäre vorsichtiger gewesen, statt „heilbar“ den unpräjudicierlichen Ausdruck „geheilt“ zu gebrauchen, aber ich wollte eben andeuten, daß die in dieser Gruppe zusammengefaßten Erkrankungen ihrem Wesen nach die Tendenz zur Restitution haben und selbst da, wo sie nicht völlig zur Ausheilung kommen (s. Fall Nr. 26), nicht zu sekundären Verblödungs- oder Defektzuständen führen, wie es bei der folgenden Gruppe der degenerativen Psychosen der Fall ist.

Krankheitsverlauf: 12. XII. Guter Schlaf. Die Erscheinungen sind nicht wiedergekommen, aber Patientin glaubt noch daran. Puls 76.

15. XII. Sie will nicht wieder ins Haus der Schwester zurück aus Furcht vor der schwarzen Frau.

20. XII. Giebt an, die Furcht sei jetzt vorbei.

6. I. 1886. Leicht maniakalisches, albernes und eigensinniges Benehmen bis zum

20. I., wo sie sich etwas verständiger verhält. Herztöne noch gleich stark accentuiert.

27. I. Wird wieder von schwefligem Geschmack im Munde gequält.

28. I. Klagt über „Zwitschern" im Ohr. Zeigt, besonders wenn in Verlegenheit gesetzt, choreatische Zuckungen im Gesicht, an den Armen und Beinen.

11. II. Als geheilt entlassen.

Nachtrag: Nach Erkundigungen, die ich in neuester Zeit (1899) eingezogen habe, ist die Kranke nicht wieder geistig gestört gewesen, soll auch niemals intervalläre Zeichen von Hysterie geboten haben. Sie war seit ihrer Entlassung stets im stande, ihr Brod selbständig zu verdienen, doch führt sie eine eigentümlich zurückgezogene Lebensweise, weshalb sie von ihrer Mietswirtin als „etwas komisch" bezeichnet wird.

Wir haben es in dieser Krankengeschichte mit einem belasteten und psychopathisch minderwertigen (Chorea, Imbecillität) Individuum zu thun, das nach dem Eintritt in einen durch besonders schlechte hygienische Verhältnisse ausgezeichneten Vulkanisierraum — Arbeitsdauer vor der Erkrankung ist leider unbekannt — eine akute Geistesstörung in Form eines Deliriums bekommt. Wir gebrauchen letzteren Terminus in dem prägnanten, von Krafft-Ebing[1] definierten Sinn einer ephemeren, „durch tieferes Ergriffensein des Sensoriums, Inkohärenz und Zerfahrenheit des Vorstellungsablaufs mit überwiegendem Anteil der centralen Sinnessphären" (Hallucinationen) gekennzeichneten Störung, wobei aber zu bemerken ist, daß die Inkohärenz bei unserer Kranken wenig ausgesprochen ist.

Der Inhalt der Hallucinationen ist teils hypochondrischer Natur — wahrscheinlich durch toxisch bedingte krankhafte Organgefühle direkt oder auf dem Weg der Allegorisierung erzeugt —, teils phantastisch-grausiger Art. Letztere, vorwiegend dem Gesichts- und Geruchssinn angehörig, erinnern zweifellos an die Delirien Hysterischer. Doch ist die Annahme einer Hysterie weder durch die Anamnese noch körperliche Stigmata gerechtfertigt. Wir wissen, daß eine ähnliche Färbung den Sinnestäuschungen der „Entarteten" (im Sinne Magnan's) häufig zukommt und können uns wohl vorstellen, daß auch ein toxisches Delirium eine individuell degenera-

[1] v. Krafft-Ebing, Lehrbuch. IV. Aufl. S. 195.

tive Prägung erhält. — Diese inhaltlich ziemlich gleichbleibenden und wie es scheint besonders nachts auftretenden Hallucinationen, welche die Stimmung der Kranken ca. 4 Wochen lang depressiv beeinflussen, verschwinden wenige Tage nach der Aufnahme. Ein mehrere Wochen dauerndes Stadium leicht moriatischen Verhaltens bildet den Durchgang zur vollen Rekonvalescenz, welche ca. 3 Monate nach Beginn der Krankheit vollendet scheint.

Von dem leider nur unvollständig registrierten körperlichen Befund sind als toxische Symptome wohl der auffällig verlangsamte und gespannte Puls und der dicke Zungenbelag anzusprechen.

### Fall XXIV.

M., Anna, Arbeiterin in einer Gummifabrik, 29 Jahre alt.

Anamnese: fehlt in Bezug auf eventuelle erbliche Belastung und Vorleben.

Patientin wurde am 1. XII. 1886 in die Anstalt überführt mit der ärztlichen Bescheinigung, daß sie „seit einigen Tagen an Schwäche und Aufregungszuständen mit großer nächtlicher Unruhe und Delirien“ leide. Sie selbst erzählt, daß sie seit drei Wochen in einer Gummifabrik beschäftigt sei, und zwar damit, Gummisauger, Bälle u. s. w. in eine gelbliche Flüssigkeit einzutauchen, die bläuliche Dämpfe aufsteigen lasse. Je zwei Arbeiterinnen haben zusammen eine Schüssel, beugen sich beim Eintauchen über diese und atmen die Dämpfe ein. Anfangs bekomme man Kopfschmerz, Hustenreiz, Übelkeit, Schwindel, Erbrechen; nach etwa acht Tagen habe man sich daran gewöhnt; nur die Augen werden noch entzündet, schmerzen und thränen. Wenn man abends von der Arbeit nach Hause geht, fühle man sich unsicher und schwindelig, früh wieder besser.

Etwa sechs Tage vor ihrer Erkrankung habe sie wieder mehr an Übelkeit, Kopfschmerz, Schwindel und namentlich sehr schreckhaften Träumen und unruhigem Schlaf gelitten. Dann habe sie vermehrten Brechreiz, Übelkeit „bis zum Sterben“ und Erbrechen bekommen.

Sie blieb bis zum 27. XI. bei der Arbeit. In der folgenden Nacht träumte sie, wie sie ferner berichtet, die Welt solle untergehen. Sie hörte im Traume den lieben Gott zu sich sprechen, der ihr den nahen Untergang verkündete, sie dürfe aber noch nicht davon sprechen; der Mensch, welcher den Weltuntergang verkünde, müsse sterben. Sie schreckte jäh aus ihrem Traume auf, geriet in große Unruhe und verließ das Bett. Am Tage ging sie zu ihren Wirtsleuten und verkündete, daß großes Unglück bevorstehe, sie es aber nicht sagen dürfe, war sehr ängstlich und bat, sie zu schützen.

In der folgenden Nacht kehrten dieselben Träume wieder, so daß sie Patientin am Morgen nicht mehr verschweigen konnte, nun aber glaubte, sterben zu müssen, weil sie Gottes Verbot nicht geachtet habe. Seither befand sie sich in fortwährender Unruhe und litt an Schlaflosigkeit.

Status präsens: Die Kranke scheint etwas Einsicht in das Krankhafte ihrer Delirien zu haben, ist aber noch sehr verwirrt und benommen: „Ich muß schon sterben, war schon halb gestorben.“ Sie glaubte sicher, Gottes

Stimme gehört zu haben; über den Weltuntergang ist sie sich nicht klar, scheint aber doch darauf zu warten.

Körperlich sehr kräftig gebautes, gut entwickeltes Mädchen. Schädel breit, normal gebildet. Gesicht voll, ohne Besonderheiten. Beide Pupillen sehr weit. Zunge belegt, zittert fibrillär. Patientin klagt über Trockenheit im Halse und Husten: mäßiger Katarrh der großen Bronchien. Herz o. B. — Alte Schwangerschaftsnarben (zwei Geburten).

Sensibilität und Reflexe gut erhalten. — Obstipation.

Verlauf: 2. XII. Patientin hat schlecht geschlafen, will aber diese Nacht nichts gehört haben.

5. XII. Ist allmählich klarer geworden, zweifelt an der Richtigkeit ihrer Offenbarungen, ist aber desorientiert und benommen.

10. XII. Glaubt jetzt, daß die Stimme Gottes und die Prophezeiung des Weltuntergangs nur Traumgebilde waren.

12. XII. Plötzlich sehr trübe und ängstliche Stimmung; weint fortwährend, ohne eigentlichen Grund ihrer Verstimmung anzugeben; verlangt fort.

13. XII. Bewußtsein wieder frei; sie weiß nicht, was ihr gestern war, es sei ihr so schwer gewesen.

20. XII. Sie arbeitet und ist klar über ihren Krankeitsverlauf. — Stimmung noch sehr labil und auf geringfügige Eindrücke reagierend.

21. XII. Außer leichter Erregbarkeit psychisch nichts Abnormes mehr wahrnehmbar. — Als geheilt entlassen.

Nachtrag: Die M. soll nach ihrer Entlassung bis zum Jahre 1890 stets geistig gesund gewesen sein. Seit 1890 ist sie von Leipzig weggezogen, so daß weitere Nachrichten nicht zu erlangen waren.

Genauer beobachtet ist diese zweite in demselben Arbeitsraum 1 Jahr später erkrankte Patientin, welche nur drei Wochen lang vulkanisiert, aber während dieser Zeit zahlreiche und schwere körperliche Einwirkungen des Giftes zeigte. Aus neurotischen Symptomen Schwindel: Kopfweh, unruhiger Schlaf, körperliche Mißgefühle „bis zum Sterben“, entwickeln sich unbewußt ängstliche Träume, deren Inhalt ins Wachbewußtsein übergeht, Selbstvorwürfe und Todesangst hervorruft; sie wird verwirrt und benommen, — kurzum der Zustand bietet auch hier die Charaktere des Deliriums im oben definierten Sinn. Die Hallucinationen erscheinen auch hier vorwiegend nachts und haben einen stabilen Charakter, halten nur wenige Tage an; dann tritt unter allmählicher Aufhellung des Bewußtseins nach mehrfachen Stimmungsschwankungen in Zeit von zwei bis drei Wochen völlige Krankheitseinsicht und Genesung ein. Gute Krankheitserinnerung ist in diesem wie in dem vorigen Fall vorhanden.

Wir finden außer den charakteristischen Schleimhaut-Affektionen des Digestions- und Respirationstraktus weite Pupillen und fibrilläres Zittern der Zunge als somatische Symptome der $CS_2$-Vergiftung vor.

Über etwaige Belastung fehlen leider Nachrichten. Degenerationszeichen am Körper der Kranken sind nicht konstatiert worden. Auch der psychische Verlauf hat nicht das exquisit „Belastete" an sich, wie es z. B. den barock-phantastischen Sinnestäuschungen in dem vorigen Fall anhaftet, immerhin klingt der mystisch religiöse Inhalt derselben vielleicht ein wenig an das délire des dégénérés in MAGNAN's Sinn an.

Den nun folgenden Fall XXV schließe ich den geschilderten deliriösen Zuständen an, weil er den ephemeren Charakter, das Vorwiegen von Sinnestäuschungen und eine, wenn auch weniger ausgesprochene Benommenheit mit den genannten Störungen teilt; daß eine ziemlich tiefe Bewußtseinstrübung vorlag, wird durch die nachträgliche Amnesie wahrscheinlich. Andererseits gewinnt durch das dauernde Hervortreten einer depressiven Stimmung, die von motorischer Gebundenheit begleitet ist, das Krankheitsbild ein mehr einheitliches stabiles Ansehen und nähert sich damit der folgenden Untergruppe des depressiven hallucinatorischen Wahnsinns. — Heredität und sonstige Minderwertigkeiten kommen für die Entstehung dieser Psychose nachgewiesenermaßen nicht in Betracht. Dagegen muß wohl eine verhältnismäßig akute Giftwirkung in Folge äußerer Umstände (Versagen der Ventilation) angenommen werden.

Bemerkenswert ist, daß es sich in diesem wie in den beiden vorigen Fällen um körperlich hervorragend kräftig entwickelte nichtanämische Individuen handelt, so daß jeder Verdacht auf erschöpfende prädisponierende Momente entfällt.

Unter den somatischen Symptomen darf die wie im vorigen Fall auch hier verzeichnete auffallende Weite der Pupillen, der arythmische Puls, der Tremor und vielleicht noch die Steigerung der Sehnenreflexe und der Schmerzempfindlichkeit als Folgeerscheinungen der Vergiftung angesprochen werden. Auch die Prodrome und die mit zunehmender Lucidität in der Rekonvalescenz hervortretenden nervösen Beschwerden sind charakteristisch genug:

### Fall XXV.

H., Klara, Schneidersehefrau, 33 Jahr. Aufgenommen in die psychiatrische und Nervenklinik am 10. November 1897.

Anamnese: 1. Erblichkeit: Vater 63 Jahr. Seit vorigem Jahr durch Schlaganfall gelähmt; trinkt regelmäßig Schnaps ohne „Trinker" zu sein. Mutter 40 Jahr alt, gestorben an Brustkrebs. Geschwister: vier jüngere, drei davon sind gesund; der jüngste Bruder, welcher in einer Bleiwarenfabrik arbeitet, ist seit einem Jahr an der Schulter gelähmt. Kinder hat Patientin niemals gehabt, auch keine Aborte.

2. Lebenslauf: Machte die Volksschule bis zur ersten Klasse durch; lernte gut. War später Dienstmädchen in verschiedenen Stellungen. Mit 24 Jahren verheiratete sie sich; lebte in glücklicher Ehe. Sie war von ruhigem, gutmütigem Charakter. Vor $1^1/_2$ Jahren wurde der Mann der Patientin durch Hirnembolie auf der rechten Seite gelähmt und dadurch dauernd arbeitsunfähig. Dadurch hatte Patientin dauernd Aufregung und Sorgen. Die Familie hat zwar nicht eigentlich Not zu leiden gehabt, doch nahm Patientin, um nebenher etwas Geld zu verdienen, eine Stelle als Aufwärterin an, und schließlich sucht sie in einer Gummifabrik Arbeit. Menses vierwöchentlich regelmäßig, 3—4 Tage dauernd.

3. Krankheitsgeschichte: Patientin ist vom 5. Januar bis 27. März 1897 an Gelenkrheumatismus und von Mai bis September mehrfach an rheumatischer Beinschwellung krank gewesen (Mitteilung der Krankenkasse). Im übrigen war sie angeblich stets gesund; „nervös“ ist sie bisher nie gewesen. —

Seit dem 25. Oktober 1897 arbeitet Patientin in einer Gummifabrik. Sie war dort täglich von 1—4 Uhr im Vulkanisierraum damit beschäftigt, Gummisauger auf ein Gestell aufzusetzen und zum Vulkanisieren zuzureichen. Sie vulkanisierte also nicht selbst, hatte aber ihren Platz dicht neben der Schwefelkohlenstoffschüssel. Die übrige Zeit des Tages war sie in einem anderen Raum thätig. Nachdem Patientin ungefähr acht Tage gearbeitet hatte, klagte sie über Schwefelgeschmack im Munde, Schwindel, Kopfweh, Benommenheit. Diese Beschwerden waren abends nach dem Vulkanisieren am schlimmsten. (Patientin behauptete, daß der Ventilator im Vulkanisierraum öfters versagt habe.) Am 5. November fühlte sie sich sehr schlecht und war einigemal kurze Zeit ohne Besinnung. In der Nacht begann sie zu phantasieren.

Am 6. XI. meldete sie sich in der Fabrik krank und ging zum Arzt, der ihr Pulver und Bettruhe verordnete. Abends phantasierte sie wieder stark, hatte nachts Angst und glaubte zu sterben. Gegen Morgen (7. XI.) wurde sie wieder ruhiger, abends wieder aufgeregt. Sie schrie: „Ich bin unglücklich, mir kann keiner helfen.“ Über Schmerzen hat sie nicht geklagt. In der folgenden Zeit bis zur Aufnahme (10. XI.) stellte sich allabendlich Erregung und Verwirrtheit ein, während Patientin tagüber leidlich klar war. Nahrungsaufnahme genügend. Seit vierzehn Tagen leidet Patientin an Verstopfung.

Status präsens: Kräftig gebaute, mittelgroße Frau in gutem Ernährungszustand. Größe 163 cm, Gewicht 109 Pfund. Gesicht stark gerötet (mit einem Stich ins Bläuliche). Schleimhäute gut gefärbt. Haut straff elastisch, feucht, Hände stark schwitzend. Zunge leicht belegt; kein Fieber. Puls 80, etwas unregelmäßig, stark gespannt. Brust- und Bauchorgane ohne Abnormitäten. Patientin menstruiert schwach (14 Tage vor dem regelmäßigen Termin). Urin: hellgelb, klar, schwach alkalisch, ohne Zucker und Eiweiß. Blut (Probe aus der Fingerkuppe): zeigt mikroskopisch und spektroskopisch normalen Befund.

Nervensystem: Pupillen sehr weit, Lichtreaktion prompt, Gesichtsfeld nicht eingeengt. Facialis symmetrisch innerviert. Zunge wird gerade und ohne Zittern herausgestreckt. Bewegungen der Extremitäten nicht gestört, kein Tremor. Patellarreflex beiderseits zum Klonus gesteiget. Fußklonus. Plantarreflex beiderseits gesteigert. — Sensibilität: anscheinend erhalten (wegen mangelnder Aufmerksamkeit nicht genauer prüfbar) Schmerzreaktion auf

Nadelstiche sehr lebhaft. — Druckpunkte nicht auffallend schmerzhaft. Keine Ovarie, kein Romberg. Sprache nicht gestört.

Psychisch: Patientin macht einen etwas schwer besinnlichen, dabei ängstlichen Eindruck. Sie ist unschlüssig in ihren Bewegungen, etwas weinerlich in der Sprache. Sie ist völlig orientiert. Hallucinationen nicht nachzuweisen. Die Intelligenzprüfung ergiebt keine Defekte, jedoch starke Hemmung.

Verlauf: 11. XI. 1897. Patientin schläft bis $^1/_2$ 3 Uhr nachts, wird dann unruhig, geht aus dem Bett, weint und jammert, ohne einen Grund dafür anzugeben; nach Trional 1,0 ruhiger. Bei der Morgenvisite liegt sie jammernd im Bett, klagt über Frost, Präkordialangst und Kopfdruck. Im übrigen antwortet sie auf alle Fragen nur durch leises Stöhnen; zuweilen sagt sie leise die Worte: „Ach George“ und „ich möchte aufstehen.“ Abends ist Patientin zugänglicher, jedoch verraten ihre Antworten starke Hemmung (einfachste Rechenexempel beanspruchen 1—2 Minuten bis zur Beantwortung). —

Am 12. XI. ist Patientin noch stärker gehemmt, sie antwortet nicht aul Fragen; liegt mit starrem Gesichtsausdruck unbeweglich im Bett. Das Gesicht ist cyanotisch gefärbt. (Atmung nicht dyspnoisch.) Als Patientin abends ein Schlafmittel nehmen soll, schreit sie heftig auf. Schläft nach 1,5 Trional gut.

13. XI. Gehemmt und ängstlich. Durch eindringliches Fragen ist zu eruieren, daß Patientin „weiße männliche Gestalten“ im Zimmer gesehen hat. Puls 88, regelmäßig, gespannt; Sehnenreflexe nicht mehr erheblich gesteigert.

14. XI. Unverändert. Nachts mehrfach außer Bett. Am Tag wird beobachtet, daß Patientin häufig unter das Bett sieht. Als Grund für dieses Verhalten giebt sie an, „weil da ein Mann liegt.“ Klagt über Schmerzen in der linken Seite. Obj. ist der IV. und V. Interkostaldruckpunkt links sehr schmerzempfindlich. Nahrungsaufnahme gering; Gewichtsabnahme (– 6 Pfd.)

15. XI. Patientin versuchte nachts die Bettdecke zum Fenster herauszuwerfen „weil unten im Garten ihr Mann stehe.“ Tagüber wandert sie ruhelos mit ängstlich gespanntem Gesichtsausdruck im Zimmer umher, ohne sich zu äußern, warum sie das thut. Abends ruft sie plötzlich: „Ich höre doch alles, was drin über mich geurteilt wird.“ — Therapie: Opium-Extrakt 3 × 0,05 pro die in steigender Dosis. Täglich ein heißes (Schwitz-) Bad.

16. XI. Morgens etwas beruhigter, aber offenbar noch ängstlich. Giebt eingehend Auskunft über ihre Personalien, jedoch nicht über ihr Befinden. Öfters spricht sie spontan abgerissene Sätze halblaut vor sich hin (offenbar auf hallucinatorische Wahrnehmungen reagierend): „Ich heiße Frau Klara H..., damit es nicht wieder verwechselt wird,“ oder „Hilf Stanny! (Vorname des Mannes.) „Hilf, Stanny, ich verbrenne.“ — „Da drin ist ein Schritt, ich höre es“ u. s. w. — Bei der klinischen Demonstration ist Patientin stark gehemmt, spricht kaum. Nachher sagt sie plötzlich: „Der Herr Geheimrat hat gefragt, ob es schon einmal geklingelt hat? Ja!“ — Abends wird sie ängstlich erregt, verläßt oft das Bett und äußert dabei: „Es riecht hier so schlecht, so übel, nach Leichen.“

17. XI. Gehemmt und ängstlich, spricht gar nicht.

18. XI. Bietet das Bild hochgradiger Angst, Atmung ruckweise, mühsam, Zittern am ganzen Körper, Blick starr auf den Boden geheftet. Reagiert auf Fragen durch Kopfbewegungen. Abends spricht sie spontan, leise: „Laßt

mich, laßt mich, was hab ich gethan?“ Zittert dabei heftig. — Cyanotisches Aussehen nicht mehr vorhanden. Haut blaß, etwas gelblich gefärbt.

19. XI. Patientin scheint weniger ängstlich, spricht wenig. Sie giebt zu, gestern Stimmen gehört zu haben, ohne auf deren Inhalt einzugehen. Heute angeblich keine Hallucinationen mehr. — Bewegt sich täglich zweimal eine Stunde in frischer Luft. —

Vom 21. XI. ab war eine entschiedene und fortschreitende Besserung zu konstatieren. Der Schlaf wurde dauernd ruhig (mit mittleren Schlafmitteldosen), Hemmung und Angst lösten sich allmählich; merkwürdigerweise traten vorwiegend abends noch Exacerbationen der Angst auf. Nach den Spaziergängen in freier Luft gab Patientin regelmäßig an, sich freier zu fühlen. Das Bewußtsein klärte sich rasch, dabei stellte sich heraus, das für die früheren Hallucinationen keine oder nur ganz nebelhafte Erinnerung bestand. Was die Erinnerung an sonstige Ereignisse aus der früheren Krankheitsperiode betrifft, so konnte sich Patientin nur dunkel entsinnen, daß sie zweimal im Auditorium gewesen war. Auch eine gewisse allmählich verschwindende Gedächtnisschwäche für die Eindrücke der jüngsten Vergangenheit zeigte sich darin, daß Patientin in den letzten Tagen des November häufig vergaß, wo sie Gegenstände hingelegt hatte. Ganz vereinzelte Gehörsstörungen wurden noch am 23. und 24. XI. beobachtet. — Die Stimmung war andauernd labil. Durch geringe Anlässe wurde Patientin vorübergehend ängstlich und weinerlich. Sie fühlte sich in der Folgezeit durch harmlose Ereignisse oder Reden beeinträchtigt und beleidigt und neigte dazu, über kleine Versäumnisse u. dergl. sich Selbstvorwürfe zu machen. Ende November wurden dann Züge einer leichten hypomanischen Reaktion bemerkbar, die bis zur Entlassung andauerten.

Mit dem Wegfall der Hemmung und zunehmender Lucidität traten die subjektiven körperlichen Beschwerden wieder deutlicher hervor: Patientin klagte öfter über Hitze und Schwindelgefühl (beim Gehen), über Gefühl von „Steifheit“ oder „Spannung“ in den Augen (namentlich abends). Ferner spürte sie vorübergehend (25.—27. XI.) Taubsein der Vorderarme. Objektiv zwar erwies sich die Sensibilität der genannten Teile als vollständig intakt. Auch die Schmerzempfindlichkeit der IV. und V. Interkostaldruckpunkt links wurde am 2. XII. noch einmal angegeben. — Jedoch verloren sich allmählich alle körperlichen und psychischen Symptome derart, daß Patientin am 18. XII. 1897 als geheilt aus der Klinik entlassen werden konnte. Entlassungsgewicht 117 Pfd. (= + 14 Pfund.)

Was die Behandlung angeht, so sei bemerkt, daß heiße Bäder und reichliche Bewegung in freier Luft bis zum Schluß weiter geübt wurden. Schlafmittel wurden vom 28. XI. ab nicht mehr gebraucht. Die Opiumbehandlung, die bis zur Maximaldosis von 0,4 Extract. Op. pro die gestiegen war, wurde allmählich abgebrochen.

Patientin hat sich nach ihrer Entlassung noch mehrmals, zuletzt im September 1898, in meiner Sprechstunde vorgestellt, und zwar wegen geringer neurasthenischer Beschwerden (Schwäche und Zittern in den Händen). Sie ist dabei völlig arbeitsfähig und bietet in psychischer Beziehung nichts Abnormes.

---

Gemeinsam ist den drei vorstehenden Fällen der Charakter des Deliriums, welches sich kennzeichnet durch den raschen Ablauf, vorwiegende Störung der Sinneswahrnehmung und Trübung des Bewußtseins bei relativ geringer motorischer Erregung; dabei besteht ängstliche Stimmung, die, obwohl auch in den von Sinnestäuschungen freien Intervallen bestehend, doch vielleicht nur sekundär hallucinatorisch bedingt ist. Übrigens erinnert dieses scheinbar intermittierende Auftreten der Störung lebhaft an andere toxische Zustände, z. B. an das Verhalten Fiebernder und mancher Alkoholisten, die vor dem Ausbruch des typischen Delirium tremens oft wochenlang nächtliche Hallucinationen haben, während sie am Tag außer einer gewissen labilen, zum Depressiven neigenden Stimmung nichts Abnormes zeigen. Die ephemere Natur der Störung, welche die Verwechslung mit einer autochthonen Psychose ausschließt, weist auf die Abhängigkeit von einer allgemeinen körperlichen Ursache hin. Wir kennen als Ursache derartiger Zustände außer der Vergiftung im engeren Sinne das Fieber, die Infektion (akute Infektionskrankheiten), vielleicht noch die Erschöpfung. Alle derartigen Noxen mit Ausnahme der erstgenannten sind durch die Anamnese sicher auszuschließen, so daß differentialdiagnostisch über die kausale Bedeutung der $CS_2$-Vergiftung kaum Zweifel entstehen könnten; hierzu kommt noch, daß das psychische Symptomenbild an sich schon deutlich von dem jener anderen deliriösen Zustände sich unterscheiden läßt, da vor allem der ideenflüchtige Wechsel der Sinnestäuschungen und hochgradige Inkohärenz unserem $CS_2$-Delir fehlt. Nur in der ersten Beobachtung könnte wie schon angedeutet eine differentialdiagnostische Verwechslung mit den deliranten Zuständen der Hysterischen in Frage kommen. Die beiden anderen Fälle unterscheiden sich vermöge des Vorherrschens akustischer Hallucinationen sowohl im psychischen Bilde als auch durch das völlige Fehlen intervallärer Symptome mühelos von der Hysterie. Hingegen sprechen in positivem Sinn für das Bestehen der $CS_2$-Vergiftung eine Reihe charakteristischer körperlicher Symptome und vor allem giebt die Anamnese dafür die sichersten Anhaltspunkte.[1]

### b) Hallucinatorischer Wahnsinn.

Ich eröffne diese Untergruppe mit einem Krankheitsbild, welches rein symptomatologisch gekennzeichnet wird durch das Vorherrschen

[1] Übrigens betont auch Kräpelin (Lehrbuch, V. Aufl. S. 354), daß bei den Vergiftungsdelirien — er spricht speziell vom Initialdelirium der Infektionskrankheiten — die Differentialdiagnose oft recht schwer sei und daß die Vorgeschichte hier die wichtigsten Anhaltspunkte liefern müsse.

der Hallucinationen während des ganzen Verlaufs. Nur dieses Symptom bleibt — neben einer gewissen depressiven Grundstimmung — konstant, während im übrigen verschiedene Zustände des Bewusßtseins sich ablösen.

### Fall XXVI.

L., Bruno Emil, 21 Jahre, Gummifabrikarbeiter. Aufgenommen in die psychiatr. Klinik am 3. II. 1887.

Bezirksärztliches Attest: „ . . . . . soll in seiner Wohnung heftige Scenen hervorgerufen haben durch große Erregtheit. Sein Verhalten bei der Exploration läßt den Verdacht auf Verfolgungswahnideen und geistige Verwirrtheit nicht unterdrücken."

Anamnese: 1. Angaben des Patienten selbst: Der Vater fiel im Kriege 1870/71, die Mutter ist an der „Verzehrung" gestorben. Erbliche nervöse Belastung ist nicht nachzuweisen. Patient selbst ist, abgesehen von Masern, in der Kindheit stets gesund gewesen, will auch kein Trauma capitis erlitten haben. Im Jahre 1885 litt er an einer „Mastdarmentzündung", welche mehrere Wochen dauerte, und in deren Verlaufe sich ein Stück Mastdarm abstieß. Er arbeitete früher in einer Tapetenfabrik; seit dem 24. I. 1887 aber war er in einer Gummifabrik mit „Blasen" von Condoms beschäftigt. Einige Tage danach wurde er unruhig, ging nachts umher; was er gemacht hat, kann er nicht sagen; es war ihm, als habe man ihn verfolgt. Bei der Arbeit ist es ihm mitunter ganz sonderbar vorgekommen. So hat er einmal mit einer Kiste zu thun gehabt, wobei es ihm gewesen sei, als wäre die Kiste überall zugenagelt (thatsächlich scheint das nicht der Fall gewesen zu sein). Er war darüber ratlos, hat auch zuweilen gar nicht gewußt, wo er war; dabei erfaßte ihn Schwindelgefühl. Erhöhte geschlechtliche Reizbarkeit hat niemals bestanden.

2. Angabe der Tante des Patienten: L. ist von Kindheit an „etwas ängstlich und für sich". Er lebte solid, war übertrieben sparsam und stets geneigt, sich Sorgen zu machen.

3. Erzählung der Hauswirtin: Der Kranke lebte sehr solid, trinkt nicht. Er ist ihr in psychischer Beziehung in keiner Weise aufgefallen bis zum 30. I. 1887, wo er mit einem Bekannten seinen Lohn ausrechnete und damit nicht fertig werden konnte. Er gebrauchte lange Zeit dazu, rechnete immer wieder nach. Am folgenden Tage ging er wieder in die Fabrik. Als er abends nach Hause kam, erweckte er den Eindruck, als ob er gekneipt hätte, er kam bei der Unterhaltung von einem zum andern; seine Nase war auffallend rot. Er soll schwefelartig aus dem Munde gerochen haben.

Am 1. II. war er früh ganz verständig; abends kam er verstört heim, erzählte wiederholt immer dasselbe. Wieder fiel die Röte der Nase auf. Am folgenden Morgen war er wieder „ganz bei Verstande", abends kam er erregt nach Hause. Er beklagte sich darüber, daß die Fabrikarbeiterinnen ihn veralbern wollten, weil er kurzsichtig sei. Am 3. II. früh ließ er sich zwar überreden, in die Fabrik zu gehen, kehrte aber schon um 10 Uhr wieder nach Hause zurück und legte sich unter heftigem Weinen ins Bett. Erregung wechselte mit Ruhe. — Er war furchtsam und ängstlich, sprach öfters zur Hauswirtin: „Sie thun mir doch nichts?" Er konnte nur eben daran verhindert werden, aus dem Fenster zu springen.

Daß die Fabrikmädchen ihn veralbert haben, ist Thatsache. Grund dazu glaubten sie darin zu finden, daß L. sich wegen seiner Kurzsichtigkeit tief auf die schwefelkohlenstoffhaltigen Gefäße herabbeugen mußte. — Seine Arbeit in der Fabrik hat im Eintauchen von Gummicondoms bestanden.

Bei der Aufnahme (am 3. II. 1887) erscheint Patient leidlich klar, kann gewöhnliche Fragen beantworten; er behauptet, daß man ihn in der Fabrik „veralbert" habe. Daß er aufgeregt gewesen sei, giebt er zu. Sonst treten z. Z. keine Verfolgungsideen hervor.

Status präsens: Mittelgroßer Mann in mittelmäßigem Ernährungszustande, mit blasser Gesichtsfarbe, anämischen Schleimhäuten. Schädel normal geformt. Keine Parese im Gesicht. Etwa drei Finger breit oberhalb des linken Ohres findet sich eine etwa pfennigstückgroße flache Narbe, die auf dem Knochen gut verschiebbar ist und nicht schmerzt. Patient kann nicht angeben, woher sie rührt. Degenerationszeichen fehlen.

Die Zunge wird gerade hervorgestreckt, zittert nicht; sie ist mit etwas zähem Schleim belegt. Die Pupillen sind gleich weit, reagieren gut auf Lichteinfall. Lungen: RHU etwas rauhes Atmungsgeräusch, sonst o. B. Herz: Dämpfungsgrenze normal, Töne rein; die Herzaktion ist unregelmäßig: stete Wechsel von normalem und rascherem Tempo. Dieselbe Unregelmäßigkeit ist am Puls zu beobachten; Pulsfrequenz = 92. Unterleibsorgane, Genitalien normal. Sensibilität und Motilität intakt, desgleichen die Patellarreflexe, wogegen die Cremasterreflexe fehlen. Temperatur = 38,4° C.

Verlauf: 4. II. Patient hat ruhig geschlafen. Frühmorgens ist er wieder etwas unruhig, versteckt sein Gesicht, fängt an zu weinen; wird er angeredet, so erscheint er klar, giebt seine Anamnese an. Wie mit einem Schlage ändert sich sein Benehmen; er fängt wieder an zu weinen, um ebenso plötzlich wieder damit aufzuhören.

Der spezielle Grund der Traurigkeit ist nicht recht zu erfahren; einmal äußerte er: „Weil jener (ein anderer Patient, welcher „weint") lacht; zweifellos halluciniert er. Er ist eigentümlich heftig in seinem Gebahren, sieht sich ängstlich um: „Ich weiß nicht, was in diesem Zimmer vorgeht." — Temperatur 37,3°, Puls 80.

Am Nachmittag wird er sehr unruhig, verläßt fortwährend das Bett, weint viel, spricht ganz verwirrt. Er wird so laut, daß er isoliert werden muß. Dabei ist er sehr ängstlich, glaubt sich offenbar verfolgt, schreit laut und klammert sich überall an. Er verkennt Personen, hält die anderen Kranken z. B. für Fabrikarbeiter.

5. II. Patient war trotz Paraldehyd sehr unruhig und laut in der Nacht, schlug mit großer Gewalt gegen die Zellenthür. Morgens ist er etwas ruhiger, kommt ins Bett. Personenverkennung: hält mehrere Wärter für den Fabrikdirektor. Er verläßt zuweilen sein Bett, ist ängstlich.

Nachmittags ist er wieder sehr laut, muß isoliert werden. Abends giebt er an, er habe von Gott geträumt. Er hat Schwindelgefühl, es kommt ihm auch so vor, als ob die Wände sich auf ihn neigten, und er macht eigentümliche Abwehrbewegungen mit den Händen.

Die Zunge ist schmutzig-braun belegt und sehr trocken wie der ganze Schlund. Foetor ex ore.

6. II. Patient ist unaufhörlich erregt, schreit laut, schlägt gegen die Thür, meint, man wolle ihn umbringen. Phosphorpillen.

7. II. Ist total verwirrt, schreit laut, hält Kranke und Wärter für Fabrikarbeiter; ist desorientiert, glaubt in der Fabrik zu sein. Gegen Abend etwas ruhiger.

8. II. Ist recht laut, jammert. Zeigt ein eigentümlich theatralisches Gebahren, ruft in affektierter Weise: „Meine Minna!"

9. II. Ruhiger, bleibt wenigstens im Bett. Erscheint eigentümlich traumartig und benommen; wiederholt stets die vorgelegten Fragen, ohne sie zu beantworten. Sitzt aufrecht im Bett und wiegt mit dem Kopf. Halluciniert: hört die Stimme seines Bruders und verläßt das Bett, um ihn zu suchen.

10. II. Benommenheit dauert an.

12. II. Halluciniert: es soll ihm ein Schwur abgenommen werden.

18. II. Gleicher Zustand. Ißt gut, sieht aber sehr blaß aus.

25. II. Wieder unruhig. Läuft im Zimmer herum, will fort. Gesichtshallucinationen: sieht Schriftzüge an der Wand.

23. II. Verläßt das Bett, ist benommen und dämmerig.

27. II. Hallucinatorisch erregt.

1. III. Furunkel am Gesäß, der ihm sehr unbequem ist. Patient läßt Urin unter sich.

5. III. Ist verdrossener Stimmung, sehr widerstrebend, verläßt das Bett.

13. III. Patient halluciniert: „Die Leute sagen, ich hätte das Greisenalter verflucht."

16. III. Ist desorientiert, verkennt Personen, halluciniert, horcht, sieht sich erschreckt um.

19. III. Wird plötzlich sehr erregt, springt aus dem Bett, wird aggressiv, verweigert die Nahrung.

2. IV. Status idem: unruhig, verdrossen und mürrisch, beantwortet Fragen erst nach mehrfacher Wiederholung, aber dann korrekt, doch mit leiser Stimme. Zuweilen unrein.

3. IV. Temperatur ist von 38,0 auf 38,5° gestiegen Ziemlich starke Infiltration (Furunkel in der Tiefe) am Gesäß. Hydropathischer Umschlag.

4. IV. Temperatur 37,0—37,5°; Puls 84.

6. IV. Temperatur 37,1°.

10. IV. Furunkel abscediert und entleert. Psychisches Verhalten des Patienten unverändert. Temperatur dauernd normal.

11. IV. Erkennt nicht den ihn besuchenden Bruder.

24. IV. Halluciniert immer noch (Inhalt schwer zu erkennen); meint: „Der Doktor muß geschlachtet werden".

1. V. Immer träumerisch und benommen, geht gar nicht aus sich heraus. Wiegt immer in eigentümlicher Weise mit dem Kopf. Patient ist seit einigen Tagen außer Bett, sieht recht blaß aus, ißt aber ganz gut.

11. V. Halluciniert, spricht viel vor sich hin: „Der Lindner hat den reichen Brüdern die Ehre genommen." Macht eigentümliche Bewegungen.

29. V. Keine wesentliche Änderung.

8. VI. Patient klagt ziemlich konstant über Stirnkopfschmerz, ist psychisch unverändert.

28. VI. Wie am 8. VI.

30. VI. Sehr benommen, unrein mit Urin; glaubt in nächster Zeit sterben zu müssen.

11. VII. Er heiße nicht L., sondern „Neumann". Herr Dietz (Personenverkennung) habe es ihm gesagt.

21. VII. Heißt jetzt „Niemann". Sonst unverändert.

5. VIII. Heißt wieder L., ist weniger mürrisch und unzugänglich.

24. VIII. Entschiedene Besserung. Bewegt sich lebhafter, giebt bessere Auskunft, ist freundlicher. Keine Kopfschmerzen mehr vorhanden. Hat sich körperlich sehr erholt.

20. IX. Patient bleibt noch sehr für sich und ist verstimmt; scheint noch zu zweifeln in Bezug auf seine Person, ob er L. heiße.

15. X. Ist viel regsamer geworden, schließt sich anderen Kranken an, ist freundlich und zuvorkommend. Hat völlige Krankheitseinsicht. Körperlich hat er zugenommen: gute Gesichtsfarbe.

20. X. 1887. Geheilt entlassen.

Zweite Aufnahme. Am 9. I. 1897 wird Patient mit bezirksärztlichem Attest wieder zugeführt, weil er an „Angstzuständen mit Gehörshallucinationen" leidet.

Anamnese: (Angaben der Tante des Patienten.) Patient hat in verschiedenen Fabrikbetrieben gearbeitet (nicht wieder in Gummi!) Er lebte solid. Krankheiten hat er außer Bleikolik (Herbst 1896) nicht durchgemacht. Bald nach seiner Entlassung aus der Klinik klagt Patient wieder über Stimmen. Vor einigen Wochen erzählte er, daß er in einer Kaffeestube von zwei „Geheimen" beobachtet worden sei, die sich über seine Verhältnisse unterhalten hätten. Daraufhin kündigte Patient seine bisherige Wohnung, weil er sich nicht ganz sicher fühlte.

Der Kranke selbst giebt an, daß er bei der vorigen Entlassung völlig gesund gewesen sei, aber nach kurzer Zeit, sobald er wieder zu arbeiten begann (in einer Spinnerei), kamen die Stimmen wieder. Da er immer nach den Stimmen hinhorchen mußte, arbeitete er zu langsam und wurde deshalb entlassen. Ähnlich erging es ihm an anderen Arbeitsstellen, und so hielt er es in den letzten neun Jahren nirgends lange aus.

Der Inhalt der Gehörshallucinationen wechselte stetig; er war bald angenehmer, bald unangenehmer oder gleichgültiger Natur. Angeblich hatte Patient stets Einsicht für das Krankhafte dieser Erscheinungen, nur in letzter Zeit sollen sich die Stimmen so gemehrt haben, daß er ganz in Verwirrung geriet. Gesichtshallucinationen hat er niemals gehabt, doch hatte er neuerdings oft sehr langdauernde „Nachbilder" von Personen, mit denen er gesprochen hatte.

Status präsens: Die körperliche Untersuchung ergiebt keine wesentlichen Abweichungen von dem früheren Befund. Nur ist zu erwähnen, daß der Geruchsinn vollständig fehlt. Die Gehörprüfung giebt sowohl bezüglich der Hörweite als auch der elektrischen Erregbarkeit der Acustici normale Werte.

Psychisch: Patient ist genau orientiert, benimmt sich geordnet. Er klagt über Gehörstäuschungen, für die er völlige Krankheitseinsicht zeigt; auch hat er gute Erinnerung an seinen vorigen Aufenthalt in der Klinik. Die allgemeine Intelligenz entspricht dem Bildungsstand des Patienten. Die Stimmung ist etwas gedrückt.

Der Verlauf der Krankheit gestaltete sich außerordentlich einförmig. Patient litt andauernd unter Gehörshallucinationen, die in wechselnder Intensität und Häufigkeit zu allen Tageszeiten auftreten und ihn auch oft am Einschlafen stören. Stundenweise hören sie ganz auf, verschwinden meist, wenn der Kranke durch Lesen oder durch anderweitige Gehörseindrücke abgelenkt wird.

Was den Inhalt der Stimmen anbetrifft, so sind es manchmal völlig gleichgültige Worte oder Sätze, zuweilen sind es aber Schimpfworte und Vorwürfe, die offenbar zu dem Gefühls- und Gedankeninhalt des Patienten in enger Beziehung stehen. Z. B. hört er oft über sein Verhältnis zur Ortskrankenkasse (worüber er sich häufig Sorgen macht) sprechen oder er hört lascive Redensarten weiblicher Personen in Zeiten, wo er durch sexuelle Sensationen und Pollutionen belästigt wird. In neuester Zeit (Oktober 1898) hat er auch nicht selten die Gesichtsvorstellung der zu den Stimmen gehörigen Personen. Letztere sieht er dann in plastischer Deutlichkeit, jedoch immer in einer gewissen, nicht greifbaren Entfernung, „als ob die Mauer dazwischen wäre."

Das Verhältnis seines Gesamtbewußtseins zu seinen Trugwahrnehmungen schildert Patient so, daß er im ersten Moment der Wahrnehmung dieselben stets für real halte und vorübergehend dadurch in seiner Stimmung beeinflußt werde, aber dann alsbald durch Überlegung zur Korrektur gelange. Nichtsdestoweniger scheinen die Stimmen ihrem Inhalt entsprechend zuweilen auch über längere Zeiträume hin deprimierend auf die Stimmung zu wirken, denn namentlich in neuerer Zeit richtet Patient oft ängstliche Fragen oder rechtfertigende Anreden an den Arzt, die offenbar indirekt durch Hallucinationen bedingt sind und ist Mitpatienten gegenüber auffällig reizbar. Auch hat Patient einigemal die Vermutung ausgesprochen, daß die Stimmen, wenn sie auch keine eigentliche Realität, doch vielleicht eine Art „Ahnung" wirklicher Vorgänge darstellen, derart, daß vielleicht gleichzeitig an irgend einem anderen Ort über ihn gesprochen werde.

Patient befindet sich nunmehr seit fast zwei Jahren wieder in der Klinik, ohne daß sein Zustand eine wesentliche Änderung zeigt.

Der toxische Charakter der Störung prägt sich sehr deutlich aus im Initialstadium, wo anfangs täglich des Abends, d. h. nach Beendigung der Arbeit ein Rauschzustand mit Schwatzhaftigkeit, dann abendliche depressive Erregung mit Verfolgungsideen auftritt, während morgens (nachdem er der Giftatmosphäre eine Reihe von Stunden entrückt ist) bemerkenswerte Klarheit herrscht. Vom Ende der ersten Krankheitswoche (4. II.) an etabliert sich dauernd eine traurige Verstimmung mit ängstlicher Agitation bei ziemlich tiefer, vielleicht durch Hallucinationen beförderter Verwirrtheit. Später beherrschen Gesichts- und Gehörshallucinationen oft sinnlos bizarren Inhalts, zeitweilig verbunden mit eigentümlich traumartiger Benommenheit, längere Zeit hindurch das Bild. Dieser stuporähnliche Zustand, der auch in dem mehrfach konstatierten stereotypen Kopfbewegungen an das Verhalten der Katatoniker erinnert, tritt besonders im zweiten Quartal der Krankheit anhaltend hervor. In diese Zeit fällt auch die ziemlich abrupt auftretende Verwechslung der eigenen Persönlichkeit, an welche weitere Wahnideen nicht geknüpft werden. Erst im siebenten Monat beginnt die Rekonvalescenz, die nach einer Krankheitsdauer von fast $^3/_4$ Jahren zur scheinbaren Heilung führt. Es genügten aber, wie die Anamnese bei der zweiten Aufnahme ergiebt, nach dem Austritt aus den günstigen Anstaltsverhältnissen die alltäglichen Anstrengungen des Berufs, um alsbald von neuem eine geistige Störung auszulösen, die noch heute, nach 10 Jahren, besteht und den Kranken dauernd invalide macht. Es handelt sich bei dieser recidivierenden, oder wie man sie vielleicht richtiger auffaßt, residualen Geistesstörung um die recht seltene Form eines reinen hallucinatorischen Irreseins, das man angesichts der dauernd erhaltenen Lucidität und dem Mangel fixierter und systematischer Wahnbildung als eine partielle Geistesstörung bezeichnen könnte, wenn sich nicht in neuester Zeit paranoide Züge im Krankheitsbild mehrten.

Zweifelsohne läßt sich der hier skizzierte Krankheitsverlauf keiner der gangbaren klinischen Krankheitsformen einreihen. Eben daraus möchte vielleicht die neuere französische Schule geneigt sein zu schließen, daß man es mit einem „Entartungsirresein" zu thun habe. Dieser Auffassung gegenüber ist zu betonen, daß weder eine hereditäre Belastung — trotz gut beglaubigter Anamnese — noch eine nennenswerte psychopathische Disposition, noch körperliche Degenerationszeichen nachzuweisen sind. Der klinische Verlauf, wenn er gleich atypisch und polymorph ist, hat doch keine spezifisch belastete Färbung. Insbesondere ist das stabile hallucinatorische Irresein als Residuum eines akuten degenerativen Irreseins meines Wissens nicht bekannt. Mir erscheint es eher als das Kennzeichen eines rüstigen und widerstandsfähigen Gehirns, wenn trotz andauernder Fälschung der Sinneswahrnehmung die Psyche in ihrer Gesamtleistung ein Jahrzehnt hindurch relativ intakt sich erhält. Dagegen läßt sich dieses Vorkommnis wohl verstehen als Wirkung eines Nervengiftes, dessen eigentümlich selektive Neigung zu gewissen Hirnrindenpartien (funktionellen Centren?) anatomisch erwiesen ist und das nach Ablauf der stürmischen Allgemeinerscheinungen an dem am stärksten und am längsten betroffenen Hirnteil (Centrum der Sinneswahrnehmung) als dem locus minoris resistentiae, einen funktionellen Reizzustand, hinterläßt.

Wir haben keinen Grund, hier an der toxischen Natur der Geistesstörung Zweifel zu hegen, eine Annahme, die durch keine Thatsache widerlegt, wohl aber gestützt wird durch das zeitliche Verhältnis von Krankheit und Gifteinwirkung, durch die eigenartigen

Prodrome und den besonderen klinischen Verlauf, welch letzterer, wie sich im Folgenden ergeben wird, auch bei anderen derselben Noxe ausgesetzten Individuen wiederkehrt. Charakteristische somatische Vergiftungserscheinungen, als Reizung der Respirationsschleimhäute, sowie Beschleunigung und Unregelmäßigkeit des Pulses fehlen auch hier im Beginn der Krankheit nicht.

### Fall XXVII.

Br., Pauline, 30 Jahre, Fabrikarbeiterin. Aufgenommen in die psychiatrische Klinik am 24. IV. 1891.

Anamnese (spätere, zuverlässig erscheinende Angaben der Patientin): Die Kranke war bis zu ihrer Aufnahme 14 Tage lang in einer Gummiwarenfabrik thätig gewesen. Da sie kurzsichtig ist, hat sie sich sehr tief auf ihre Arbeit herabbeugen müssen. Wegen ihrer roten Nase hat man sie öfters aufgezogen und ihr vorgeworfen, sie schnapse, worüber sie sich sehr geärgert hat. — Sie hatte fünf Kinder geboren; bei der ersten Entbindung war sie 24 Jahre. Die Wirtin warf ihr vor, daß sie ihr verstorbenes jüngstes Kind habe verhungern lassen.

Ärztliches Attest: „Patientin kam gestern Nachmittag mit den Erscheinungen eines ‚maniakalischen‘ (?) Anfalles ins Krankenhaus; sie war die Nacht über kaum zu bändigen, so daß ihre Überführung nach der Irrenklinik sofort nötig wurde. Angaben von seiten der Angehörigen fehlen.“

Status präsens (24. IV. 1891): Patientin ist bei der Aufnahme sehr unruhig, muß sofort isoliert werden. Halluciniert bei der Untersuchung, sieht nach der Decke und spricht: „Es stimmt.“ Sie ist desorientiert und nicht zu fixieren; sagt, sie habe viel auf dem Herzen.

Mittelgroßes Individuum von mäßigem Ernährungszustand. Temperatur 36,0°; Puls 112, regelmäßig. — Am Schädel äußerlich nichts Abnormes. Strabismus convergens geringen Grades, linke Pupille weiter als die rechte, beide reagieren auf Lichteinfall und Konvergenz. Im Facialis und Hypoglossus-Gebiet keine Störung. Keine artikulatorische Störung der Sprache.

Innere Organe o. B.; im Harn nichts Abnormes.

Verlauf: 25. IV. Patientin hat während der Nacht wenig geschlafen, ist viel im Isolierraum umhergelaufen. Am Morgen ist sie verwirrt, weint, spricht ganz abgerissen unverständlich; scheint noch zu hallucinieren.

26. IV. Ist nachts aufgestanden, hat an die Thüren und Fenster geschlagen. Weint am Morgen fortwährend.

27. IV. Status idem.

28. IV. Ist in der Nacht ziemlich ruhig gewesen, weint und jammert aber am Morgen und verkennt Personen. Hört ihre Schwester sprechen. Hat mit Kot geschmiert.

30. IV. Jammert sehr viel; glaubt, man will sie töten. Sie solle mit der Medizin verbrannt werden.

2. V. Ist klarer, macht anamnestische Angaben.

6. V. Weint zuweilen viel und erscheint oft ratlos. Auf Fragen antwortet sie zögernd oder gar nicht.

8. V. Patientin ist munterer wie vorher, aber immer noch recht ängstlich. Äußert, sie habe doch nichts begangen. Nahrungsaufnahme gering.

12. V. Seit einigen Tagen etwas lebhafter; weint weniger. Über die Vorgänge der letzten Wochen kann sie angeblich keine Auskunft geben. — Ißt wenig.

16. V. Patientin ist etwas freier; sie erscheint aber immer noch scheu und ängstlich und spricht sehr wenig. Sie beginnt sich etwas mit Hausarbeit zu beschäftigen.

20. V. Ist ganz versunken, steht herum; ist kaum zum Sprechen zu bringen.

22. V. Patientin ist sehr still und weint viel, ohne zu sagen weshalb. Zum Essen muß sie stark genötigt werden. Nachtschlaf ziemlich gut.

24. V. Stimmung mehr wechselnd. Manchmal ist Patientin etwas heiterer, weint aber im ganzen noch ziemlich viel und macht einen schüchternen, ratlosen Eindruck. Zum Essen und Sprechen ist sie kaum zu bewegen. Schlaf gut.

28. V.—7. VI. Im wesentlichen unverändert; scheint versunken, bleibt für sich. Äußert manchmal, sie werde verhöhnt und verspottet, im allgemeinen ist sie jedoch nicht zum Sprechen zu bewegen.

8. VI. Patientin ist aufgeregt, weint viel. Im Garten legt sie sich auf die Erde, vergräbt das Gesicht weinend im Grase und ist kaum zum Aufstehen zu bewegen.

Von Mitte Juni ab ist dann der Eintritt in die Rekonvalescenz deutlich zu konstatieren. Die Kranke wurde freundlich, benahm sich geordnet und zeigte sogar manchmal euphorisches Verhalten. Abgesehen von vorübergehenden Verstimmungen, deren Grund nicht recht zu erfahren war, zeigte die Kranke im Monat Juli meist korrektes Benehmen und gleichmäßig zufriedene Stimmung.

Im August verschwanden die letzten Spuren des psychopathischen Zustandes, die Kranke gewann volle Krankheitseinsicht (ob die Kranke scharfe Erinnerung an die frühere Periode bewahrt hat, ist leider in der Krankengeschichte nicht bemerkt) und wurde am 17. August 1891 als geheilt entlassen. Sie ist bisher (1899) gesund geblieben.

Wir können in diesem Falle noch deutlicher wie in dem vorigen eine Phase akuter hallucinatorischer Verwirrtheit, welche die erste Woche der klinischen Beobachtung ausfüllt, von dem darauf folgenden subakuten Stadium (6. V.—3. VI.), in welchem unter Zurücktreten der Hallucinationen und der motorischen Erregung traurige Verstimmung und Hemmung sich geltend macht, abtrennen. Die Hemmung steigert sich zeitweise zur völligen Versunkenheit, welche an die auffälligen stuporösen Zustände des vorigen Patienten erinnert. Dann folgt eine über zwei Monate sich hinziehende Periode der Rekonvalescenz, charakterisiert durch labile, öfters noch ins Depressive umschlagende Stimmung. Von körperlichen Besonderheiten ist hier wieder die beträchtliche Pulsbeschleunigung (112) bei normaler Temperatur zu erwähnen. Über die Prodrome ist leider wenig bekannt; ob die von der Patientin gemachte Angabe, daß sie in der Zeit vor der Erkrankung üble Nachreden von seiten der Mitarbeiterinnen und ihrer Hauswirtin zu erleiden gehabt habe, in dieser Form richtig oder etwa bereits als psychopathisches Symptom (Verfolgungsidee) zu betrachten ist, entzieht sich unserer Beurteilung. In dieser Hinsicht scheinen ähnliche Verhältnisse wie in dem Fall XXVI obzuwalten, wo auch die „rote Nase“ und die Kurzsichtigkeit für die Gestaltung des psychischen Krankheitsanfangs eine Rolle spielen. Ein tieferer Zusammenhang scheint mir darin zu bestehen, daß die Kurzsichtigkeit als Vehikel zu einer besonders intensiven Einverleibung des Giftes schon nach sehr kurzer Beschäftigung (weniger als zwei Wochen) in beiden Fällen zu relativ schwerer Vergiftung unter übereinstimmenden klinischen Symptomen geführt hat.

Die hereditären Verhältnisse sind leider unbekannt. Die klinische Beobachtung hat weder auf somatischem noch psychischem Gebiet klare Stigmata hereditatis zu Tage gefördert. Wir haben daher hier noch weniger wie in dem vorangegangenen Fall Anlaß an eine degenerative Erkrankungsform zu denken. Den vorstehenden eigenen Beobachtungen glaube ich einen allerdings nur skizzenhaft geschilderten Fall Voisin's (Annal. méd. psychol. 1884. XI. Obs. II) als wesensverwandt anreihen zu sollen.

### Fall XXVIII.

R., 17 Jahre. Aufgenommen in die Anstalt Bicêtre am 7. IX. 1866.

Nicht belastet, kein Trinker. Patient hat $2^1/_2$ Monate in einer Kautschukballonfabrik gearbeitet. Bereits in den ersten Tagen Kopfweh, dann zunehmende Schlaflosigkeit. Nach einem Monat spürte er Zittern in Armen und Beinen, später bekam er Angst und Schwindel. Er wurde immer mehr geistesabwesend und apathisch, ohne dies unangenehm zu empfinden (nachträgliche Angabe des Patienten).

Bei der Aufnahme war er hochgradig erregt, örtlich unorientiert. Er glaubt sich von seinen Mitpatienten bedroht und mit Vorwürfen verfolgt, spricht mit hallucinierten Personen, glaubt auf dem Meer zu sein, sieht Dampfschiffe. Körperlich außer Zittern der Hände nichts Abnormes. Kein Priapismus. Klagen über Ameisenlaufen in den Fingern der linken Hand.

Behandlung: Brom und prolongierte Bäder.

13. IX. 1866. Patient ist traurig, hört auf zu sprechen. Er zeigt zuweilen wellenförmiges Zittern in den unteren Extremitäten. Die Hände sind feucht. Kein Schlaf. Puls 92.

3. X. Trauriger Gesichtsausdruck. Zittern und Schütteln in den Beinen dauert an.

15. X. Nachts hallucinatorisch erregt. Spricht mit Personen, die er zu sehen glaubt.

25. X. Deutliche Besserung; jedoch giebt Patientin an, noch trübe Gedanken zu haben.

10. XII. 1866. Besserung hält an. Die traurigen Ideen vermindern sich, die Hallucinationen sind weniger intensiv und hartnäckig. Schlaf besser.

15. I. 1867. Hallucinationen und Traurigkeit sind verschwunden.

28. I. 1867. Geheilt entlassen.

Diese Psychose, der eine ungewöhnlich lang ausgedehnte nervöse Prodrome vorangeht,[1] hat mit den beiden vorigen gemeinsam die Aufeinanderfolge eines akuten hallucinatorischen mit motorischer Unruhe und Verwirrtheit einhergehenden Stadiums und eines länger andauernden, durch Traurigkeit und Hemmung ausgezeichneten Depressionszustandes, in dem die Sinnestäuschungen wohl nicht ganz verschwinden, aber doch zurücktreten. Die Dauer der Krankheit bis zur Heilung beträgt ca. vier Monate, entspricht also ungefähr dem Fall XXVII. Von körperlichen Begleitsymptomen der Intoxikation tritt hier besonders deutlich das Zittern der Extremitäten hervor.

Es wird dem Leser nicht entgangen sein, daß die Kranken der Untergruppe b) im Beginn der Krankheit eine bemerkenswerte Ähnlichkeit mit den früher beschriebenen deliriösen Formen zeigen. Aber während letztere, ohne weitere Wandlungen durchzumachen, ziemlich rasch in Rekonvalescenz übergehen, schließt sich bei jenen an das hallucinatorisch-depressive Stadium ein länger gegliederter Verlauf an, in welchem Zustände motorischer Erregung und Verwirrtheit abwechseln mit einer von depressiven Affekten begleiteten motorischen Gebundenheit; auch schon im ersten Stadium treten bei unserer Gruppe gegenüber dem fast rein sensorischen Charakter der toxischen Delirien motorische Symptome stärker hervor.

## Zweite Gruppe: Degenerative[2] Psychosen.

### a) Fälle mit vorwiegend katatonen Symptomen.

Wir fanden, wie erwähnt, bei zuletzt besprochenen Kranken im Gegensatz zu den früheren Fällen gewisse motorische Erscheinungen,

[1] Wie schon erwähnt, sind die schweren neurotischen Symptome den älteren französischen Beobachtungen eigentümlich und wahrscheinlich durch besonders ungünstige — seitdem verbesserte — Ventilationsverhältnisse in den älteren Betrieben zu erklären.

[2] Die Bezeichnung „degenerativ“ ist hier in dem Doppelsinn gebraucht, der einerseits die Entstehung der Krankheit auf der Grundlage einer gewissen geistigen Entartung, andererseits die Tendenz derselben, in Zustände von Hirndegenerationen überzugehen, im Auge hat.

die jedoch noch meist den Charakter psychischer Bedingtheit an sich tragen, so z. B. eine Hemmung, die durch vorausgegangene oder gleichzeitige depressive oder ängstliche Affekte eine gewisse Motivierung erhält. Doch konstatierten wir bereits in einem, und zwar dem prognostisch ernstesten Fall (XXVI) eigentümliche rhytmisch wiederkehrende Bewegungen, die als „seltsam“ bezeichnet wurde deshalb, weil eine psychologische Begründung für dieselbe nicht erfindlich war. Derartige Züge, die man als organisch bedingt anzusehen pflegt und die man daher neuerdings als ein Pendant zu den Lähmungserscheinungen der Dementia paralytica zum Aufbau einer spezifischen „Motilitätsneurose“ hat verwenden wollen, werden sich in den folgenden, zu einer Gruppe zusammengefaßten Beobachtungen häufig finden. Es ist hier nicht der Ort, um die Katatoniefrage aufzurollen; darüber, daß dieses von Kahlbaum kreierte Krankheitsbild eine sehr augenfällige und klinisch bedeutsame Symptomenkonstellation darstellt, sind wohl heute die deutschen Psychiater einig; ob man es dabei wirklich mit einer Krankheitsentität zu thun hat, das ist eine Frage, deren endgültige Entscheidung man der Zukunft überlassen muß.

An dieser Stelle kommt für uns hauptsächlich die eine Thatsache in Betracht, daß die als Katatonie bezeichnete Syndrome psychischer und motorischer Erscheinungen in dem größten Teil der Fälle eine typische Verlaufsrichtung der Geisteskrankheit andeutet und also rein klinisch betrachtet pathognomische Bedeutung für eine gewisse Gruppe von geistigen Erkrankungen haben kann. Es scheint mir ein glücklicher Gesichtspunkt zu sein, den Lehmann[1] in einer jüngst publicierten Arbeit hervorhebt, daß nicht allein die genügend gewürdigte Qualität, sondern auch die Quantität der sog. katatonischen Symptome diagnostisch und prognostisch in Betracht zu ziehen ist. Es giebt bekanntlich eine große Anzahl von Psychosen, die, ohne im strengeren Sinne dem klinischen Begriff der Katatonie zu entsprechen, eine Reihe katatonischer Symptome, jedoch in geringerer Zahl und Ausprägung, aufweisen. Man könnte hier mit Schüle[1] zweckmäßig von einer „katatonischen“ Modifikation der Psychosen reden, ebenso wie man bereits früher eine „hebephrene“ Modifikation anerkannt hat. Bei der anatomisch am bestfundierten Krankheitsart, der Paralyse, dürfte wohl niemand anstehen, die zuweilen vorkommende

[1] Schüle, Zur Katatoniefrage. Allgem. Zeitschr. f. Psych. 1897, Bd. 54, Heft 4. — Lehmann, ibid. 1898, Bd. 55, Heft 3.

katatonische Färbung als eine konstitutionell oder individuell bedingte Eigentümlichkeit des Kranken anzusehen. Bei dem ätiologisch abgeleiteten Krankheitsbegriff der Erschöpfungspsychosen wird die hebephrene Modifikation wohl zwanglos als ein durch die Konstitution — d. h. durch die derzeitige jugendliche Entwicklungsstufe des Gehirns — bedingtes Ereignis erklärt. Warum sollte da nicht auch bei einer, gleichfalls ätiologisch bewerteten, Intoxikationspsychose eine hebephrene oder katatone Färbung durch konstitutionelle, endogen bedingte Faktoren vorkommen? Eben dieses stärkere Vorherrschen des endogenen Einflusses und der Umstand, daß die beiden Kranken nach Ablauf der Psychose, wenigstens bei der Entlassung gewisse Defekte noch aufweisen, hat mich bewogen, diese Fälle den degenerativen Formen einzuordnen.

### Fall XXIX.

G., Paul, 22 Jahre, Gummifabrikarbeiter. Aufgenommen in die psychiatrische Klinik am 5. VIII. 1891.

Anamnese: Die Eltern des Patienten leben und sind angeblich gesund. Der Kranke selbst lernte in der Schule gut. Vom 14.—17. Lebensjahre ging er in seiner Heimat auf Arbeit. Mit 17 Jahren kam er nach Leipzig und arbeitet seit ca. drei Wochen in einer Gummifabrik daselbst. Er fühlt sich krank seit etwa acht Tagen; zuerst bekam er „Zahnreißen", dann Stirnkopfschmerz. Letzteren bezieht er auf das Getöse der Riemen und Räder.

Er erzählt in konfuser Rede, daß er vor kurzem Termin gehabt habe und freigesprochen sei. Durch die Anklage eines gewissen K., der ihn beschuldigt habe, daß er einen Hund mitgenommen habe, sei er so „dumm im Kopfe".

Status präsens: Äußerer Schädel symmetrisch. Tragus gekerbt. Kleine Spinae helicis. Muskulatur und Fettpolster gut entwickelt. Herztöne rein, Arterien weich. Genitalien normal, Narbe in der linken Inguinalfalte, angeblich von Verbrennung herrührend.

Pupillen etwas weit, rechts noch mehr als links; linke Pupille verzogen; beide excentrisch gelegen, reagieren normal. Facialis intakt. Zunge wird gerade hervorgestreckt, zittert dabei leicht fibrillär. Kein Tremor man. Sämtliche Haut- und Sehnenreflexe stark gesteigert. Kein „Romberg". Gang normal. Idiomuskelerregbarkeit gesteigert, Querwulst von ca. 7 Sekunden Dauer. — Sensibilität intakt.

Außer leichter lumbaler Spinalirritation keine Druckempfindlichkeit. Schmerzempfindlichkeit erhalten, Lokalisationsfehler mittelgroß.

Verlauf: 6. VIII. Bei der Einlieferung ist Patient äußerst erregt, schlägt mit der Faust gegen die Thür der Zelle, so daß sie sich biegt und er hinter eine festere gebracht werden muß. Er hält sich für den König von Italien, verspricht, den Arzt zum Professor zu machen.

7. VIII. War die Nacht sehr unruhig, ging oft außer Bett und griff einmal den Wärter von hinten an. Mußte isoliert werden.

8. VIII. Ist ganz verwirrt, hält das Schwarze im eigenen Fingernagel für Gift.

9. VIII. Ist äußerst gewaltthätig, hat Größenideen.

12. VIII. Ist morgens klarer, sieht ein, daß seine Ideen Einbildung waren. Abends kleine Dosis Hyoscin.

13. VIII. Nachts sehr laut, morgens leidlich klar: „Mich kann keiner mehr heilen, daß ich verrückt bin.“ Ord.: 3 × tägl. 1,0 Natr. biphosphor. Gewicht 123 Pfund.

16. VIII. Da Patient sich entschieden beruhigt hat, wird er mit in den Garten geschickt; er ist meist heiterer Stimmung. Kommt dem Arzt lachend entgegen. „Mir fehlt nichts, ich bin immer fidel.“ Macht sich häufig das Haar mit Wasser naß, weiß angeblich selbst nicht warum.

18. VIII. Patient ist mitunter weinerlich verstimmt, sitzt z. B. auf einer Bank im Garten und weint mit tief gebeugtem Kopf leise vor sich hin; bald darauf lacht er wieder und ist sehr vergnügt. — Hyoscin ausgesetzt.

23. VIII. Macht sich im Garten immer die Haare naß. Hat sich am Pissoir die Kleinfingerseite beider Hände blutig gescheuert; bemerkt dazu auf Befragen: „Das ist mein Konfirmationsschein, all mein Glaube, den ich habe, steht darauf.“ Morgens war er ganz heiter, abends ist er auf einmal sehr ernst. Er giebt keine Auskunft über den Grund seiner Verstimmung, sondern zuckt stumm mit den Mundwinkeln und wendet sich ab.

24. VIII. Pupillen sind ganz eng geworden (kein Morphium!). Bei der Abendvisite ist Patient wieder heiter, doch schlägt die Stimmung bald um, er steht dann, die Hände auf dem Rücken, unbeweglich da und sieht scheinbar gedankenvoll vor sich hin.

25. VIII. Hat sich im Garten bis aufs Hemd ausgezogen. Als Grund giebt er an: „Wenn ich keinen Taufschein kriege, muß ich mich doch selber taufen.“

26. VIII. Zieht sich die Strümpfe über die Hosen; gefragt warum, sagt er: „Ich muß doch streiten.“ Morgens klagt er vorübergehend über Kopfweh. Äußert u. a. er wolle sich die Zunge herausreißen.

29. VIII. Bisher vorwiegend ernster Stimmung. Heute sitzt er ganz niedergeschlagen, den Arm auf die Knie gestützt, mit senkrechtem Kopf auf der Bank.

31. VIII. Unverändert. Steht oder sitzt herum, ohne Notiz von seiner Umgebung zu nehmen. Dem Arzt giebt er bald mit Lächeln, bald ohne eine Miene zu verziehen die Hand. Die Hände sehen immer blau aus und sind feucht. — Nachmittags klagt Patient über Reißen in allen Knochen.

1. IX. Gewicht (124 Pfund). Vom 1.—15. IX. verhielt er sich stets in der geschilderten Weise. Nur ganz vorübergehend wurde er einmal etwas heiter, im übrigen stets unbeweglich, still und mürrisch. Seine sprachlichen Äußerungen beschränkten sich auf vereinzelte stereotype Phrasen: „Nun geht's gut! Ich geh bald fort.“ — Späterhin antwortet er dem Arzt öfter: „Ich soll alle Tage fort; ich weiß nicht, wo ich hin soll!“ (Hallucination?)

Es ergiebt sich, daß er an seine früheren Größenideen sich noch erinnert. Gewicht 15. IX. 129 Pfund (+ 5 Pfund!).

17. IX. Er ist plötzlich heiter. Will nach Hause; er sei ja gesund.

19. IX. Wieder das frühere stereotype Verhalten. Auf den Vorschlag, etwas zu lesen, antwortet er: „Immer fort, ich brauche keine Schriften, ich weiß alles aus dem Kopfe.“

21. IX. Morgens liegt er im Garten, macht ein sehr böses Gesicht. Beim Herankommen des Arztes läuft er davon und sagt: „Geht lieber ins Wasser, da werdet Ihr gescheiter!"

In der folgenden Woche bis zum Ende des Monats war Patient aufgeräumter, versucht mit zu arbeiten, macht aber immer noch einen seltsam verwirrten Eindruck. Aus einem Brief, den er am 29. IX. zu schreiben versucht, ist eine schwere Hemmung des Denkens deutlich ersichtlich. Der Gedankengang ist inkohärent, die Sätze und zum Schlusse auch die Worte halb vollendet. Auch einige seltsame Wortbildungen fallen in dem Brief auf („verschüttert").

Gewicht am 1. X. 133 Pfund (+ 4 Pfund!).

Vom 1.—10. Oktober war Patient wieder still und abweisend, stand meist mit betrübtem Gesicht in einer Ecke. Zwei Tage lang verweigert er auch die Nahrung. Als Antwort auf Fragen erhielt man gewöhnlich die schon geschilderten kurzen stereotypen Redensarten. Einmal erwiderte er auf die Aufforderung zum Essen: Ich gehe hafft (?) und weiß nicht von wem."

Vom 10. Oktober ab wurde er wieder freier, aß, gab an, er wisse selbst nicht warum er nichts gegessen habe. Er habe nur „so ein ganz unbestimmtes Gefühl im ganzen Körper gehabt. Er habe überall das Reißen." — Gewicht am 15. X. 138 Pfund (+ 5 Pfund). Den ganzen Oktober hindurch blieb Patient heiterer Stimmung, antwortete auf Befragen stets lächelnd: „Es geht besser." Auf die Gegenfrage, ob es denn vorher schlechter gegangen sei, meint er: „daß ich nicht gesund war, ich kriege manchmal so das Körperreißen." Trotz fröhlicher Miene und Arbeitslust blieb Patient dennoch einsilbig. Auch über seine früheren Erlebnisse konnte er nichts zu Papier bringen, ebensowenig einen Brief schreiben.

Am 1. XI. schlug er in einem plötzlichen Zornausbruch einen Mitpatienten und behauptete, dieser habe ihm die Augen auskratzen wollen. Gewicht 146 Pfund (+ 8 Pfund!).

Am 4. XI. wurde er (als gebessert) von seinem Vater nach Hause abgeholt. Obwohl er in letzter Zeit mehrfach danach gedrängt hatte, schien er doch mit seiner Entlassung nicht zufrieden zu sein, sondern äußerte: „Wenn ich zu Hause bleibe, ist's in zwei Monaten wieder so."

Der Vater des Kranken schrieb mir Ende 1898, daß dieser wenige Tage nach seiner Entlassung von Hause weggegangen sei, um Arbeit zu suchen und seither nichts mehr von sich habe hören lassen.

Ein 22jähriger körperlich gesunder Mensch, über dessen sonstige Antecedentien uns leider genauere Nachrichten fehlen, erkrankt nach dreiwöchiger Thätigkeit in der Gummifabrik mit den gewöhnlichen Prodromalsymptomen (Stirnkopfweh, Benommenheit). Ob die von dem Patienten berichtete Anschuldigung und Gerichtsverhandlung etwa eine initiale Verfolgungsidee ist oder auf realer Grundlage beruht, können wir leider nicht entscheiden. In der ersten Zeit der Beobachtung befindet er sich in heftiger tobsüchtiger Erregung, ist völlig verwirrt, gewaltthätig und äußert die Größenidee, König zu sein. Ungefähr nach Verlauf einer Woche wird er, vielleicht unter dem Einfluß von Hyoscin, ruhiger und gewinnt rasch Einsicht für seine Wahnvorstellung. Dann bleibt er monatelang, man kann sagen bis zu seiner nach Vierteljahresfrist erfolgenden Entlassung, in einem Geisteszustand, der sich durch eine eigentümliche tiefe, nur zeitweise an die Oberfläche tretende Verworrenheit, im Denken und Handeln auszeichnet, ohne daß Patient dabei schwer benommen oder stark motorisch erregt ist. Letzterer Umstand bewirkt, daß der Kranke zeitweise den äußeren Anschein der Besonnenheit an sich trägt. Anfänglich tritt dabei ein häufiger und plötzlicher Wechsel der Gefühle ein; bald scheint Patient unmotiviert heiter, dann wieder deprimiert, mürrisch, drückt sich in Ecken, steht lange oder sitzt mit starren Mienen unbeweglich und macht mit seinen cyanotischen Händen fast einen stuporösen Eindruck. Zu diesem letzteren, an katatonisches Verhalten erinnernden Zug gesellt sich eine gewisse Neigung zu stereotypen Wiederholungen in Mienen und Redensarten (immer dasselbe unmotivierte Lächeln, die stehende Phrase: „mir geht's gut; wann kann ich denn fort?"). Ebenso wie die auffälligen Handlungen des Patienten — er scheuert sich am Pissoir die Hände blutig, zieht sich plötzlich aus oder verkehrt an, legt sich auf die Erde, verweigert unvermutet eine Mahlzeit, will sich die Zunge herausreißen — meist etwas Seltsames, Unmotivierbares und oft Impulsives an sich haben, so sind auch die Erklärungen, die man ihm über sein Benehmen zuweilen entlocken kann, dem Inhalt wie der sprachlichen Form nach barock (23. VIII.: „Das ist mein Konfirmationsschein, all mein Glaube, den ich habe, steht darauf." „Ich gehe hafft." 10. X. Patient weiß selbst nicht, warum er die Nahrung verweigert hat). Desgleichen sind seine schriftlichen Äußerungen verworren und dement.

Wenn wir uns das ganze Krankheitsbild in seinen wesentlichen Zügen vergegenwärtigen, so steht es zweifellos der Katatonie, oder um einer anderen gangbaren Klassifikation zu folgen, der Hebephrenie nahe.

Nach dem bei der Entlassung befundenen Zustand kann man den Fall noch nicht als abgeschlossen betrachten; die rasche Gewichtszunahme bei Konstanz bezw. Fortschreiten der psychischen Krankheit deutet eher auf einen ungünstigen Aasgang.

### Fall XXX.

W., Valentin, 25 Jahre, Gummiarbeiter. Aufgenommen in die psychiatr. Klinik am 20. II. 1887.

Anamnese (Angaben der Hauswirtin): Die Eltern sind tot. Patient kam frisch und gesund in die Fabrik, wo er seit 7 Wochen arbeitet. Er klagte schon dann und wann über Kopfschmerzen, zeigte sich aber sonst psychisch völlig normal.

14 Tage vor seiner Aufnahme in die Klinik bot er die ersten Spuren von Geistesstörung. Als er eines Abends nach Hause kam, fiel es auf, daß er immer dasselbe erzählte. Er war ganz verstimmt, übelgelaunt, gereizt. Jede Ansprache wies er zurück: „Ärgert mich nicht." Dabei klagte er, daß es ihm so dumpf im Kopfe sei, er müsse in die frische Luft. Er ging auch fort, kam aber bald wieder, hatte aber keine Ruhe zu Hause und ging wieder fort. Dasselbe Verhalten zeigte er auch in den nächsten Tagen. Er fürchtete sich, allein zu sein, weckte seinen Kameraden und bat sich dessen Begleitung aus, machte überhaupt den Eindruck, wie wenn er Verfolgungsideen hätte, behauptete auch, er wäre bei schlechten Menschen gewesen, man hätte ihn mit einem Messer stechen wollen. Zeitweise Hallucinationen: er griff nach Gegenständen auf dem Bette, die gar nicht vorhanden waren, und sagte dann: „Es ist nichts." Auch beging er verkehrte Handlungen, war wie abwesend. Er schien auch Sachen und Personen zu suchen, sagte einst, als er nach Hause kam, er habe nichts angetroffen.

Am Tage vor der Aufnahme benahm er sich sehr auffällig: lief eine ganze Zeit lang um den Tisch herum. In der Fabrik, wo er noch bis Mittag gearbeitet hatte, schickte man ihn nch Hause. Hier erschien er sehr ängstlich, zitterte, wollte fort, zog sich ganz verkehrt an, wurde plötzlich von Müdigkeit befallen, verlangte mit einem Male während des Essens, zu Bett zu gehen.

In der folgenden Nacht traten wieder Angstzustände ein, er lief von Hause fort. Am Morgen des Aufnahmetages kam er aus der Kirche, dann ist er auf dem Markte im Kreise herumgelaufen und hat seinen Rock ausgezogen.

Er hat immer solide gelebt, nach keiner Richtung hin excediert. —

Spätere anamnestische Angaben des Patienten selbst: Im 7. Lebensjahre erlitt er durch Fall einen Bruch des linken Oberschenkels, etwas unterhalb des Halses, wovon eine Verkürzung zurückblieb trotz Streckverbandes, deretwegen er vom Militär frei kam.

Im Alter von 15 Jahren erhielt er einen Steinwurf gegen die linke Kopfseite, wovon noch Narbe sichtbar. Mit 17 Jahren hat er viermal tagelang gelegen und klagte damals über Leibschmerzen. An Epilepsie oder Schwindelanfällen will er nie gelitten haben, fühlte sich früher stets gesund und kräftig.

Status präsens: 20. II. (Aufnahme.) Übermittelgroßer Mann von sehr kräftigem, doch plumpem Körperbau, mäßig genährt. Schädel normal groß; keine Degenerationszeichen. Etwas oberhalb des Tuber parietale sin. findet sich eine fingerkuppengroße Depression im Knochen, von dem oben erwähnten Steinwurf herrührend; die Haut ist hier weniger verschieblich, es besteht jedoch keine Schmerzhaftigkeit. Pupillen gleich weit, reagieren prompt auf Lichtreiz und Akkomodation. An den Brust- und Abdominalorganen keine gröberen Veränderungen. Sensibilität und Motilität intakt. Patellarreflexe gut erhalten.

In psychischer Hinsicht macht Patient einen eigentümlich benommenen Eindruck; dabei ist er halb weinerlicher, halb ärgerlicher Stimmung.

Verlauf: 21. II. Patient war unruhig, glaubt, man will ihn umbringen, man stelle ihm nach: „Ich bin ein ehrlicher Mensch und halte zu Kaiser und Reich" (deutet wohl auf Hallucinationen hin). Nahrungsverweigerung. Puls 80—72, Temperatur normal.

22. II. Religiöse Ideen ohne deutlichen Zusammenhang, er spricht viel von Gott und den Kirchen. Trotz Chloral schlaflos, verließ oft das Bett, plötzlich stürzte er sich auf den Wärter und sucht ihn zu erwürgen. Am Tage ganz benommen, spricht gar nicht, wieder aggressiv. Isolierung.

23. II. Tobsüchtig erregt, zerreißt seine Kleider, schlägt gegen die Thüre. Verweigert die Nahrung ganz und gar.

24. II. Ganz stuporös, ißt nicht.

26. II. Status idem.

27. II. Weniger stuporös, aber gereizter Stimmung. Vergiftungsideen, ißt aber etwas.

1. III. Meist stuporös, spricht fast gar nicht. Dieselben Vergiftungsideen, ißt aber von selbst.

4. III. Vorwiegend Stupor, doch mitunter etwas freier. Äußerst gereizt und abstoßend gegen den behandelnden Arzt. Ißt etwas besser. Ziemlich starke Cyanose des Gesichts und der Füße und Hände. Puls recht klein, 60—72.

6. III. Stupor hat zugenommen. Patient ißt schlechter (Vergiftungsideen?). Unrein. Puls 72—68.

7. III. Blutig-diarrhöeischer Stuhl. — Patient läßt sich behufs Untersuchung gar nicht beikommen.

8. III. Starke Benommenheit. Keine Diarrhöe. Puls 60—68. Wein, Kampher.

9. III. Puls 64—60. Sehr abstoßendes Benehmen.

10. III. Puls 60—56.

11. III. Puls 44—46, klein. Patient fast ganz stuporös, spricht fast gar nicht, will nicht essen.

12. III. Puls 76—60. Etwas zugänglicher.

13. III. Puls 50—54. Cyanose noch ziemlich stark. Vergiftungsideen.

14. III. Puls 84—76. Einige Zeit hindurch Erregung; Patient singt, pfeift, verursacht durch Klopfen großen Lärm, dann ist er wieder mit einem Male stuporös.

17. III. Puls 68—72. Cyanose geringer. Stupor.

21. III. Vorübergehende Erregung. Schimpft und weint, glaubt umgebracht zu werden. Puls 54.

23. III. Puls zeitweise bloß 40, klein.

24. III. Stupor und Erregung wechseln ab (Patient lacht laut auf, halluciniert).

55. III. Puls 44—54, dikrot. Patient springt oft aus dem Bett, halluciniert, spricht von einem Schwur, den er dem Kaiser gethan; er wolle alles ausführen, was ihm befohlen sei; umbringen lasse er sich nicht.

28. III. Hört Zurufe, denen er folgt. Puls 60—48.

30. III. Laute, tobende Erregung. Isolierung.

31. III. Deprimierte Stimmung: weint, verweigert die Nahrung.

2. IV. Große Unruhe, springt oft aus dem Bett, will zur Thür hinaus, schimpft. Halluciniert offenbar stark. Puls 52.

7. IV. Die Wahnideen, daß er umgebracht werden solle, bestehen noch; er spricht viel von schlechten Menschen. Nähere Nachfrage danach beantwortet er mit: „Ich weiß, was ich weiß.“ Schlaf und Appetit gut.

11. IV. Halluciniert stark; steigt aus dem Bett, horcht an der Uhr, aus welcher Stimmen kommen.

12. IV. „Unseren Kaiser haben sie umgebracht.“ Geht öfters in die Ecke, um nachzusehen, wer ihn gerufen hat. Ist sonst zugänglicher und freier. Puls 44, klein.

16. IV. Antwortet nicht inkorrekt, ist über seinen Aufenthalt orientiert. Hallucinationen bestehen noch in gleicher Form.

21. IV. Hört noch, daß man ihn umbringen will.

24. IV. Beim Besuch der Schwester wieder erregt, weint. Halluciniert: hat gehört, daß der deutsche Kaiser in Rußland ermordet worden ist. Er meint, er sei zum Kriege eingezogen; der liebe Gott habe es ihm gesagt, er solle dem Kaiser schwören und Soldat werden.

Über den Tag der Überführung in die Klinik giebt er an, daß die Leute in der Kirche ihn alle so angesehen hätten und nach ihm spuckten. Dann kamen plötzlich aus der Sakristei zwei schwarze Gestalten; darauf wurde er hinausgeführt, sei zur Wache gelaufen und habe „Hurra“ gerufen.

Im Mai trat neben den Hallucinationen die motorische Erregung noch mehr in den Vordergrund, oft läuft Patient zur Uhr oder ans Fenster und horcht. An manchen Tagen lief er fortwährend auf und ab und rückte Möbel im Zimmer hin und her. Einmal behauptete er, alle Leute führen falsche Namen.

Auch im Juni dauerte dieser Zustand noch fort. Seine Handlungen tragen oft einen impulsiven Charakter. Sein Benehmen macht einen eigensinnigen und verkehrten Eindruck. Z. B. läuft er von einer Bank zur anderen, um sich dann plötzlich auf die Erde zu legen, plötzlich springt er auf, drängt sich zwischen zwei dicht aneinander sitzende Patienten, um sofort wieder aufzustehen.

In den nächsten 3 Monaten (Juli bis September) wechselten Zeiten tiefen, von starker Salivation begleiteten Stupors ab mit motorischen Antrieben meist automatischen Charakters (Auf- und Abrennen im Flur, fortgesetztes Traben im Garten). Seit Ende September trat eine mehr zornwütige Erregung in den Vordergrund, anscheinend als Folge persekutorischer Hallucinationen. Er wurde oft aggressiv, war sehr reizbar und schlug sofort zu, neckt dabei selbst gerne andere. Im Oktober war er vorübergehend ruhiger und geordnet in seinem Benehmen, hallucinierte aber noch viel. In der folgenden Zeit bis in den März 1888 hinein traten reizbar zorniges Benehmen und Neigung zu scheinbar unmotivierten impulsiven Handlungen wieder stärker hervor. Hallucinationen gab er auf direktes Befragen nicht zu, doch war deren Vorhandensein aus vereinzelten spontanen Äußerungen zu erschließen. Z. B. klagte er einmal über Übelkeit „durch stinkende Dünste“ in der Nase.

Im April 1888 wurde er etwas fügsamer und zugänglicher. Er zeigte ein gewisses Krankheitsgefühl, jedoch ohne Spur einer wirklichen Einsicht. Er glaubte u. a., das (hallucinierte) Herabfallen des Muttergottesbildes in der Kirche sei die Ursache seiner Krankheit. Tageweise war er noch mürrisch, unzufrieden, gereizt. Ende des Monats begann er geschickt und fleißig bei der Gartenarbeit zu helfen. Dabei hatte er aber noch ein sehr zerfahrenes Wesen, lachte und sprach viel vor sich hin und hatte wieder starken Speichelfluß.

Im Mai trat eine entschiedene Besserung ein. Sein Benehmen wurde zusehends geordneter; Hallucinationen wurden bestimmt in Abrede gestellt. Er bekam völlige Krankheitseinsicht und zeigte bei seiner Entlassung am 4. VI. 1888 keinerlei psychische Defekte.

Über seine weiteren Schicksale war, da Patient alsbald Leipzig verließ, nichts zu ermitteln.

Diese Krankengeschichte bietet uns die „katatonischen Symptome" in noch größerer Zahl und Intensität wie die vorige. Schon in dem durch hallucinatorische Verwirrtheit und Verfolgungsideen ausgezeichneten Initialstadium findet sich eine Neigung seltsamer stereotyper Bewegungsformen angedeutet (Kreisbewegung um den Tisch, bezw. auf dem Marktplatz). Nach einer kurz dauernden, bis zur Tobsucht gesteigerten Erregung stellt sich unvermittelt ein stuporöser Zustand ein, der mit temporärer Nahrungsverweigerung, negativistischem Verhalten, Cyanose, kollapsähnliche Herzschwäche einhergeht. Dieser Stupor von wechselnder Tiefe ist begleitet von hallucinatorisch begründeten Verfolgungsideen, doch hat man nicht den Eindruck, daß die motorische Gebundenheit ausschließlich von dem Vorstellungsinhalt abhängig sei. Dafür spricht u. a. auch die Verlangsamung und Schwäche des Pulses, die nicht einfach als Erschöpfungs- oder Inanitionssymptom gedeutet werden kann, da sie noch zu einer Zeit (12. IV.) besteht, wo die Nahrungsverweigerung längst aufgehört hat, weshalb wir nur an eine central-depressorische Wirkung denken können. Ebenso ist es zweifelhaft, ob die ungefähr im dritten Krankheitsmonat einsetzende Periode gesteigerter motorischer Erregung (Mai, Juni) als hallucinatorisch bedingt zu betrachten ist. Während einzelne motorische Leistungen (impulsive) mehr den Anschein einer psychischen Motiviertheit haben, tragen andere, namentlich in den folgenden Monaten oft wiederkehrende Handlungen entschieden den Charakter des Automatischen, (Traben im Garten, Auf- und Abrennen etc.), wenngleich die Sinnestäuschungen auch in dieser Zeit nicht ganz verschwinden. — Das Bewußtsein ist (abgesehen von den akuten Erregungszuständen) trotz zeitweiser Orientiertheit offenbar ziemlich schwer getrübt, wie sich aus den seltsam verwirrten und verkehrten Handlungen des Kranken noch deutlicher wie im vorigen Falle ersehen läßt. Auch die eigentümlich religiös-phantastische Färbung der Wahnideen im Beginn der Krankheit hat dieser Fall mit dem vorhergehenden gemein. —

Die Prodrome, wenngleich nur kurz geschildert, giebt doch in Kopfweh, Dumpfheit, Müdigkeit genügend charakteristische Symptome.

Seiner Dauer ($^5/_4$ Jahr) nach, ist dieser Fall von allen überhaupt geheilten der schwerste, ein Verhalten, das, wie angedeutet, mit der Quantität der katatonen Symptome im Einklang steht.

### b) Akute hallucinatorische Verwirrtheit mit Ausgang in Verblödung.

Es wurde bereits in den Vorbemerkungen darauf hingewiesen, daß die Beobachtungen dieser Gruppe — aber auch nur diese — als degeneratives Irresein im engeren Sinn gleichwertig sind den Fällen von Marandon de Montyel und Prodhon. Um jedoch nicht zu weitschweifig zu werden, muß ich es mir versagen, die Krankengeschichten der französischen Autoren hier mit zu berücksichtigen.[1]

#### Fall XXXI.

R., Henriette, 29 Jahre, Tischlersehefrau. Aufgenommen in die psychiatrische und Nervenklinik am 2. XII. 1886.

Anamnese: Über erbliche Verhältnisse ist nichts bekannt. Patientin soll von Jugend auf imbecill gewesen sein. Seit $^1/_4$ Jahr ist sie verheiratet, hatte aber vorher bereits 2 Kinder von ihrem Manne. Der Mann ist Potator strennus, er hat vertrunken, was er unter die Hand bekam und ist u. a. wegen Diebstahls bestraft. Er behandelte seine Frau sehr schlecht. — Patientin arbeitet seit 3 Wochen in einer Gummifabrik. Die Erkrankung begann nach Aussage des Ehemannes akut vor einigen Tagen. Über den Verlauf vor Aufnahme in die Klinik ist leider in der Krankengeschichte nichts vermerkt.

Die Frau wird am 2. XII. 1886 nachts 2 Uhr im Hemde und in einer wollenen Decke in die Klinik gebracht; sie wurde in diesem Zustande in den Anlagen aufgegriffen und soll aus dem Hospital entsprungen sein.

Status präsens: Patientin ist in großer Unruhe und Angst, anfangs desorientiert und benommen. Später erzählt sie, ihr Mann sei so schlecht, trinke, versetze ihr Eigentum, schlage sie, zwinge sie zum Coitus (sei venerisch); sie habe vor ihm flüchten müssen; sie wisse nicht, was sie thue, könne sich nicht besinnen u. s. w. Bald darauf wird sie unruhig, verläßt das Bett, schreit auf, rast im Zimmer umher, halluciniert und hat Verfolgungsideen: „sie solle umgebracht werden, ihr Mann stelle ihr nach,“ hört ihren Mann nebenan reden. — Obstipation.

[1] Besonders auffällig ist die Übereinstimmung zwischen Prodhon's Observation IV und dem folgenden Fall XXXIII. Beide zeigen neben vielen degenerativen Zügen auch bezüglich der Wahnideen die Evolution von Verfolgungs- zu Größenideen, wie sie für Magnan's Délire chronique à evolution systematique typisch ist. Nur kommt es infolge der Inkohärenz nicht zu einer festen Systematisierung.

Verlauf: 3. XII. „Ich bin ein Mann, mein Mann liegt hier, ich liege daneben, wo mein Mann liegt“ (in der anderen Zelle). Wird dann wieder unruhig: „Der schlechte Mensch will mich zu Grunde richten, er läßt mir keine Ruhe, und er ist doch krank!“ Als man ihr sagt, ihr Mann sei nicht hier, besinnt sie sich, behauptet dann aber, er müsse da sein, sie höre ihn ja. Was sagt er? „Er ruft mir immer.“ Droht er Ihnen? „Ja, egal, er will Geld.“

9. XII. Halluciniert fortwährend, hört ihren Mann und ihre Geschwister rufen; daneben Illusionen: hört im Sausen des Windes die Stimme ihres Mannes. Verwechselt Personen, ist desorientiert.

12. XII. Ist sehr unruhig und störend, geht fortwährend in die Betten anderer Kranken, spricht viel von einem Brande („ich bin schon tot gewesen, jetzt wieder lebendig“), dann von feurigem Golde, das sie in anderen Betten sucht. Halluciniert noch: es wird ihr aus den verschiedenen Betten zugerufen. sie solle hinkommen.

16. XII. Stark benommen, jetzt viel ruhiger, sitzt meist versunken an einer Stelle. Was um sie her vorgeht, bezieht sie auf sich, ist deshalb sehr ängstlich. Ist absolut desorientiert über ihren Aufenthaltsort und ihre Lage; die einzige haftende Erinnerung ist, daß ihr Mann sie geschlagen habe.

24. XII. Halluciniert wieder stärker, hört sich von ihrem Mann und den anderen Kranken rufen, geht nachts fortwährend aus dem Bett und will zu „ihm“. Ihre Antworten sind weniger ängstlich.

29. XII. Ist wieder vollständig versunken (wie am 16. XII.): bezieht alles auf sich, wagt sich kaum zu rühren: „Sie sind alle schlecht gegen mich, immer reden Sie auf mich ein;“ ist sehr mißtrauisch.

7. I. 1887. Patientin ist stuporös und ängstlich, bewegt sich nicht aktiv (nur geschoben u. s. w. und dann äußerst langsam). Vollständige motorische Gebundenheit. Giebt keine Antwort, ißt allein, aber ebenfalls langsam und unentschlossen.

20. I. Zustand unverändert.

In den beiden nächsten Monaten ließ die Ängstlichkeit nach, doch machte Patientin stets einen verlegenen, unentschlossenen Eindruck. Sie saß den ganzen Tag auf einer Stelle und redete nicht. Auf Fragen lächelte sie und antwortete selten und einsilbig.

Im Lauf des Frühjahrs und Sommers schien sich eine ganz allmähliche Besserung zu vollziehen, sie blieb zwar schüchtern und unzugänglich, begann aber, namentlich wenn sie sich unbeachtet glaubte, zu arbeiten. Ende Juli versank sie wieder vollständig in Apathie, so daß sie bei der Arbeit einschlief, wurde dann aber wieder etwas munterer.

Am 20. XI. war sie einen Tag hindurch plötzlich sehr erregt und schimpfte entsetzlich, „Ich bleibe nicht hier, die bei mir sind Huren“. Von dieser Zeit an stellten sich eigentümliche (hysterische?) Symptome ein. Sie hatte öfters Erbrechen und Aufstoßen mit sonderbar piependem Ton. Sie begann zu stottern, behauptet nicht sprechen zu können, drückt sich auf die Stirn um die Worte herauszubringen. Nachts weint und schluchzt sie öfters laut. Im November wurde sie zunehmend erregt, schrie und sang des Nachts. Am 17. XII. 1887 hält sie plötzlich den Arzt für ihren Mann; „früher sei er Tischler gewesen, hätte dies aber nur simuliert, jetzt sei er von Gott erleuchtet; sie sei himmlisch.

Diese Idee scheint Patientin in den nächsten Monaten festzuhalten, denn sie redet den Arzt stets mit „Du“ an, dabei zeigte auch ihr sonstiges Benehmen das Bestehen von Größenideen an; sie wurde anspruchsvoll, schimpfte auf das Essen u. s. w. Im übrigen war sie verschlossen, eigenwillig, lachte unmotiviert, wahrscheinlich auf Grund von Hallucinationen. Im März 1888 bekommt Patientin einen kurz dauernden Anfall (?). Kollaps, plötzliche Blässe, stark beschleunigter Puls, Bewußtsein nicht ganz aufgehoben.

Ein gleicher kollapsähnlicher Zustand ist am 5. IV. notiert. Das psychische Verhalten wechselte in dieser Zeit zwischen heftiger Erregung mit Größenideen und Zuständen völliger Versunkenheit oder geheimnisvoll verschlossenen Gebahrens. Am 23. August 1888 wurde die Kranke, ohne daß bis dahin eine wesentliche Änderung eingetreten war, als unheilbar nach der Landesanstalt Hubertusburg übergeführt.

Über den weiteren Verlauf berichtete die Anstaltsdirektion zu Hubertusburg im März 1889 Folgendes:

Bald nach ihrer Aufnahme (23. VIII. 1888) hat sich bei Frau Henriette R. ein Zustand heftig erregter Verworrenheit ausgebildet mit massenhaften Sinnestäuschungen des Gesichts und Gehörs, so daß sie wegen ihrer Gewaltthätigkeit längere Zeit auf der Zellenstation verpflegt werden mußte. Zugleich zeigten ihre Äußerungen schon damals, daß sie unter dem Einfluß bestimmter expansiver Wahnideen stand, indem sie bessere Kost und Kleidung, sowie ehrende Behandlung verlangte. Später ergab sich, daß sie sich für eine Gräfin Henneberg hielt.

Sehr bald sind bei Frau R. die Symptome geistigen Verfalls hervorgetreten. Zur Zeit bietet sie das Bild sekundären Schwachsinns mit Erregung dar.

Ich kann hinzufügen, daß, wie aus dem mir gütigst überlassenen Krankenjournal zu ersehen ist, auch heute (1898) der geschilderte Zustand noch besteht.

## Fall XXXII.

S., Pauline, 24 Jahre, Brauersfrau, seit Trennung vom Manne Gummiarbeiterin. Aufgenommen in die psychiatrische und Nervenklinik am 1. IV. 1892.

Anamnese (durch die Schwester): Der Vater der Patientin hat sich selbst entleibt; nachdem 8 Tage vorher eine Geistesstörung zum Ausbruch gekommen war. Die Mutter ist gesund. Sonst sind keine Fälle von Nerven- oder Geisteskrankheiten, Trunksucht, Selbstmord u. s. w. in der Familie vorgekommen.

Die Kranke selbst ist früher nie krank gewesen. Sie ist seit 6 Jahren verheiratet und hat in der Ehe 4 Kinder geboren, von denen zwei (an Zahnkrämpfen) gestorben sind, während die lebenden gesund sind. Die Wochenbetten sind normal verlaufen, namentlich sind Geistesstörungen in ihnen nicht vorgekommen.

Der Ehemann, der sich in ganz guten Verhältnissen befand, hat immer sehr liederlich gelebt, hat getrunken und viel Geld durchgebracht. Er ist häufig fortgegangen, schon in der ersten Zeit der Ehe, und ist erst nach Tagen oder Wochen wiedergekehrt. Seit 2 Jahren hat er seine Frau dauernd verlassen und ist nur zweimal einen Tag lang dagewesen.

Dadurch ist Patientin in schlechte äußere Verhältnisse geraten und hat sich selbst ernähren müssen. Sie hat immer in Fabriken gearbeitet, zuletzt in einer Gummiwarenfabrik (etwa 2 Monate). Vor $1^1/_2$ Jahren ist sie schon einmal in einer Gummifabrik gewesen. Damals ist sie schon geisteskrank geworden: sie wollte zum Fenster hinausspringen, weil sie ihren Mann auf dem Dache des gegenüberliegenden Hauses zu sehen vermeinte. Mehrere Wochen ist sie damals aufgeregt gewesen. Über den weiteren Verlauf ist nichts bekannt.

Jetzt ist sie seit einem Monat in Aufregung. Am Tage vor der Aufnahme in die Klinik hat sie die Hände gerungen und nach ihrem Mann verlangt. Weiteres vermag die Schwester nicht anzugeben.

Das bezirksärztliche Zeugnis vom 1. IV. besagt, daß die Patientin seit einigen Tagen sehr unruhig und erregt sein soll und Hallucinationen gehabt zu haben scheint. „Bei der Untersuchung stellte sich heraus, daß die Kranke zeitlich unorientiert ist; sie vermochte weder ihr eigenes Alter noch das ihrer Kinder anzugeben, behauptete, ihr Mann, von dem sie getrennt lebe, sei sehr reich etc. Dabei klagt sie über heftige Kopfschmerzen. Die Pupillen reagieren träge; keine deutlichen Sprachstörungen."

Status präsens (1. IV. 1892): Mittelgroß, kräftig gebaut, ziemlich gut ernährt, von leidlicher Hautfarbe. Ohren o. B. Pupillen mehr als mittelweit, reagieren normal; Augenbewegungen nicht gestört. Zunge wird gerade herausgestreckt, zittert nicht; Mund- und Rachenschleimhaut o. B. Keine Sprachstörung. Facialis intakt. Am Halse sind keine Drüsen geschwollen. Thyreoidea nicht vergrößert.

Lunge: über der linken Spitze ist das Exspirium hinten etwas verschärft und verlängert. Herz: normale Grenzen; Töne rein. Leber nicht vergrößert, Milz ebenso nicht. Bauchdeckenreflexe nicht auszulösen. Leib mäßig voll, weich, eindrückbar. Haut zeigt zahlreiche ältere Striae.

Triceps-Reflexe beiderseits lebhaft. Direkte mechanische Muskelerregbarkeit erhöht. An der Haut Trousseau'sches Phänomen.

Verlauf: In den ersten Tagen verhielt sich Patientin ruhig und ablehnend, schlief viel, aß nicht. Bald jedoch wurde sie zornig erregt und ließ erkennen, daß sie hallucinierte. Am 5. IV. schimpft sie „man halte sie für dumm." „Gehen Sie weg mit ihren alten Sachen." Sie meint, es werde ihr hier nur alles „vorgemacht" durch „lebende Bilder". Beschwert sich, man habe ihr die Knöpfe von der Jacke abgeschnitten.

6. IV. Sehr unruhig und widerspänstig, so daß sie isoliert werden muß. Erzählt unzusammenhängend von unheimlichen Vorkommnissen in der Familie, von Selbstmorden (s. Anamnese!) und Geistererscheinungen.

7. IV. Hat Angst, es sei ein Tier im Bett. Alles wackele und spuke. Puls 76.

8. IV. Tagsüber ruhiger; nimmt Nahrung. Abends springt sie plötzlich aus dem Bett, will durchs Fenster, fährt mit Armen und Beinen durch das Gitter und durch die Scheiben, wobei sie sich an der Hand verletzt. Schreit, sie solle umgebracht werden: „Ich halte ganz ruhig, wenn Sie mich schneiden, aber ich schwöre es Ihnen zu, es giebt eine Gottesmacht."

9. IV. Schreit und tobt furchtbar. Isoliert. Tagsüber heftigste Angst, ruft „Hilfe, Mörder" u. s. w. Nachts ruhig.

11. IV. Patientin ist bei der Visite anfangs sehr vergnügt, dann schlägt die Stimmung rasch um: Patientin glaubt, das Essen sei vergiftet, ihre Geschwister seien umgebracht. Manchmal ist sie zerstreut, wie im Traum.

12. und 13. IV. Völlig abweisend, spricht nicht. Gegen die Anlegung des Thermometers wehrt sie sich heftig.

16. IV. Äußert Verfolgungsideen. Alle stecken unter einer Decke, man habe sich gegen sie verschworen.

19. IV. Nachts unruhig, verläßt das Bett, hat sich anscheinend durch ein Gespräch mit einer anderen Patientin über Religion aufgeregt. Am Tage st sie desorientiert, reizbar, bezieht wieder alles auf sich. Angstgefühl besteht angeblich nicht mehr. (Erhält Codein-Injektionen.)

21. IV. Schläft jetzt viel (Codein!). Ihr Wesen ist ängstlich und träumerisch verwirrt. Sie denkt alle Leute beleidigt zu haben und bittet deshalb um Verzeihung. — Abends weniger ängstlich, aber sehr versunken. Spricht lächelnd vor sich hin: „Die haben alle etwas von uns, die kommen mir alle so bekannt vor.“

23. und 24. IV. Schweigsam deprimiert oder apathisch. Pupille R > L.

26. IV. Früh ist Patientin noch ruhig und besser orientiert als sonst, zeigt ein trauriges, träumerisches Wesen. Dann wurde sie im Lauf des Vormittags erregt, machte allerlei Bocksprünge, auf das Sofa, auf den Boden etc., und mußte isoliert werden. Abends ruhig und klar, kniet in der Zelle. Über ihr Verhalten am Vormittag zur Rede gesetzt, sagt sie nur, daß sie dafür nicht könne.

Derartigen auffallenden Stimmungswechsel zeigte die Kranke in den folgenden Tagen häufig, bald ist sie deprimiert, wiederspenstig, dann plötzlich zornig und aggressiv, und gleich darauf wieder sehr vergnügt, zu Scherzen bereit. Die Zornausbrüche gehen, wie sich herausstellt, auf hallucinierte Beschimpfungen (z. B. daß sie ihr Kind ermordet habe) zurück, welche die Kranke von einer Mitpatientin und den Wärterinnen häufig zu hören glaubt. Auch sonst hat sie Beeinträchtigungsideen, man wolle sie zum besten haben und dergl. Zu Zeiten zeigte sie wieder ein sinnendes, träumerisches Wesen.

Anfangs Mai nahm die unzufriedene und widerspenstige Stimmung überhand, die bisher gute Nahrungsaufnahme ließ nach, so daß die Kranke unter heftigem Sträuben gefüttert werden mußte. Abgesehen von diesem Widerstand verhielt sie sich tagelang völlig apathisch, sprach nicht und verunreinigte sich mit Kot. In der zweiten Hälfte des Monats wird sie wieder etwas lebhafter, vom 22. V. ab, mit Eintritt der Menses, aufgeregt und weinerlich. Sie halluciniert viel, sieht ihren Mann, verteidigt sich gegen vermeintliche Vorwürfe und Beschimpfungen. Vorübergehend äußerte sie auch hypochondrische Ideen: „es sei ihr als wenn sie kein Blut mehr hätte.“ Am 25. V. hörte sie überall Stimmen: sie habe ihre Mutter gemordet. „Sie befinde sich zur Strafe im Gefängnis.“ Abends und die ganze Nacht hindurch „steht sie wie eine Bildsäule in ihrer Zelle, spricht so leise, daß sie nur die Lippen zu bewegen scheint“. — In den folgenden Wochen stand sie meist deprimiert teilnahmlos und wortkarg an den Wänden herum, nur selten versuchte sie ein Gespräch anzuknüpfen oder mitzuarbeiten. Im Juli gewöhnte sie sich daran, dauernd zu stricken, blieb aber im übrigen unverändert apathisch.

Von August ab wurde sie unter konstanter Gewichtszunahme (von 95 bis

114 Pfund in 3 Monaten) gesprächiger, aber wie es scheint, auch dementer. Anfang Dezember finden wir ein läppisch erregtes Verhalten. Das Krankenjournal bemerkt hierüber:

5. XII. Patientin ist ganz aus dem Häuschen, lacht sehr viel, hält Sachen, die sie bei anderen sieht, für ihre eigenen. Glaubt, sie sei verleumdet worden.

12. XII. Wähnt sich beleidigt und verfolgt, kommt aber vor Lachen nicht dazu, sich näher darüber auszusprechen.

Im Januar 1893 nahm die heitere Stimmung und Unruhe noch zu. Patientin benahm sich unanständig, hob die Röcke auf; trotz vielem Lachen ist sie oft gereizt und aggressiv gegen Mitpatientinnen. Hallucinationen meist unangenehmer Natur dauern daneben noch fort.

Zeitweise zeigte sie sich läppisch, zu kindischen Witzen geneigt. Durch große Bromdosen schien sie etwas ruhiger zu werden.

Bis zum Sommer blieb das geschilderte Verhalten mit mäßigen Schwankungen bestehen. Bisweilen waren die Hallucinationen sehr bizarrer Natur. Sie sah u. a. abgeschlagene Köpfe aus der Erde hervorwachsen wie Kohlköpfe. Sie glaubt, diese Köpfe habe man vertauscht und verlangt, daß man den Soldaten ihre richtigen Köpfe wiedergebe. — Die Demenz machte dabei sichtliche Fortschritte.

Im Juli und August wurde Patientin wieder vorwiegend still und apathisch, wenn es auch noch zwischendurch zuweilen zu Zornausbrüchen und impulsiven gewaltthätigen Handlungen kam. Vom September ab trat dann wieder die heiter-euphorische Stimmung in den Vordergrund, unter rasch zunehmender Verblödung. Eine Journalnotiz vom 12. XI. 1893 schildert diesen Zustand wie folgt: „Den größten Teil des Tages liegt Patientin unthätig auf der Bank; zuweilen beschäftigt sie sich mit Häkelarbeiten, die sie ganz ordentlich ausführt. Eine Lieblingbeschäftigung der Kranken ist Püppchen zu machen: sie schneidet aus irgend einem Bild eine Figur heraus, macht derselben eine Perrücke aus ihrem Haar und bekleidet sie mit allerlei Zeugfetzen. Den Ärzten gegenüber ist sie freundlich, lacht gewöhnlich albern, wenn sie angeredet wird. — Zuweilen wird Patientin erregt, glaubt sich von anderen Kranken beeinträchtigt und wird manchmal so störend, daß sie isoliert werden muß.

Am 5. II. 1894 wurde die Kranke nach der Landesanstalt Hubertusburg überführt. Die dortige Anstaltsdirektion hatte die Güte uns hierüber im März 1895 Folgendes zu berichten:

Frau Pauline S. zeigte sich nach ihrer Ankunft hier zunächst äußerlich im allgemeinen ruhig, jedoch zerfahren und abspringend in ihren Gedankengängen, Fragen und Reden, dabei war sie stets sehr geziert, wenig gesellig, suchte Ecken und Winkel auf, zeigte sich reizbar und aufbrausend und schlug gelegentlich ohne ersichtlichen Grund auf Mitkranke ein. Ab und zu ging aus ihren Reden hervor, daß sie unter dem Einfluß zahlreicher Sinnestäuschungen und Wahnideen stand: die Personen ihrer Umgebung nahmen unter ihren Augen fortwährend andere Gesichter an, in Vorübergehenden glaubte sie ihren Mann zu erkennen, im Essen schmeckte sie Gift und ähnliches, dessen Wirkung sie an ihrem Körper spürte; aus eigenartigen Empfindungen in der Geschlechtssphäre schloß sie, daß man sie in Versuchung führen oder sich an ihrer Ehre vergreifen wolle, wie denn durch das ganze Krankheitsbild ein stark sexuell gefärbter Zug hindurchgeht. Gegen Mitte des vorigen Jahres traten nun Sinnestäuschungen hauptsächlich beängstigender Natur (Mord, Menschenblut) in stärkerem Maße auf, und es schloß sich hieran ein mehrmonatiger hochgradiger Erregungszustand, in welchen erstere lange Zeit hineinspielten. Ausgezeichnet durch eine eigenartig manirierte Sprache, durch ein geziertes, kindischläppisches Verhalten gegen einige ihr mißliebige Personen, durch eine dauernde, öfters bis zu Wutausbrüchen gehende Reizbarkeit, wobei sie sich zu den gräßlichsten Drohungen gegen ihre Umgebung verstieg, hat nun dieser Erregungszustand erst in den letzten Monaten einer etwas ruhigeren Gemütsverfassung Platz gemacht, um jetzt in das anfängliche Krankheitsbild wieder überzugehen.

## Fall XXXIII.

R., Anna, 21 Jahre, Gummifabrikarbeiterin. Aufgenommen in die psychiatrische Klinik am 20. IV. 1894.

Anamnese: Vater Potator, Vaters Schwester vorübergehend geisteskrank gewesen, Großtante väterlicherseits Veitstanz.

Patientin hat sich angeblich normal entwickelt, doch lernte sie in der Schule schwer und blieb sitzen. Vor drei Jahren verfiel sie beim Anblick eines in Krämpfen liegenden Mädchens in den gleichen Zustand: sie hatte Angst, die ihr vom Magen nach oben stieg und ihr die Kehle zuschnürte, fing furchtbar an zu schreien, schlug die Daumen ineinander und Schaum trat ihr vor den Mund, sie biß wütend um sich; dabei war sie angeblich bei Bewußtsein. Der Anfall dauerde etwa 5 Stunden, nachher war Patientin noch eine Zeit lang benommen. Anfangs wiederholten sich solche Anfälle mehrmals hintereinander, dann blieben sie fort und setzten ca. 1 Jahr aus, um später in ungefähr $^1/_4$ jährlichen Pausen wiederzukehren, namentlich wenn Patientin sich geärgert hatte; seit einem Jahr fehlen sie.

Im übrigen ist Patientin angeblich nie erheblich krank gewesen. Die Menses sollen immer regelmäßig gewesen sein. Nach ihrer Konfirmation wurde die Kranke zuerst Dienstmädchen, dann Arbeiterin in einer Spinnerei und war zuletzt 17 Tage in einer Gummifabrik.

Hier klagte sie schon in den ersten Tagen über schlechten Geschmack, alles schmeckte ihr süßlich. Die Beine fingen an zu schmerzen, das Gehen wurde ihr schwer, so daß sie die Beine nachschleppte und die Füße wurden dick. Einige Tage vor Ausbruch der Erkrankung zerbrach ein Arbeiter in dem Raum, wo Patientin arbeitete, eine große Flasche mit $CS_2$, der sich ins Zimmer ergoß; davon wurde Patientin „wie betäubt". Am 18. IV. 1894 fing sie ohne jeden Grund mit ihrer Wirtin Zank an. Alsdann lief sie fort und irrte draußen umher, soll sich auch haben ins Wasser stürzen wollen. Nach Hause zurückgekehrt, machte sie zweimal den Versuch, sich mit einem Messer die Kehle zu durchschneiden. Später begann sie zu zittern und zu schreien, „man verfolge sie, weil sie ein Kind ermordet hätte." Sie redete ganz unverständliche Dinge, gab vollständig verkehre Antworten, aß sehr wenig. Sie wurde noch an demselben Tage ins Krankenhaus gebracht. Dort war sie anfangs sehr ruhig und in sich gekehrt, gab auf Fragen keine Antwort. Anderen Tages wurde sie aber erregt und wollte aus dem Bett, so daß sie (am 20. IV. 1894) in die Irrenklinik überführt werden mußte.

Status präsens (20. IV. 1894): Große, mäßig gut genährte Person mit blasser Gesichtsfarbe. Schädel klein, etwas schief. Ohrläppchen teilweise angewachsen. Zähne regelmäßig, gut erhalten. Sichtbare Schleimhäute blaß. Zunge etwas belegt, wird wenig hervorgestreckt.

Lungen normal, Herz o. B., Leberdämpfung sehr schmal.

Augenbewegung normal. Pupillen mittelweit, die linke etwas weiter als die rechte, sie reagieren prompt auf Lichteinfall und akkomodative Reize. Facialis intakt; Sensibilität desgl. Bauchreflexe gut erhalten, Patellar- und Plantarreflexe ebenfalls.

Puls: 72, regelmäßig, wenig gespannt und gefüllt.

Verlauf: 20. IV. Patientin erscheint ängstlich, führt verwirrte Reden. Sie redet viel von ihren Schätzen, der eine liefe jetzt wohl mit einem anderen Mädchen u. s. f. Fragen beantwortet sie sehr unvollkommen.

Nachdem sie dann einige Stunden ruhig im Bett gelegen hat, fängt sie plötzlich an laut aufzuschreien und ca. 5 Minuten ununterbrochen zu brüllen, anscheinend weil sie fürchtet gemordet zu werden. Sie wird isoliert.

21. IV. Menses. Patientin hat mehrfach geschrieen und Urin unter sich gehen lassen. Nachmittags hat sie plötzlich viermal aufgeschrieen je 1½ Minuten lang. Sie scheint Angst zu haben. Mittags wird sie gefüttert; darauf schläft sie lange.

22. IV. Hat bis nachts 11 Uhr geschrieen, dann geschlafen. Liegt apathisch da und ist offenbar schwer gehemmt.

23. IV. Hat gut geschlafen und gegessen. Nimmt an ihrer Umgebung mehr Anteil.

25. IV. Singt; sie giebt an, nachts Stimmen zu hören. Ist ängtlich und macht dabei einen benommenen Eindruck.

Den ganzen Mai hindurch blieb das Verhalten der Kranken im wesentlichen unverändert, tagelang war sie völlig stuporös mit ängstlich weinerlichem aber thränenlosem Gesicht und mußte gefüttert werden. Selten weinte sie oder sprach einige Worte.

Am 28. V. sprach sie zum ersten Male wieder zusammenhängend beim Besuch ihrer Schwester. Sie gab an, sie sei so stumm gewesen, weil sie in einem Gefangenenhaus zu sein glaubte. Abends spricht sie auch mit dem Arzt, sie entschuldigt sich, sie habe so viele beleidigt. — Am folgenden Tag begann der ängstlich gehemmte Zustand von neuem, sie wurde stumm und aß nicht. Nach Opium, welches wenige Tage hindurch versuchsweise angewandt wurde, schien sie noch mehr ängstlich erregt zu werden. Einmal äußert sie, sie wolle sterben, „weil sie am ersten Tag einen Selbstmord habe begehen wollen.“ Mitte Juni wurde sie öfters aufgeregt, warf Sachen aus dem Bett, dann saß sie wieder steif mit herabhängenden Armen auf dem Stuhl. Ende Juni wurde sie etwas zugänglicher, sprach leidlich klar mit ihren Angehörigen und versuchte zu arbeiten.

Am 6. und 7. VII. schlug die Stimmung plötzlich um, Patientin lacht, spuckt viel umher; sagt, der Arzt habe es ihr geheißen, auch das Lachen ihr eingegeben. Sie stößt sich am Gitter und sagt dann zum Arzt: „Da sind Sie auch daran schuld.“ Dabei scheint sie erotisch.

8. VII. Ruhig und stumm wie früher.

9. VII. Aufgeregt, tollt, wirft alles weg, was ihr in die Hände kommt, sucht ihre Kleider zu zerreißen.

11. VII. Patientin ist gestern Abend furchbar laut gewesen, hat gelacht und geschrieen, ist umhergelaufen und hat eine Thürfüllung eingetreten. Schlief erst spät ein.

14. VII. Verhält sich ruhig, lächelt viel, spricht aber sehr wenig.

17. VII. In den letzten Tagen öfters zärtlich und erotisch. Heute ist sie freundlich, offen und verständiger.

Der Wechsel heiter-erotischen, zornig erregten und traurig gehemmten Wesens wiederholte in den folgenden Monaten häufig. Vereinzelte Andeutungen ließen erkennen, daß Patientin viel hallucinierte. Mitte August äußerte sie ausgeprägte Wahnideen, meist beeinträchtigenden oft eigentümlich absurden Inhalts. Mehrfach behauptete sie, der Kaffee sei vergiftet, in der Zeitung habe ein großer Artikel gestanden, daß sie sich unter sittenpolizeilicher Aufsicht befinde; man habe sie abends photographiert und am Morgen sei ihr Bild in der Zeitung gewesen, aber ganz falsch. In läppischer Weise erklärt sie den Arzt für ihren Großvater oder „Papa" und nennt sich sein Enkelkind. Überhaupt trug ihr Benehmen häufig den Charakter der Albernheit, manchmal lacht sie beim Sprechen unmotiviert derartig, daß man sie kaum verstehen konnte. Doch konnte sie sich tageweise, anscheinend wenn Hallucinationen fehlten, ganz verständig benehmen. — Im Dezember 1894 war sie mit ausgesprochen hypochondrischen Ideen beschäftigt, die sie in sentimental-überspannter Weise aussprach; sie klagte über Druck im Kopfe, hielt sich für magenkrank und behauptet „nichts mehr herunter zu bekommen". Vom Arzt gefragt, was sie am Essen auszusetzen habe, schreit sie: „Lassen Sie mich in Frieden, Sie pressen mir Thränen aus." In den ersten Monaten des Jahres 1895 verbanden sich die zahlreichen hypochondrischen Sensationen fast regelmäßig mit anderweitigen Hallucinationen und Wahnideen in dem Sinne, daß ihr körperlicher Schaden von anderen Personen zugefügt wird: Sie bekommt Stiche durch die Wand des Zimmers hindurch, wird vom Arzt durch Spritzen verwundet u. s. w. Oft trug ihr Gebahren den Stempel des Launenhaften, Eigensinnigen, einmal im März 1895, als sie längere Zeit nicht aß, sagte sie selbst: „ich bin eigensinnig und dickköpfig" oder „ich habe vor Ärger nicht gegessen." Gleich darauf behauptete sie wieder, das Essen habe nach Harn, Koth und Dreck, Seife, Soda u. s. w. geschmeckt. Im März 1895 äußerte sie auch zuerst in abrupter und widerspruchsvoller Art Größenideen, einmal sagt sie, sie sei „königliche Prinzessin", dann ist sie „gräflich", dann wieder weiß sie nicht, ob sie Prinzessin werde, sie sei „in der einen Art Arbeitermädchen, in der anderen Seiltänzerin." Sie nennt sich ein „Wunderkind im siebenten Monat geboren", „ein königliches Bettelkind, Millionenbraut" u. s. w. Nebenher hatte sie viele persekutorische Hallucinationen und begeht mehrfach impulsive gewaltthätige Handlungen.

Im Mai 1895 alternierten längere Zeit hindurch zwei Wahnideen:

1) „Ich bin ein Königstöchterlein, fürstlich unschuldig."

2) „Ich armes Fabrikarbeiterstöchterlein, ich werde gemordet."

Die hier zu Tage tretende auffallende kindlich-manierierte Ausdrucksweise kehrte von da ab öfters wieder. Z. B.: „Zehn Kinder geboren! — — ohne

Köpfchen — — Die Kosten meiner Beerdigung an meinem Verlobungstag mein Bräutigam der Verbrecher —."

So geht es monatelang weiter im Wechsel von Größen- und Verfolgungsideen, beide meist mit sexueller Färbung. Ihre Vorstellungen werden immer bizarrer und inkohärenter. Sie halluciniert fortwährend in allen Sinnen. Dabei zeigt sich eine fortschreitende Verblödung im Gesichtsausdruck und im Benehmen der Kranken (Salivation, Unsauberkeit).

Gegen Ende des Jahres steigerte sich der Zustand manchmal zu stärkster tobsüchtiger Erregung mit vollständiger Verwirrtheit; in ruhigeren Zeiten machte Patientin einen moriatischen Eindruck.

Vom Januar 1896 ab zeigte sie neben anderen Symptomen tiefer Verwirrtheit öfters stundenlanges Verbigerieren durch Wiederholen sinnloser Silben, ferner Grimmassieren. Sie geriet beim Anblick von Menschen jedesmal in eine derartige zornige Erregung, daß sie bis zu ihrer am 18. III. 1896 erfolgten Überführung nach einer Landesanstalt dauernd isoliert werden mußte.

Nach einer von Herrn Medizinalrat Dr. Matthaes aus Hubertusburg mir freundlichst übermittelten Notiz dauerte die Erregung, Verworrenheit bis in den Sommer noch fort und wurde dann von einem morianähnlichen Zustand abgelöst Am 23. I. 1897 wurde die Kranke als „relativ genesen" nach Hause entlassen.

Leider habe ich die Patientin in der folgenden Zeit aus den Augen verloren und erfuhr erst wieder im Januar 1899 durch die Mutter, daß die Kranke am 29. November 1898 zu Hause verstorben ist. Eine Sektion ist bedauerlicher Weise nicht gemacht worden. Ich erhielt durch die Mutter der Patientin noch folgende Angaben:

Acht Tage nach der Entlassung aus Hubertusburg begann die Kranke aus freien Stücken wieder in einer Fabrik (Jutespinnerei) zu arbeiten, wo sie 8—9 Mark Wochenlohn verdiente und 1 1/2 Jahr ununterbrochen thätig war. Dann ging sie in eine andere Fabrik, wo sie bis 14 Tage vor ihrem Tode zufriedenstellend arbeitete. Sie fühlte sich allerdings seit der Entlassung niemals völlig gesund, hatte oft Kopfweh und stets eiskalte Hände und Füße. Auch war sie ängstlich, ging nicht gern allein aus und sprach oft davon, daß sie einmal rasch sterben müßte. Wahnideen soll sie im übrigen nicht geäußert und sich stets geordnet benommen haben. Mitte November 1898 wurde sie sehr unruhig, lief unmotiviert hin und her, sah Gestalten und hatte Blutandrang zum Kopf. Am 27. XI. verlor sie die Besinnung, fühlte sich sehr heiß an. Sie scheint dabei konvulsivische Zustände gehabt zu haben, bäumte sich und bohrte den Kopf in die Kissen. Am 29. XI. 1898 gestorben. Der Arzt sagte, „es sei Gehirnentzündung hinzugekommen."

Betrachten wir die drei hier zusammengefaßten Krankheitsbilder zunächst in ihren allgemeinen Umrissen, so fällt in erster Linie der allen gemeinsame Ausgang in Unheilbarkeit ins Auge.

Suchen wir dann zunächst die durch unsere bisherige Erfahrung festgelegten spezifischen körperlichen Symptome (Stigmata!) der $CS_2$-Vergiftung, so begegnen wir bei einer Kranken (XXXII) der mehrfach konstatierten Weite und Trägheit der Pupillen, bei einer anderen Patientin der einer Pupillendifferenz, während wir bei einer dritten (XXXI), deren Zustand eine somatische Untersuchung nicht zuließ, gar nichts über diesen Punkt wissen. Diese magere und wenig verwertbare Ausbeute hängt vielleicht damit zusammen, daß die hierher gehörigen Patientinnen infolge ihres aufgeregten oder widerspenstigen Verhaltens insgesamt eine eingehende und wiederholte körperliche Exploration unmöglich machten. Auch über die subjektiven Prodromalsymptome haben wir nur spärliche Nachrichten (Kopfweh bei XXXII, Geschmackstörung und Gehschwäche bei XXXIII). Die psychischen Symptome treten bei allen akut im ersten resp. zweiten Monat der Vulkanisierthätigkeit auf, und zwar jedesmal in Form einer hallucinatorischen Verwirrtheit mit heftiger motorischer Erregung und ängstlicher Stimmung. Verfolgt man nun in ganz allgemeinen Zügen den weiteren Verlauf, so ist eine gewisse Übereinstimmung innerhalb unserer Gruppe darin zu erkennen, daß diesem akuten, wenige Wochen sich hinziehenden Initialstadium eine über mehrere Monate sich erstreckende Periode folgt, die sich in erster Linie durch motorische Gebundenheit und psychische Hemmung charakterisiert, die deutlich an den katatonischen Stupor der vorigen Gruppe erinnert, von dem er sich höchstens durch eine gewisse melancholische Färbung unterscheidet. Diese Zustände gehen dann ziemlich unvermittelt in starke motorische und hallucinatorische Erregung über, welche in zwei Fällen eingeleitet wird durch höchst auffällige motorische Reizsymptome (sinnlose Bockssprünge bei XXXII, plötzliches Stottern und Schlucken bei XXXI), Symptome, die wir sowohl als katatonische wie als hysterische deuten können.

Niemals vermißt man in diesem dritten Stadium eine sexuelle Beimischung, welche im ersten Fall nur angedeutet in Form erotischer Ideen (der Arzt ist ihr Mann), im letzten durch zärtlich verliebtes Benehmen, in einem anderen (XXXII) endlich durch grob schamlose Handlungen sich äußert.

Neben diesen Lustgefühlen und neben der besonders im Gegensatz zu dem vorhergehenden stuporösen Stadium ins Auge fallenden erleichterten motorischen Auslösung in allgemeiner und sprachlicher Beziehung, die sich mehrfach zu sinnlos tobsüchtigem Gebahren steigert, tritt in dieser Phase der Krankheit, in verschiedener Ausbildung aber nirgends ganz fehlend, eine positiv betonte heitere oder zornige Stimmung als neues Element auf. Die gehobene Stimmung zeigt sich bei der Patientin S. vorwiegend in allgemeiner Euphorie, Neigung zu Scherzen und Lachen, bei den zwei anderen kommt es auch zur Bildung expansiver Ideen. Wir haben also einen Symptomenkomplex, der so viel manische Züge aufweist, daß wir dieses Stadium, ohne uns über die Anfechtbarkeit dieses Ausdrucks im Unklaren zu sein, der Kürze halber als das manisch-tobsüchtige bezeichnen wollen.

Die Größenideen, um dieses markante Symptom ins Auge zu fassen, beherrschen allerdings durchaus nicht ausschließlich das Vorstellungsleben, sondern sie verquicken sich oft oder alternieren auch manchmal mit Verfolgungsideen, beeinträchtigenden und beschimpfenden Hallucinationen. Diesem jähen Wechsel konträrer Vorstellungselemente entspricht auch ein häufiges, manchmal unmotiviert erscheinendes Umschlagen der Stimmung: Heiterkeit, Zorn, ängstliche Depression lösen sich ab. Gerade diese Labilität des Gefühls- und Vorstellungslebens ist aber für maniakalische Zustände bezeichnend.

Gemeinsam ist endlich, um in unserer Skizzierung des Krankheitsverlaufes fortzufahren, den in Rede stehenden Psychosen der Übergang in Demenz, welcher das vierte und terminale Stadium einleitet. In dieses Stadium hinein setzen sich die Hallucinationen, die Inkohärenz und — da wo sie vorhanden waren — auch die Größenideen fort.

Ich habe bisher versucht, in ganz großen Umrissen den Gang der Geistesstörung vorzuführen. Rekapitulieren wir es kurz: Nach der bekannten toxischen Prodrome ein kurzes Initialstadium akuter hallucinatorischer Verworrenheit, das völlig übereinstimmt mit dem entsprechenden Stadium der beiden ersten — der akut-deliriösen und chronisch-heilbaren — Gruppen der depressiven Psychosen. Dann ein depressiv-stuporöses Stadium, das gleichfalls bei der ersteren Gruppe ein Analogon findet, aber im vorliegenden Fall viel stärker ausgeprägt und von längerer Dauer ist und — das ist der wesentliche Unterschied von der Gruppe b) — nicht in Rekonvalescenz, sondern durch ein drittes manisch-motorisches Stadium in Verblödung übergeht.

In der hier beliebten schematischen Darstellung — Depression — Manie — Demenz — könnte man sich an eine Vesania typica gemahnt fühlen. In Wirklichkeit kann von einer Ähnlichkeit mit dem Kahlbaum'schen Begriffe keine Rede sein. Gerade der für letzteren wesentlich streng typische unkomplizierte Verlauf fehlt; unser Schema kommt ja eben dadurch zu stande, daß wir alles atypische Individuelle vernachlässigten und nur die gemeinsamen Züge — den Typus — herauszuheben bemüht waren. Denn wie wir schon oben bemerkt haben, zeichnet sich das Krankheitsbild im einzelnen durch einen launenhaften Wechsel der Symptome aus; die einzelnen Stadien sind nicht scharf voneinander getrennt, sondern verwischt, oft mehrmals alternierend.

Es trägt also gerade im Gegensatz zu dem dem rüstigen Gehirn eigentümlichen Bild der Vesania typica die Merkmale an sich, die als Kennzeichen der auf degenerativer Grundlage erwachsenden Psychosen des invaliden Gehirns gelten.

Rein symptomatisch betrachtet, drängt sich als hervorstechendster Zug das Dominieren der Sinnestäuschungen während des gesamten Krankheitsverlaufs auf. Die Hallucinationen sind es, die von Anfang an erregend, verwirrend, zersetzend in das psychische Leben einzugreifen scheinen, und so kann kein Zweifel sein, daß unser Krankheitsbild nach den landläufigen Klassifikationen zum hallucinatorischen Wahnsinn v. Krafft-Ebings (hallucinatorische Verwirrtheit Kräpelins, Amentia Meynerts) zu rechnen ist. Aber dieses Bild erhält durch eine Reihe eigenartiger — individueller — Züge ein besonderes Gepräge. Den launenhaften Wechsel der Stimmung haben wir schon hervorgehoben, ebenso wurde bereits in den beiden ersten Krankengeschichten auf dies Auftreten hysteriformer Symptome hingewiesen: in dem dritten Fall weist die Anamnese sicher hysterische Anfälle nach und in der Klinik wurden Zustände beobachtet, die an Lachkrämpfe erinnern (August 1894). Auch die maniriert kindliche oder läppische Art der Wahnbildung (sie ist das Enkelkind des Arztes, das „Königstöchterlein“) legen die Analogie mit hysterischen Dämmerzuständen nahe. Ich will den Umstand der hysterischen Färbung keineswegs einseitig betonen, sondern lege nur Wert darauf, daß wir in allen diesen Fällen die konstitutionell-degenerative Grundlage der Störung schon durch rein klinische Analyse zu erkennen vermögen.

So gelangen wir auch auf diesem induktiven Wege wiederum zu der grundlegenden Frage nach dem Verhältnis der konstitutionell-endogenen und der toxisch-exogenen Faktoren.

Die Anamnese rechtfertigt vollauf unsere klinisch begründete Vermutung:

In zwei Fällen ist eine direkte und schwere erbliche Belastung festgestellt; bei einer Kranken (XXXI), deren hereditäre Anamnese unbekannt ist, besteht angeborene Imbecillität, so daß es sich unbestritten ausschließlich um originär-psychopathische Individuen handelt. Anderweitige prädisponierende Momente finden wir bei den beiden ersten Fällen in Form unglücklicher Lebensverhältnisse (länger andauernde rohe Behandlung durch trunksüchtige Männer etc.), die möglicherweise erschöpfend gewirkt haben, in dem dritten Falle eine präexistierende schwere Hysterie. Will man angesichts dieser Antecedentien die ätiologische Rolle des Schwefelkohlenstoffs erörtern, so muß man sich wohl bescheiden, in ihm nur einen der verschiedenen Komponenten zu erblicken, der die Geistesstörung herbeiführen hilft. Für diese Gruppe speciell möchte ich vielleicht den Ausspruch des französischen Bearbeiters der $CS_2$-Psychosen, MARANDONS, gelten lassen, daß das Gift nur der Agent provocateur der Geistestörung ist. Es sind chronische degenerative Psychosen (im Sinne MAGNANS), ausgelöst durch ein toxisches Agens. Damit ist nicht gesagt, daß das Gift ätiologisch eine inferiore Rolle spielt, sondern nur, daß ein invalides Gehirn Voraussetzung ist für die starken Effekte des Giftes. Letzteres mag auch hier direkt die Nervenelemente chemisch angreifen, aber daß es so tiefgreifende Veränderungen erzielt, ist nur möglich durch eine besondere Widerstandslosigkeit oder Prädisposition der nervösen Substanz.

## C. Demente Formen.

### Erste Gruppe: Akute primäre Demenz.

#### Fall XXXIV.

J., Lina, geboren am 21. IV. 1878.

Erblichkeit: Vater angeblich gesund. Mutter leidet an Phthise; neunmal geboren, von den Kindern lebt außer der Patientin nur noch eine Tochter. Außer den zwei erwähnten Kindern ist nur noch ein Kind reif und lebend geboren, welches im ersten Lebensjahre an Zahnkrämpfen starb. Die übrigen sechs Entbindungen betrafen fünf faultote Frühgeburten und ein Kind, das sich während der Geburt aus dem Nabelstrang verblutete.

Lebenslauf (Angaben der Mutter): Patientin war vom 6.—14. Jahre in der Schule, soll gut gelernt haben, wurde nach Absolvierung der ersten Klasse konfirmiert. Diente dann zwei Jahre als Magd auf dem Lande, kam dann nach Leipzig, wo sie ca. ein Jahr in einer Spinnerei arbeitete. Anfang Februar 1896 ging sie in eine Gummifabrik, wo sie mit Vulkanisieren beschäftigt wurde. Sie wohnte in dieser Zeit in einem sogenannten Arbeiterinnendaheim. Die Vorsteherin dieses Daheims berichtet uns über die Patientin folgendes: J. war, ehe sie in die Gummifabrik eintrat, ein ganz vernünftiges, ordentliches Mädchen. Bald nachdem sie in der Gummifabrik war, begann die J. nachlässig und unreinlich zu werden. Sie machte öfter verdrehte Sachen und Kindereien. Sie ging z. B. ganz krumm und machte affektierte Bewegungen. Namentlich lachte sie viel und unmotiviert, weshalb sie von ihren Schlafgenossinnen „die dumme Lina“ genannt wurde. Wenn sie sich ärgerte, wurde sie gleich furchtbar hitzig.

Dabei klagte sie über Schwere in den Gliedern und die Beine schwollen an. Nachdem ein hinzugezogener Arzt die Sache für „Dummheit und Verstellung" (!) erklärt hatte, suchte Patientin am 21. II. 1896 das Krankenhaus St. Jakob auf. Sie hat im ganzen nur 14 Tage oder drei Wochen in der Gummifabrik gearbeitet.

Dem Krankenhausjournal zufolge gab Patientin zur Anamnese an, daß sie als Kind Masern und zweimal Diphtherie gehabt habe, seit dem 12. Jahre leide sie an Blutarmut und habe im 15. Jahre wegen allgemeiner Schwäche und Bleichsucht ihren Dienst aufgeben und $^1/_4$ Jahr im Bett liegen müssen. Sie sei auch später etwas schwächlich, aber sonst gesund gewesen. Menses fehlen bisher. — Bald nach dem Eintritt in die Gummifabrik habe sie derartigen Schwindel bekommen, „daß sie weder stehen noch sitzen konnte". Außerdem hatte sie ständig Kopfweh und war schlaflos. In den letzten Tagen spürt sie Beklemmung auf der Brust, Herzklopfen und Stiche beim Atemholen. Sie legte sich dann 8 Tage zu Hause ins Bett, ohne daß Besserung eintrat, deshalb suchte sie das Krankenhaus auf.

Status präsens: 21. II. 1896. Mittelgroß, Muskulatur gut, Fettpolster mäßig entwickelt. Gesicht etwas cyanotisch; Zunge stark belegt, Zähne schlecht. Geringe rechtsseitige Skoliose der Brustwirbelsäule. Herz und Lungen intakt. Puls regelmäßig voll, weich, um 100 p. M. Arterie leicht geschlängelt.

Leib: Nabelgegend schmerzhaft auf Druck. Obstipation. Urin 900/1012 ohne fremde Bestandteile.

Pupillen reagieren etwas träge.

Gehör angeblich herabgesetzt.

Verlauf: In den ersten Tagen fühlte sich Patientin sehr matt, klagte über Frost (kein Fieber), allmählich fühlte sie sich wohler. Anfang März klagte sie noch über „rheumatische Beschwerden wechselnder Art". Am 20. III. wurde ein Milztumor von beträchtlicher Größe konstatiert. Derselbe blieb bis zur Entlassung der Patientin unverändert bestehen, ohne daß Fieber oder mikroskopische Veränderungen des Blutes zu konstatieren waren. Auch hatte Patientin keine Beschwerden davon. Da Leukämie und Malaria durch den Blutbefund ausgeschlossen waren, äußerte sich Herr Geheimrat Prof. Curschmann gelegentlich einer klinischen Demonstration am 19. V. über die Milzschwellung, „daß die Möglichkeit eines Zusammenhanges mit $CS_2$-Vergiftung nahe gelegt werde."

Am 23. V. wurde Patientin auf ihren Wunsch als gebessert entlassen.

Über das psychische Verhalten der Patientin ist im Krankenjournal bemerkt, daß sie geistig beschränkt sei, u. a. die Uhr nicht ablesen könne. —

Nach der Entlassung aus dem Krankenhaus hielt sich Patientin bei ihren Eltern auf, da sie wegen fortdauernden Schwindels, Übelkeit und allgemeiner Abgeschlagenheit arbeitsunfähig war. Namentlich ist der Patientin das Treppensteigen und Aufstehen vom Stuhle schwer gefallen, sie mußte sich, um vom Sitzen aufzustehen mit den Händen aufstützen. Ferner fiel der Mutter seitdem auf, daß Patientin geistig verändert war. Sie benahm sich oft ganz verkehrt, erschien z. B. morgens im Hemd in der Stube und setzte sich so auf einen Stuhl, sie summte sehr häufig vor sich hin, was früher nie ihre Gewohnheit war u. s. w. Dies veranlaßte die Mutter die Patientin am 9. XI. 1896 der psychiatrischen und Nervenklinik zuzuführen.

Die Krankengeschichte der Klinik giebt, außer den schon oben gebrachten anamnestischen Angaben der Mutter, folgende Notizen.

Status präsens vom 9. XI. 1896. (Auszug.) Guter Ernährungszustand. Gesicht gerötet. Schädel: brachycephal, Umfang 53 cm. Haare blond, dicht. Ohren ohne Besonderheiten. Zunge leicht belegt. Brust- und Bauchorgane ohne Abnormitäten.

Nervensystem: Pupillen gleich und weit. Lichtreaktion prompt und ausgiebig. Augenbewegungen intakt, Gesichtsfeld nicht eingeengt. Motilität: Alle Bewegungen an Rumpf und Gliedern aktiv und passiv ausführbar, geringer Intentionstremor, rohe Kraft leidlich. Gang etwas schleppend und taumelnd. Beim Niedersetzen fällt Patientin in den Stuhl, beim Aufstehen stützt sie sich mit dem rechten Arm auf den Tisch. Facialis: linke Nasolabialfalte ist in Ruhestellung fast verstrichen, linker Mundwinkel etwas tiefer.

Zunge gerade, ohne Zittern heransgestreckt. — Patellarreflex vorhanden, r > l.

Plantarreflex vorhanden. Mechanische Muskelerregbarkeit normal.

Blasen- und Mastdarmfunktion nicht gestört.

Sensibilität: für Berührung, Schmerz, Temperatur erhalten. Lokalisation gut. Bewegungsempfindung aktiv und passiv erhalten.

Gesichtssinn: d. G. erhalten. Starke Myopie.

Gehör, Geruch, Geschmack verhalten sich normal.

Sprache: intakt, etwas leise.

Patientin klagte über Schwindel beim Stehen (nicht beim Liegen). Appetit gut.

Psychisch: Gesichtsausdruck apathisch, deprimiert. Patientin macht einen dementen und etwas benommenen Eindruck. Sie ist örtlich zeitlich und über ihre Persönlichkeit genau orientiert. Die eingehende Intelligenzprüfung ergiebt, daß Patientin nur über die elementarsten Schulkenntnisse verfügt. Ihre geographischen Kenntnisse überschreiten nicht die nächste Heimatkunde: „Das Königreich Sachsen gehört zu Preußen.“ Von Napoleon und Friedrich dem Großen weiß sie nichts. Den jetzigen Kaiser nennt sie Wilhelm III, dessen Vorgänger Friedrich I. u. s. w.

Das Gedächtnis für früher Erlebtes und für die jüngste Vergangenheit ist gut erhalten.

Die Stimmungslage erscheint etwas labil.

Sinnestäuschungen sind nicht nachzuweisen.

Verlauf: Patientin verhält sich in den ersten Tagen völlig geordnet, ist im ganzen schweigsam. Doch fällt auf, daß sie über das Verhalten anderer Patientinnen oft in thörichter Weise lacht. Im weiteren Verlauf der Beobachtung trat ein läppisch-heiteres Wesen immer deutlicher hervor. Sie benahm sich häufig albern und ungezogen, lacht unmotiviert während der Visite, machte sich in unpassender Weise über eine andere Kranke lustig. Einmal urinierte sie nachts neben ihr Bett. Die Klagen über Schwindel verschwanden, während das psychische Verhalten bis zu der am 30. XI. 1896 erfolgten Entlassung unverändert blieb.

Wir haben hier keine direkte psychopatische Belastung, wohl aber machen die zahlreichen faultoten Kinder das Vorhandensein von Lues bei den Erzeugern fast zur Gewißheit. Ferner mag man noch die frühere Bleichsucht als prädisponierendes Moment hinzurechnen. Da ein gewisser Grad von Imbecillität das psychische Krankheitsbild charakterisiert, so war es besonders wichtig, zu ermitteln, ob nicht Intelligenzdefekte bereits vor Eintritt der $CS_2$-Vergiftung vorhanden gewesen seien. Dies wird nicht nur durch den von der Mutter gemeldeten erfolgreichen Schulbesuch, sondern in noch präziserer Weise durch die Angabe der völlig uninteressierten „Daheimvorsteherin" ausgeschlossen. Die Störungen begannen, wie wir hier aus dem Bericht dieser Augenzeugin wissen, erst in dem Moment, wo die Kranke den $CS_2$-Dämpfen ausgesetzt war; die Zeit der Gifteinwirkung war mit 14 Tagen außergewöhnlich kurz, was vielleicht, nach Analogie früherer Fälle, mit dem Umstand in Verbindung steht, daß Patientin kurzsichtig ist. Neben den äußerst charakteristischen körperlichen Prodromalerscheinungen (Schwindel, Kopfweh, Gehschwäche) traten sofort psychische Symptome auf, die nicht nur subjektiv als Angstgefühle wahrgenommen, sondern auch objektiv sehr deutlich wurden in vorübergehender zornmütiger Reizbarkeit und einer bleibenden Änderung der gesamten Persönlichkeit, die man am besten als moriatisch bezeichnen kann. Die klassische Diagnose des zugezogenen Arztes auf „Dummheit und Verstellung" verdient dem Material über die Notwendigkeit eines obligatorischen Unterrichts in der Psychiatrie beigefügt zu werden. Dies Bild der Moria setzt sich zusammen erstens aus einer ziemlich akut eingetretenen und hochgradigen Intelligenzschwäche, die bereits im Krankenhaus festgestellt und nach $^3/_4$ Jahren in der psychiatrischen Klinik eingehend bestätigt wird und zweitens aus dem läppisch erregten Wesen, das bereits während der Arbeit im Vulkanisierraum und besonders deutlich nach längerer Beobachtung in unserer Klinik zu Tage trat. — Ich kann hinzufügen, daß die Patienten dauernd geistig invalide geblieben ist.

Es ist hinlänglich bekannt, daß die moriatische Färbung den Psychosen des Pubertätsalters eigentümlich ist, und es genügt daher ein Hinweis auf das jugendliche Alter unserer Kranken, die mit 18 Jahren (noch nicht menstruiert) von der giftigen Noxe betroffen wird. Ich erinnere daran, daß wir der Moria im Rahmen einer anderen Symptomenkombination bereits bei dem 19jährigen Patienten (Fall XXI) begegnet sind. Auch als akutes und ephemeres Symptom bei Fällen, die im übrigen den Neurosen angehören, finden wir die „alberne Heiterkeit", z. B. bei der 18jährigen K. (Fall X), ebenso in zwei Beobachtungen aus der älteren Litteratur (Huguin, Thèse de Paris 1874, Observ. I und III), welche einen Knaben und ein Mädchen von 15 Jahren betrafen, die jedesmal gegen Schluß der Vulkanisierarbeit unmotiviert lustig wurden und in ihren Lachausbrüchen kaum gebändigt werden konnten.

Von somatischen Besonderheiten des Falles wäre außer der höchst bemerkenswerten Affektion der blutbildenden und Kreislauforgane, Cyanose, Pulsbeschleunigung, Milzschwellung, die Assymetrie der Facialis und der Patellarreflexe, das Intentionszittern, vor allem aber die charakteristisch toxische Extensorenlähmung der Beine (deutlich beim Aufstehen vom Stuhl und Treppensteigen!) zu erwähnen.

### Fall XXXV.

K., Elsbeth, 23 Jahre alt. Aufgenommen in die psychiatrische und Nervenklinik am 28. Mai 1898.

Anamnese: 1. Erblichkeit: Vater 56 Jahre, gesund, soll stark Schnaps trinken. Mutter 50 Jahre, gesund. Geschwister: Vier leben und sind gesund. Ein Bruder starb vier Monate alt, eine Schwester ein Jahr alt, beide an Lungenkrankheit. Vor dem ältesten Kinde soll die Mutter sieben Fehlgeburten gehabt haben (lues?).

2. Lebenslauf: Nach Angabe des Vaters lernte Patientin in der Schule gut und wurde mit 14 Jahren aus der ersten Klasse entlassen. Menses seit dem 15. Jahre regelmäßig, drei Tage dauernd. Von dieser Zeit an will die Mutter bemerkt haben, daß die Kranke sich geistig veränderte, indem sie eine gewisse Gedächtnisschwäche und Unstetigkeit im Handeln zeigte. Sie lernte zunächst Nähen und Plätten, war dann in mehreren Stellen als Dienstmädchen und kam 1895 nach Leipzig, wo sie innerhalb drei Jahren in acht verschiedenen Fabriken thätig war. Patientin arbeitete ihren eigenen Angaben zufolge nacheinander in einer Spinnerei, Chokoladenfabrik, Buchbinderei, Kapsel- und Kartonnagenfabrik; zuletzt kam sie in eine Patentgummiwarenfabrik, wo sie nach Ausweis der Fabrikbücher in der Zeit vom 14. I. 1898 bis 5. III. 1898 beschäftigt war. Sie vulkanisierte dort — wie üblich — 3—4 Stunden am Tage. Patientin ist von dort nach Angabe der Fabrikdirektion als „vollständig erwerbsfähig" abgegangen, „nachdem sie zufolge einer Differenz mit einer Mitarbeiterin gekündigt hatte". Sie selbst behauptet, auf Wunsch ihrer erkrankten Mutter nach Hause (Magdeburg) gereist zu sein. In der Fabrik habe sie vom Schwefelkohlenstoffgeruch Kopfschmerzen bekommen und sei sehr lustig geworden, so daß sie Sachen zerriß.

3. Krankheitsgeschichte: Als Patientin von Leipzig nach Hause kam, merkten die Eltern sofort (Bericht des Vaters), daß sie geistesgestört war. Sie war erregt, redete viel, bald lachte, bald weinte, bald sang sie. Das Gesicht war abwechselnd bleich und rot. Sie erzählte oft von ihrem Bräutigam, der sie im Stiche gelassen habe. Dann behauptete sie, niemand wolle was von ihr wissen, alle Leute schlügen sie. Mehrfach bekam sie wahre Wutanfälle, warf Tische und Stühle um, zerriß Kleider und warf mit dem Messer nach ihrer Schwester. Sie wurde deshalb Anfang April nach der Krankenanstalt Magdeburg-Sudenburg verbracht. In einem von dieser Anstalt ausgestellten Fragebogen wird das dortige Verhalten der Kranken folgendermaßen geschildert: „Sie ist jetzt still, macht einen imbecillen Eindruck, lacht manchmal ganz unmotiviert, besitzt einen geringen Grad von Intelligenz, besinnt sich sehr lange, wenn man sie nach Erlebnissen ihrer Vergangenheit fragt und vermag die Fragen gewöhnlich nicht zu beantworten. Der Charakter der Handlungen ist

ein unbeständiger. Sinnestäuschungen und Wahnvorstellungen bestehen nicht. Sie ist zufrieden, verträglich und beschäftigt sich mit Näharbeiten. — Nach ca. sechswöchigem Aufenthalt im Krankenhaus wurde dann Patientin nach Leipzig, wo sie unterstützungswohnsitzberechtigt ist, in die psychiatrische Klinik überführt.

Status präsens (28. Mai 1898): Ziemlich groß und kräftig gebaut, gut genährt, von gesunder Gesichtsfarbe. Schädel an der linken Stirn etwas stenotisch, sonst wohlgebildet, Umfang 54. Gaumen etwas steil; im übrigen keine Degenerationszeichen. Schilddrüse mäßig vergrößert. Puls 80, von mittlerer Füllung und Spannung, öfters etwas unregelmäßig. Vasomotorisches Nachröten schnell eintretend und ausgiebig. Brust- und Bauchorgane ohne Abnormitäten. Urin desgl.

Nervensystem: Pupillenreaktion und Augenbewegungen intakt. Gesichtsfeld nicht eingeengt. Zunge: weicht etwas nach l. ab, zittert fibrillär. Im übrigen ist die Innervation der willkürlichen Muskeln nirgends gestört. Haut- und Sehnenreflexe in normaler Stärke vorhanden. Bindehaut- und Gaumenreflex deutlich abgeschwächt. Sensibilität ohne Störung. Druckpunkte des l. N. brachialis und des rechten Ischiadicus werden als schmerzhaft angegeben.

Psychisch: Patientin ist völlig orientiert. Sie scheint in heiterer Stimmung. Gedächtnis und allgemeine Intelligenz zeigen auffällige Defekte. Rechnen: $3 \times 12 = 24$; $168 - 57 = 102$; $16 \times 12 = ?$ (Antworten nach langer Pause).

Fragen: (In welchem Land?) „In Leipzig.“ (Hauptstadt von Sachsen?) keine Antwort. (Wozu gehört Sachsen?) desgl. (Hauptstadt von Deutschland?) „Sachsen.“ (Wie heißt der Kaiser?) „Da habe ich mich nicht darum gekümmert.“ (Der letzte deutsche Krieg?) „1870“. (Gegen wen geführt?) „Gegen Berlin“ u. s. w.

Auch die moralischen Gefühle sind offenbar wenig entwickelt. Spontanes Denken sehr gering. Bei Fragen ermüdet Patientin rasch. Merkfähigkeit äußerst mangelhaft.

Verlauf: In den ersten Wochen befand sich Patientin meist in stumpfsinnig-heiterer Laune, dabei war sie erotisch. Zur Arbeit stets unlustig. Allmählich trat eine gewisse Unverträglichkeit und Gereiztheit hervor. Auf ihre Mitpatientinnen begann Patientin aus ganz harmlosen Anlässen in den gemeinsten Redensarten zu schimpfen. Das Gedächtnis ist so schwach, daß sie abends nicht weiß, was sie morgens gethan hat. Mitte Juli sprang sie einmal plötzlich aus dem Bett, lief nach dem Fenster, um dort heftig zu schimpfen, als ob sie draußen jemand sähe. Im Garten bekam sie öfter ohne äußeren Anlaß kurzdauernde Wutanfälle, wobei sie plötzlich mit den Füßen gegen die Mauer stieß und schimpfte. Nachträglich behauptet Patientin stets nichts davon zu wissen.

20. VI. klagte sie über Schwindel, Übelkeit und Kopfweh, „mich braucht nur einer zu ärgern, dann habe ich so 'ne Wut in mir.“ — Die Zornausbrüche nahmen an Zahl und Heftigkeit derart zu, daß die Kranke im Juli auf die unruhige Station verlegt werden mußte. Mehrfach warf sie plötzlich mit Geschirr und Speisen nach Mitpatienten, anscheinend auf Grund von Verfolgungsideen. „Alle sähen sie so an.“ „Sie habe die Empfindung, daß man sie ärgern wolle.“ Einmal gab sie auch als Grund für ihre Wutanfälle an, „der Liebste behandele sie nicht wie er müsse, er schlage sie immer.“ Einmal behauptete sie auch schwanger zu sein. „Sie fühle Stiche an der Lunge, weil sie immer

den Ärger einfressen müsse, wenn sie dann nicht tobe, gehe die Lunge kaput." — Ende Juli wurde Patientin ruhiger und verträglich, begann sich zu beschäftigen und wurde in diesem Zustand nach dem städtischen Irrensiechenhause verlegt, wo sie sich heute (Februar 1899) noch befindet.

Auch hier legen, ganz wie im vorigen Falle, die zahlreichen Fehlgeburten der Mutter den Verdacht auf hereditäre Lues nahe; außerdem bildet das Potatorium des Vaters eventuell ein belastendes Moment. Im Gegensatz zur ersten Patientin hat sich hier bereits mit Eintritt der Pubertät eine gewisse Debilität eingestellt, so daß das Gift ein zweifellos invalides Gehirn trifft. Nichtsdestoweniger war doch die Kranke im stande, während mehr als drei Jahren unabhängig von den Eltern ihren Unterhalt zu verdienen und hat, ehe sie in die Gummifabrik kam, keine Zeichen offenkundiger Geistesstörung geboten. Der Verdacht, daß etwa hier von seiten der die Anamnese gebenden Personen eine tendenziöse Verschiebung des chronologischen Thatbestandes zu Gunsten irgend welcher Ersatz- oder Unfallansprüche stattgefunden habe, muß vollständig entfallen, da weder die Kranke noch deren Vater je versuchten, irgend einen Kausalzusammenhang zwischen Vulkanisierbeschäftigung und Geisteskrankheit zu erheben; wir kamen vielmehr längst nach Erhebung der Anamnese durch Zufall zur Kenntnis des Umstandes, daß die Kranke zuletzt vor Ausbruch der Störung vulkanisiert hatte. In der Fabrik erfuhr ich nachträglich von Mitarbeiterinnen, daß die K. bei Beginn und in der ersten Zeit der Vulkanisierarbeit nichts Auffälliges geboten habe, und daß sie nur kurz vor ihrem Weggang etwas heftig gewesen sei; dagegen bemerkten die Eltern sofort, nachdem die Kranke die Arbeit aufgegeben hatte und nach Hause gereist war, daß dieselbe geistesgestört war. Wir haben keinen Grund, den durch die zeitliche Aufeinanderfolge nahegelegten Kausalzusammenhang zu verneinen, da die Initialsymptome, Kopfweh und rauschartige Lustigkeit, uns als primäre Manifestationen der $CS_2$-Vergiftung wohlbekannt sind.

Wir müssen das erste, vor dem klinischen Aufenthalt liegende Stadium der Krankheit der Schilderung nach als maniakalisch-tobsüchtige Erregung bezeichnen; dann folgt eine 2—3 Monate dauernde Phase apathisch dementen Verhaltens bei heiterer Stimmungslage, in die sich dann allmählich an Zahl zunehmend Wutanfälle, die vielleicht durch Sinnestäuschungen ausgelöst werden, mischen. Diese Ausbrüche von Zornmütigkeit, die bemerkenswerterweise zuweilen von körperlichen Erscheinungen (Kopfweh, Schwindel, Übelkeit) begleitet sind, die wir als Lieblingssymptome der $CS_2$-Intoxikation kennen, verschwinden nach einigen Wochen und machen einem euphorisch-stumpfsinnigen Benehmen Platz, das sich durch eine stark erotische Färbung auszeichnet. Letzterem Umstand ist auch wohl die sporadisch geäußerte Idee der Schwangerschaft zugute zu halten, welche nicht mit den fixierten und systematisierten Wahnvorstellungen des Paranoikers verwechselt werden kann.

Dieser Fall hat mit dem vorigen den Übergang in chronische Demenz nach vorgängiger Erregung gemeinsam; das moriatische Gepräge, welches sich aus dem jugendlichen Alter der ersten Patientin individuell erklärt, fehlt bei unserer 5 Jahre älteren Kranken, immerhin finden wir auch hier einen verwandten Zug von Albernheit. Besonders deutlich ist im Bilde der Demenz im vorliegenden Fall die Abnahme des Gedächtnisses, welches besonders für frische Eindrücke fast völlig versagt.

Symptomatisch steht diese Krankheitsgruppe dem von SOMMER[1] gezeichneten Bild des akuten primären Schwachsinns nahe, nur ist hier die von SOMMER betonte rein endogene Entstehung insbesondere durch die sehr zuverlässige Anamnese der ersten Beobachtung mit größter Wahrscheinlichkeit auszuschließen. Ferner kommt differentialdiagnostisch die toxische Prodrome und im ersten Fall Koexistenz der spezifischen körperlichen Lähmungserscheinungen in Betracht.

Sehr beachtenswert scheint mir in beiden Fällen, welche einzig dastehen in ihrem zu rapider Verblödung führenden Verlauf, das Vorhandensein hereditärer Syphilis. Wir wissen aus der neueren ätiologischen Paralyseforschung (HIRSCHL, KRAFFT-EBING, BINSWANGER), daß eine luetische Durchseuchung Vorbedingung ist, damit andere Schädlichkeiten (Erschöpfung etc.) einen destruierenden Prozeß in der Nervensubstanz einleiten können. Mit demselben Recht dürfen wir nach den vorliegenden Thatsachen annehmen, daß der $CS_2$ — schon bei relativ kurzdauernder Einwirkung — zu primärer, irreparabler Demenz in den Fällen führt, wo er auf ein durch Lues vorbereitetes, in seiner Widerstandsfähigkeit geschwächtes Centralnervensystem trifft.

## Zweite Gruppe: Chronische Demenz mit Lähmung (Pseudoparalytische Form).

Den dementen Formen will ich noch einen Fall angliedern, der nur rein symptomatisch dazu gehört, während er seiner Genese und

[1] SOMMER, Diagnostik der Geisteskrankheiten. 1894.

dem klinischen Verlauf nach sich von den früheren Beobachtungen so deutlich abhebt, daß man ihn von Rechtswegen als besondere Gruppe aufführen muß.

Während die beiden vorigen Demenzfälle sich ätiologisch ableiten ließen aus einer relativ kurzdauernden Gifteinwirkung auf ein konstitutionell widerstandsloses Gehirn, haben wir es in der folgenden Beobachtung zu thun mit einem gegen $CS_2$ außergewöhnlich widerstandsfähigen Nervensystem, welches der Intoxikation erst erliegt, nachdem die Jahre hindurch bestehende scheinbare Immunität durch die immer erneute und abnorm starke Zufuhr des Giftes gebrochen ist. Ich muß ausdrücklich erwähnen, daß es wenigstens für Leipziger Verhältnisse eine Seltenheit ist, daß ein Arbeiter ein Jahrzehnt hindurch ausschließlich mit Vulkanisieren beschäftigt wird, wie die folgende Patientin. Meist rücken die Leute nach einigen Jahren entweder zu Meistern bezw. Vorarbeitern auf, die nicht mehr selbst „eintauchen" und auch nicht so dauernd an den Vulkanisierraum gebunden sind wie früher, oder aber es besteht, wie mir der Leiter der größten Leipziger Fabrik mitteilte, der Usus, diejenigen Abeiterinnen, die längere Zeit hindurch anhaltend vulkanisiert haben, dann zu anderen lukrativeren Verrichtungen (Zuschneiden oder Kleben des Gummis) heranzuziehen. Wohl aber finden sich Analoga zum vorliegenden, in meiner Kasuistik einzig dastehenden Fall in der alten Publikation Delpech's.

Ja damals scheint die chronische fortschreitende Demenz, verbunden mit Kachexie, fast die häufigste Erscheinungsform der $CS_2$-Vergiftung gewesen zu sein. Zweifellos erklärt sich dies daraus, daß die ungünstigen Bedingungen, die bei unserer Kranken ausnahmsweise einmal in Leipzig verwirklicht waren, nämlich jahrelange Einatmung von $CS_2$ in besonders starker Konzentration (letzteres bedingt durch Unvorsichtigkeit der Patientin), in den Pariser Fabriken der 50er und 60er Jahre die Regel bildeten. Auch späterhin ist die „démence sulfocarbonée" von französischen Autoren, insbesondere von Ball, desgleichen von Rouillard, Legrain und Noël Bonnet beschrieben worden.

Ich will aber nicht verschweigen, daß auch unter den günstigen deutschen Verhältnissen freilich leichtere Fälle dieser klinischen Richtung vorkommen. Wenigstens wird einem von altgedienten Arbeitern öfter über eine gewisse dauernde Gedächtnisschwäche und allgemeines körperliches Schwächegefühl geklagt, welches durch das blasse frühgealterte Aussehen der Leute objektiv bestätigt erscheint; auch in Stadelmann's Berliner Beobachtungen findet man Ähnliches. Jedoch erreichen diese Beschwerden selten den Grad, daß sie den Arbeiter arbeitsunfähig oder krankenhausbedürftig machen, und bleiben daher den Ärzten in der Regel unbekannt.

## Fall XXXVI.

G., Elisabeth, 32 Jahre, Arbeitersfrau. Aufgenommen in das Krankenhaus St. Jakob am 11. IX. 1896.

Anamnese: Patientin ist erblich nicht belastet. Sie ist kinderlos verheiratet. Angeblich früher niemals ernstlich krank. Menses regelmäßig vierwöchentlich, mittelstark, 2—3 Tage dauernd. — Patientin ist seit ca. 10 Jahren in einer hiesigen Gummifabrik beschäftigt, wo sie mit $CS_2$ zu thun hatte.[1]

Ihre jetzige Krankheit begann vor $1^1/_2$ Jahren mit Schwindelanfällen. Sie setzte deshalb ca. $^1/_2$ Jahr lang mit Vulkanisieren aus. Ostern 1896 nahm sie die Arbeit wieder auf. Im Juni 1896 erkrankte sie von neuem an Schwindelgefühl, häufigem Erbrechen und Kopfschmerz, dazu stellten sich allgemeine Mattigkeit und Schwere in den Beinen ein. Durch Zunahme dieser Beschwerden wurde sie vor ungefähr 8 Wochen arbeitsunfähig.

Status präsens: Mittelgroß, ziemlich kräftig gebaut, gut genährt. Gewicht 61 Kilo. Zunge stark belegt. Herz und Lungen zeigen keine Abnormitäten. Puls 80—100. Leib etwas gespannt, zeigt alte Striae. Urin 1200/1012, enthält eine Spur Eiweiß. Es besteht Obligation.

Nervensystem: Pupillen gleich weit, reagieren träge auf Licht. Zunge weicht nach rechts ab. Patellarreflexe lebhaft, Plantarreflexe desgl. Sensibilität nicht gestört. Sprache verlangsamt. Patientin läßt Urin und Kot unter sich gehen. — Das Sensorium scheint „nicht ganz frei". Es besteht Gedächtnisschwäche.

Verlauf: 15. IX. Patientin liegt völlig apathisch mit geschlossenen Augen im Bett und stöhnt zuweilen. — Vom 20. IX. ab spricht Patientin wieder und erscheint dann ganz vernünftig. — 25. IX. klagt sie noch über geringes Kopfweh und Schwindel. Im Urin ist andauernd eine Spur Eiweiß bei normaler Harnmenge und normalem spezifischen Gewicht. Patientin wird auf ihren Wunsch als Rekonvalescentin entlassen.

Entlassungsstatus vom 25. IX. 1896: Patellarreflexe schwach. Romberg fehlt. Ganz sicher, nur mitunter durch momentanen Schwindel schwankend. Behandlung: Milchdiät.

2. Aufnahme: 14. X. 1896. Patientin kehrt ins Krankenhaus zurück, weil im Anfang des Monats neue Schwindelanfälle und Kopfweh sich einstellten.

Status präsens: Sehnenreflexe lebhaft. Keine Ataxie. Elektrische Muskelerregbarkeit normal. Augenhintergrund: Retinitis albuminurica hämorrhagica (Diagnose durch die Universitäts-Augenklinik bestätigt. „Nicht ganz das typische Bild, aber doch wohl mit der Albuminurie in Verbindung zu bringen.") Appetit gut. Stuhl angehalten. — Im übrigen wie bei der 1. Aufnahme.

---

[1] Ich habe nachträglich zuverlässige Mitteilung erhalten, daß die Patientin in den letzten 8 Jahren fast ausschließlich mit Vulkanisieren beschäftigt war. Sie war bis vor ihrer Erkrankung beim Fabrikpersonal geradezu berühmt wegen ihrer Unempfindlichkeit gegen die $CS_2$-Dämpfe. Sie ließ beim Hantieren mit der Vulkanisierflüssigkeit die gewöhnlichsten Vorsichtsmaßregeln außer acht, ohne daß sie Beschwerden davon hatte. Die Mitarbeiterinnen meinten: „Die G. kann schon den Schwefelalkohol saufen, ohne daß es ihr etwas macht."

Psychisch: Sensorium nicht ganz frei. Eigentümliches, halb scheucs, halb verwirrtes Wesen.

Verlauf: 16. X. Patientin ist etwas zugänglicher, aber immer noch „absonderlich". Klagt über heftiges Schwindelgefühl. Taumelt beim Gehen wie eine Betrunkene.

28. X. Urin zeigt die Charaktere der Schrumpfniere. Sehstörung.

10. XI. Klagen unverändert. Seitdem Patientin aufsteht, hat sie Pulsbeschleunigung (120 und mehr Schläge in der Minute). Puls von starker Spannung bei geringer Füllung. In letzter Zeit finden sich auch Cylinder und Nierenepithelien im Urin.

20. XI. 1896. Subj. Klagen unverändert. Gang etwas besser.

Auf Wunsch entlassen.

3. Aufnahme: 24. XI. 1896. Wegen zunehmender Schwindelanfälle wieder zugeführt. Urin: 2000/1010 Eiweiß $^1/_8$—$^1/_7$ p. mille, ohne Cylinder.

Psychisch: stark unbesinnlich.

Am 9. I. 1897 wurde Patientin auf ihren Wunsch, als ungeheilt, entlassen.

4. Aufnahme: 16. I. 1897. Der Urinbefund blieb konstant. Die Haut wurde „eigentümlich straff gespannt". (Oedem?) Psychisch machte Patientin durch häufiges unmotiviertes Lachen einen gestörten Eindruck. Sie klagte dauernd über Kopfweh und Schwindel. Der Augenhintergrund blieb unverändert. Wegen zunehmender Verblödung wurde Patientin am 29. III. 1897 nach dem Irrensiechenhaus verlegt.

Dort ist Patientin im April 1897 gestorben.

Wir treffen hier eine Kombination von körperlichen Lähmungssymptomen und fortschreitender Demenz, die uns unwillkürlich an Dementia paralytica erinnert; unsere erste Frage muß daher sein: Handelt es sich nicht um eine zufällige Coincidenz mit der gewöhnlichen progressiven Paralyse, an der der $CS_2$ überhaupt keinen Anteil hat? Diese Möglichkeit ist nicht unbedingt abzustreiten, aber andererseits enthält das Krankheitsbild doch kein einziges Symptom, das wir nicht schon auch als toxisches Phänomen kennen gelernt hätten, und es enthält dazu noch eine Reihe von Zügen, die wir nur bei der $CS_2$-Vergiftung und nicht bei der gewöhnlichen Paralyse zu finden gewohnt sind. An und für sich ist es uns ja eine ganz geläufige Vorstellung, daß chronische Vergiftungen Zustandsbilder erzeugen, die der Paralyse fast gleichen; ich brauche nur an die Blei- oder Alkoholparalyse zu erinnern. Ebenso wie man die letzteren durch spezifisch toxische Züge von der Dementia paralytica abtrennt, finden wir auch bei unserer Patientin eine Anzahl klinischer Besonderheiten, die der $CS_2$-Vergiftung speziell angehören: Erstens, die durch Schwindel, Erbrechen, Kopfschmerz und Schwere der Beine gekennzeichnete Prodrome; zweitens bleiben die geschilderten

Symptome während des ganzen Verlaufes konstant, bezw. die Gehstörung steigert sich zu völlig taumelndem Gang, wie wir ihn bei $CS_2$-Kranken schon dutzendmal gesehen haben, wie er aber bei einfacher Paralyse durchaus nicht gewöhnlich ist. Umgekehrt fehlen die alltäglichen paralytischen Bewegungsstörungen hemiplegischer oder apoplektischer Natur. Auch die gleichen, weiten und trägen Pupillen sind bei Paralytikern nicht so häufig wie bei $CS_2$-Vergiftungen.

Die ganze differentialdiagnostische Schwierigkeit erwächst, genau besehen, nur aus dem Umstand, daß die Kranke sich gerade im Prädilectionsalter der progressiven Paralyse befindet. Wollten wir uns nur an den objektiven Untersuchungsbefund (Pupillenträgheit, Sphinkterenlähmung und psychische Störung) halten, so müßten uns noch mehrere andere Fälle, z. B. VII oder XLII, Grund zur Beargwöhnung geben; aber in diesen Fällen schließt das jugendliche Alter der Patientin die Paralyse ohne weiteres aus. So glaube ich aus den oben angeführten Gründen auch die vorliegende Beobachtung als Effekt des $CS_2$ wenigstens mit großer Wahrscheinlichkeit in Anspruch nehmen zu dürfen.

Im Gegensatz zu diesem will ich nur ganz kurz einen anderen Fall erwähnen, wo eine Gummiarbeiterin unter dem Bilde der Paralyse erkrankte, ohne daß die klinischen und anamnestischen Erhebungen den Zusammenhang mit $CS_2$ wahrscheinlich machen konnten.

## Fall XXXVII.

Es handelte sich da um eine 35 jährige Arbeiterin E. K., die am 27. VI. 1898 in die psychiatrische Klinik aufgenommen wurde. Die Patientin hatte seit dem 14. Jahre in Gummifabriken gearbeitet; im 15. Jahre soll sie infolge von $CS_2$-Vergiftung eine sechs Wochen lang dauernde traurige Verstimmung durchgemacht haben und seitdem sehr still geblieben sein. Seit 5—6 Jahren hat sie bestimmt nicht mehr vulkanisiert, sondern ist ausschließlich mit dem Zuschneiden und Kleben von Eisbeuteln beschäftigt worden.

Nach den Angaben einer Mitarbeiterin ist die Kranke in den letzten drei Jahren etwas matter geworden und seit einem Jahr benahm sie sich manchmal in der Fabrik schwachsinnig; in den letzten Wochen soll sie gegen ihre frühere Gewohnheit viel Bier getrunken haben, seit ihrer 1887 erfolgten Verheiratung hat sie zweimal abortiert.

Dem Ehemann fiel erst seit ca. vier Wochen auf, daß die Patientin geistig verändert war. Sie knüpfte plötzlich Liebesverhältnisse an, verschenkte Geld und Wäsche, wurde überhaupt sehr unordentlich, wollte immer tanzen und lief im Hemd auf die Straße. In den ersten Tagen des klinischen Aufenthaltes benahm sie sich ziemlich schwachsinnig, aber geordnet, klagte über Kopfweh und Müdigkeit. In der zweiten Woche trat eine maniakalische Exaltation deutlich hervor, sie war erotisch, zu Scherzen und Neckereien aufgelegt. Nach einigen Wochen wurde sie ruhiger, blieb aber euphorisch-dement und wurde am 30. VII. 1898 als gebessert entlassen.

Von dem körperlichen Befund sei nur kurz hervorgehoben, daß die Pupillen träge reagierten und ungleich groß waren. Der Facialis war rechts paretisch, desgleichen die Zunge, welches außerdem grobes Zittern zeigte. Beim Sprechen fiel leichtes Silbenstolpern und Verschleifen der Konsonanten auf. Hier vermissen wir im klinischen Verlauf ganz und gar sichere Kennzeichen der $CS_2$-Vergiftung. Statt dessen zeigt uns die psychische Entwickelung die typischen Symptome einer progressiven Paralyse. Der Beginn der letzteren fällt mehrere Jahre nach dem Aufhören der Gifteinwirkung, so daß schon rein chronologisch ein direkter Zusammenhang ausgeschlossen ist. Wollte man überhaupt einen Zusammenhang zwischen der früheren Beschäftigung und dem Ausbruch der Krankheit konstruieren, wozu eigentlich keine zwingenden Gründe vorliegen, so könnte man höchstens in der längst verflossenen Gifteinwirkung und in früher Jugend überstandenen vermutlichen $CS_2$-Psychose ein prädisponierendes Moment für die spätere Paralyse erblicken.

## D. Elementare oder abortive Geistesstörungen durch $CS_2$.

Im folgenden stelle ich einige Fälle zusammen, wo die durch das Gift veranlaßten Störungen entweder der Intensität oder der Dauer nach so gering und der Form nach so elementar waren, daß sie nicht wohl als ausgebildete Psychosen gerechnet werden können. Diese abortiven Erkrankungen sind deshalb interessant, weil sie zeigen, an wie verschiedenen Punkten des psychischen Organs das Gift angreifen und wie viele divergente psychopathische Erscheinungen es hervorrufen kann.

Der Nachweis der Elementarwirkungen des $CS_2$ hat eine ähnliche prinzipielle Bedeutung für das Verständnis der ausgebildeten Geistesstörungen, wie die Resultate der experimentell-psychologischen Untersuchungen, die man neuerdings über die Wirkung gewisser Gifte oder anderer zu Geisteskrankheit führender Schädlichkeiten angestellt hat.

Schon bei den neurologischen Fällen fanden sich mehrere, die neben den nervösen Symptomen einzelne psychische, wie leichte Abschwächung der Intelligenz, ängstliche Depression, motorische Erregung in Form von Unruhe u. dergl. m. zeigten, die hierher gehörten. Die hier folgenden Beobachtungen repräsentieren im wesentlichen zwei toxisch erzeugte Hirnzustände, die funktionelle motorische Reizung, (manische) und die Hemmung (stuporöse Form).

### Erste Gruppe: Manische Form.

#### Fall XXXVIII.

M., Hermann, 45 Jahr. Aufgenommen in das Krankenhaus St. Jakob am 20. X. 1886.

Anamnese: Vater leidet an Nierensteinen, Mutter an Lungenschwindsucht; Bruder gesund. — Patient war früher nie ernstlich krank. Seit 4 Wochen arbeitet er in einer Gummifabrik, wo er speziell mit $CS_2$ und $SCl_2$ zu thun hatte. Seit ca. 14 Tagen Appetit schlechter. In den letzten 8 Tagen leidet er an Schwindel und eigentümlicher Unruhe. Die Appetitlosigkeit nahm zu, er bekam Verstopfung und Brustbeklemmung und suchte deshalb das Krankenhaus auf.

Status präsens: Mittelgroß, schwächlich gebaut, mager. Schädel normal. Temperatur 37,5°; Puls 60, Respir. 20 p. M. Zunge stark belegt; Gaumen zeigt deutliche Venennetze, sonst nichts Besonderes. Zähne defekt. — Lunge: über der rechten Spitze verkürzter Schall. Leberdämpfung etwas vergrößert. — Haut- und Sehnenreflexe stark gesteigert; mechan. Muskelerregbarkeit desgl.; Sinnesorgane o. B.

Verlauf: 20. X. Patient ist auffallend geschwätzig. Klagt über Appetitlosigkeit und Brustbeklemmung. Am 31. X. sind die Beschwerden völlig geschwunden.

1. XI. Als geheilt entlassen.

Fall XXXIX. (Huguin, Thèse de Paris 1874. Observation VI.)

Sch., 19jähriger Arbeiter. Aufgenommen in das Charitéhospital am 3. X. 1867.

Anamnese: Von galligem, nervösem Temperament und mittelmäßiger Konstitution, früher nie krank. — Wie lange er vor der Erkrankung vulkanisiert hat, ist nicht ersichtlich; seit 14 Tagen leidet L. an Kopfweh, Mattigkeit in den Gliedern und schwankt wie ein Betrunkener. Er wurde äußerst reizbar, anfallsweise zornig erregt und schließlich, analog einem Betrunkenen, bewußtlos. Der Appetit war gesteigert, trotz häufiger Übelkeit.

Verlauf: Bei der Aufnahme riecht Patient nach $CS_2$. Puls 52. Zunge zittert, ebenso starker Tremor der Hände. Partielle schasmadische Muskelkontraktionen (fibrilläre Zuckungen?). Patient ist so unsicher auf den Beinen, daß er nicht still stehen und nur mühsam gehen kann. Pupillen weit. Objektiv keine Sensibilitätsstörungen, jedoch klagt Patient über Ameisenlaufen in Armen und Beinen. Keine Erektionen.

In der Unterhaltung mit dem Kranken fällt die abgerissene Art der Antworten und seine Geschwätzigkeit auf. Im Sprechen belebt sich seine Phantasie und es kommt ein Augenblick, wo es unmöglich ist, seinen Redeschwall zu unterbrechen. — Nach einem Monat wurde Patient als gebessert entlassen; er hatte nur noch Klagen über Mattigkeit in den Beinen.

In beiden Fällen treten die allgemein-somatischen und die neurotischen Symptome der Vergiftung sehr in den Vordergrund. Namentlich in dem letzten Falle erreichen diese Symptome eine Intensität, die der Kasuistik der französischen Litteratur der 50er und 60er Jahre speziell zukommt, offenbar begünstigt durch besonders traurige hygienische Verhältnisse jener Zeitperiode.

Schwindel, gesteigerte Muskelerregbarkeit bei verringerter motorischer Leistungsfähigkeit und auffallende Pulsverlangsamung sind neben gastrischen Beschwerden beiden Fällen gemeinsam. Das psychische Verhalten ist leider nur nebenbei erwähnt, was bei dem vorwiegend somatischen Charakter der Störungen den Beobachtern nicht zu verargen ist. Die übereinstimmend notierte „auffallende Geschwätzigkeit" kann meines Erachtens nur als der Rededrang der leichten maniakalischen Exaltation gedeutet werden; denn außer diesem kommt als einzig mögliche Form des Rededrangs die agitierte Melancholie in Betracht. Letztere hat aber selbst für den nicht psychiatrisch geschulten Arzt einen so ausgeprägten Beigeschmack ratloser Angst, daß kein unbefangener Beobachter dafür jemals den Ausdruck „Geschwätzigkeit" wählen würde.

Was der französische Autor als „sich belebende Phantasie" bezeichnet, dürfte wohl — in psychiatrischer Terminologie — als ein mäßiger Grad von Ideenflucht aufzufassen sein. — Das eigentümliche Nebeneinander von Excitation und Depression, welches die ausgebildeten Schwefelkohlenstoff-Manien auszeichnet, scheint mir auch bei diesen beiden Kranken, soweit die skizzenhafte Beobachtung dies zuläßt, bereits in nuce nachweisbar.

## Zweite Gruppe: Stuporöse Form.

### Fall XL.

S., Bertha, Arbeiterin, 22 Jahre alt. Aufgenommen in die psychiatrische und Nervenklinik am 16. XI. 1897.

Anamnese: 1) Erblichkeit: Vater, 53 Jahre alt, gestorben an Lungenkrankheit, Potator. Mutter, 58 Jahr alt, lungenkrank. 2 Geschwister der Patientin sind als kleine Kinder gestorben. 1 Bruder, 30 Jahre, gesund, lebt in Amerika.

2) Lebenslauf: Patientin ist in ärmlichen Verhältnissen aufgewachsen, besuchte die Volksschule. Nach der Konfirmation war sie mehrere Jahre Dienstmädchen. Später arbeitete sie ca. 1 Jahr lang in einer Spinnerei in B. Vor einigen Monaten kam sie nach Leipzig, wo sie kurze Zeit als Dienstmädchen und nach Wegzug der Dienstherrschaft in einer Papierfabrik beschäftigt war. Sie wohnte in einem Mädchendaheim in Plagwitz und war nach Angabe der Vorsteherin ein sehr solides, ruhiges Mädchen. Letzteres wird auch von einer Freundin, die die Patientin seit mehr als einem Jahr genau kennt, bestätigt. Irgendwelche Charakterabnormitäten sollen niemals an der Patientin beobachtet worden sein. Sie galt als mäßig intelligent. Da in der Papierfabrik der Verdienst gering war, so nahm Patientin am 8. XI. 1897 in einer Gummifabrik Arbeit, weil sie gehört hatte, daß man dort bis 13 M. pro Woche verdienen könne.

3) Krankheitsgeschichte: Patientin war, abgesehen von Bleichsucht, seit ihren Kinderjahren niemals krank. Menses regelmäßig, letzte vor drei Wochen. Sogleich nachdem Patientin in die Gummifabrik eingetreten war, wo sie mit dem Aufsetzen und Zureichen von Gummisaugern im Vulkanisierraum beschäftigt wurde,

empfand sie den Schwefelkohlenstoffgeruch sehr unangenehm: „es benahm ihr den Atem". Sie arbeitete 2—4 Stunden täglich in dem Vulkanisierraum. Bereits am Abend des dritten Tages (10. XI.) klagte Patientin der Vorsteherin des „Daheim", daß ihr die Sinne vergingen, sie könne nicht mehr denken. Am 12. XI. abends nach der Arbeit fühlte sie sich sehr schlecht, hatte Schwindel und war „wie betrunken". Am 13. XI. früh konnte sie gar nicht aufwachen. Sie kam zu spät in die Fabrik und konnte wegen Schwindel nicht mehr arbeiten, auch klagte sie über Kopfschmerz und Benommenheit. Nachmittags wurde ihr „so lustig" zu Mute, daß sie immer lachen mußte. In der Nacht schwatzte Patientin — nach Angabe der Vorsteherin — sinnloses Zeug und lachte mehrfach laut, so daß sie zur Ruhe verwiesen werden mußte. Patientin selbst giebt an, sich dabei sehr schlecht gefühlt und häufig Angst gehabt zu haben, während ihre Schlafgenossinnen meinten, sie verstelle sich. Am folgenden Tag blieb es so, außerdem hatte Patientin andauernd Zittern und Ziehen in Armen und Beinen; sie lag im Bette. Am 15. XI. war es ihr etwas besser, jedoch war der Kopf noch immer sehr schwer und sobald sie sich aufrichten wollte, fiel ihr der Kopf nach vorn „wie einer Betrunkenen". Am 16. XI. wurde Patientin durch bezirksärztliches Zeugnis der Klinik zugewiesen und bot bei der Aufnahme folgenden

Status präsens: Große, starkknochige Person in ausgezeichnetem Ernährungszustand von blühender Gesichtsfarbe. Schleimhäute gut gefärbt, Zunge belegt, starker süßlicher Foetor ex ore. Gesicht symmetrisch, breite Backenknochen, niedrige, etwas vorgerundete Stirn. Schädel ziemlich niedrig, eckig oval, Umfang 55 cm; entsprechend der Kreuznaht bezw. großen Fontanelle eine ziemlich tiefe Furche zu fühlen. Gaumen etwas steil, Zähne defekt. Ohren wohlgebildet. Puls 72, regelmäßig, etwas klein; vasomotorisches Nachröten tritt erst nach längerer Zeit, dann sehr deutlich ein. Brust- und Bauchorgane intakt. Stuhlgang angehalten. Urin: blaß, klar, sauer, von eigentümlich faulig-süßlichem Geruch. Eiweiß, Zucker, Aceton nicht nachweisbar.

Blutuntersuchung ergiebt mikroskopisch und spektroskopisch normalen Befund.

Nervensystem: Pupillen sehr weit, gleichgroß, reagieren prompt auf Licht. Augenbewegungen werden sehr langsam und mühsam, aber ohne Defekt ausgeführt. Gesichtsfeld (nachträgliche Prüfung) nicht eingeengt. Facialis und Hypoglossus intakt. Motilität der Skelettmuskulatur zeigt keine Störungen (obwohl Patientin über Steifheit der Glieder klagt). Rohe Kraft gut. Wenn Patientin einige Zeit ruhig liegt, macht sie öfter eigentümliche, unmotivierte, an Chorea erinnernde Bewegungen mit den Armen. Gang etwas taumelnd (nicht ataktisch). Haltung schlaff, unsicher. Patellarreflexe hochgradig gesteigert. Plantarreflexe desgl. Epigastrischer, Bindehaut- und Würgreflex erhalten. Mechanische Muskelerregbarkeit nicht erhöht. — Sensibilität ohne Störung. Druckpunkte nicht auffallend schmerzhaft.

Sprache langsam, singend. Bei Sätzen werden die Worte abgerissen, durch rhythmische Atemzüge unterbrochen, hervorgebracht.

Verlauf: 16. XI. Patientin macht bei der Aufnahme einen benommenen Eindruck; sie taumelt beim Gehen und macht mit dem Kopf und den Händen eigentümlich kraftlose, choreaähnliche Bewegungen. Im Bett legt sie sich quer, so daß der Kopf über die Längskante überhängt, und giebt auf Befragen an, anders könne sie nicht liegen. Der Gesichtsausdruck ist verschlafen-lächelnd. Die Augen öffnet Patientin nur auf Anrufen und sieht dann starr nach der Decke; aufgefordert, den Arzt anzusehen, behauptet sie, die Augen seien „steif", wendet nur einen Moment den Blick und fixiert dann wieder die Decke.

Patientin erweist sich als völlig orientiert und faßt alle Fragen richtig auf, was im Gegensatz steht zu dem leeren, dämmerigen Gesichtsausdruck. Sie macht ausführliche anamnestische Angaben, versichert dabei wiederholt, sie sei nicht krank, klagt aber gleichwohl über Schwerbesinnlichkeit, Luftmangel und Gefühl von Schwere auf der Brust.

17. XI. Nachts ruhig; liegt morgens still zu Bett, sobald sie jedoch angeredet wird, rutscht sie unruhig hin und her und behauptet zur Erklärung, sie könne nur sprechen, wenn sie sich bewege. Sie ist auch heute völlig klar, macht aber in ihrem ganzen Benehmen einen läppischen und etwas erotischen Eindruck. Sie lächelt unausgesetzt, versichert, sie sei nicht krank und verlangt nach Hause, in demselben Atem klagt sie, der Schwefel liege ihr so auf der Brust, sie habe solchen „dummen Druck in der Stirn". Dann behauptet sie u. a. den Arzt nicht ansehen zu können, nicht sprechen, nicht essen zu können, um es gleich nachher doch zu thun. — Therapie, heiße Bäder und Bewegung in freier Luft.

18. XI. Unverändert; leise monotone Sprache. Behauptet beim Aufstehen schwindlig zu werden, es sei ihr so dumm im Kopf, sie könne nicht denken. Nichtsdestoweniger scheint sie in heiterer Stimmung, lacht öfter fröhlich,

19. XI. Gut geschlafen. Dieselben Klagen wie gestern. Wenn Patientin aus dem Garten zurückkommt, ist das Gesicht auffallend rot, sie schwitzt stark und giebt an müde zu sein.

20.—21. XI. Fühlt sich besser. Sie sei nur noch „ein bischen nebelig im Kopf". Die Steifigkeit in den Augen hat sich verloren.

21.—25. XI. Menses: 22. XI. ist Patientin nachts unruhig, steht häufig auf. Morgens ist sie hypochondrisch gestimmt, sie fürchtet nicht mehr ganz gesund zu werden und hat wieder die alten Klagen. Außerdem klagt sie über Müdigkeit und darüber, daß sie alles so schnell vergißt. Was sie z. B. eben gelesen hat, weiß sie kurz darauf nicht mehr.

Vom 24. XI. ab besserten sich die erwähnten Beschwerden rasch und Patientin befand sich ungefähr eine Woche lang völlig wohl, sie bot keine psychischen Abnormitäten mehr und half fleißig bei der Stationsarbeit. Sie schreibt einen völlig geordneten Brief an ihre Mutter, in dem sie derselben ihre Genesung anzeigt.

Es war schon die Entlassung in Aussicht genommen, als vom 2. XII. 1897 ab plötzlich eine auffallende Änderung in dem Wesen der Patientin eintrat. Sie lag an diesem Tag regungslos im Bett, weigerte sich aufzustehen, gab an, furchtbar müde und matt zu sein, wies Pulver, die sie einnehmen sollte (Calc. phosph.) energisch zurück. Über die Gründe dieses Benehmens gab sie keine Auskunft und war nicht nur dem Arzt, sondern auch Mitpatientinnen, mit denen sie sich sehr befreundet hatte, gegenüber äußerst verschlossen und abweisend. So blieb es auch in den nächsten Tagen. Durch Fragen war nur herauszubringen, daß sie nicht dieselben Beschwerden (Steifigkeit etc.) habe wie bei der Aufnahme, es sei ihr ganz anders wie früher. Aus einem Brief, den Patientin am 12. XII. an ihre Mutter schrieb, war (im Gegensatz zu ihrem früheren Brief) zu ersehen, daß sie von überspannten religiösen Ideen erfüllt war und glaubte in der Klinik immer kränker zu werden. Zu einer Mitpatientin äußerte sie, daß der Arzt sie durch ein giftiges Pulver krank gemacht habe. Sie zeigte ein absurdes Benehmen, legte sich plötzlich auf ein Sofa oder einen Tisch und verharrte so steif und regungslos. Sobald man ihr nahte, hielt sie die Hände vor die Augen. Diese Handlungen gingen, wie sich alsbald aus den Äußerungen der Kranken ergab, auf Wahnideen zurück. „Es ist doch eine furchtbare Sünde, daß sie mir meinen Geist in der Nacht mit dem Magneten zurecht ziehen.“ „Das ist hier nicht zum Gesundwerden, sondern nur damit die Herren Ärzte etwas lernen.“

Es stellte sich immer klarer heraus, daß die anscheinend bereits genesene Patientin seit dem 2. XII. ganz unvermittelt ein komplettes religiöses Wahn- und Verfolgungssystem ausgebildet und — das wurde der Schlüssel zu diesem überraschenden Vorgang — dieses System glich Zug für Zug den Wahngebilden einer seit längerer Zeit in der Klinik internierten chronischen Verrückten. Es war nachträglich festzustellen, daß unsere Patientin am 1. oder 2. XII. im Garten mit der erwähnten Paranoika, die in sehr energischer Weise für ihre Wahnideen Propaganda zu machen verstand, bekannt geworden war und seitdem mehrmals Gelegenheit gehabt hatte, mit ihrer neuen Freundin zusammenzukommen. Nachdem hiermit die Quelle der psychischen Infektion erkannt war, wurde selbstverständlich der Verkehr zwischen beiden Patientinnen sofort inhibiert (12. XII.). Zunächst blieb die Erregung noch im Wachsen, die Kranke geriet mehrere Tage lang in eine Art religiöser Exstase, sie kniete, betete, sang und schrie, predigte in theatralischer Weise, jedoch ohne daß neue Elemente in ihrer Wahnbildung auftraten. Es handelte sich im wesentlichen um religiös gefärbte Verfolgungsideen, die teils wörtlich mit Äußerungen der Patientin E. übereinstimmten. „Mein Fleisch und Blut können sie bezwingen, aber den Geist nicht“ u. s. w. Ganz vorübergehend (vielleicht im Anschluß an eine Hyoscin-Injektion?) traten einzelne Gesichtsillusionen und am 16. XII., als Patientin wegen hochgradiger Erregung auf eine Nacht isoliert werden mußte, einige Phantasmen („schwarze Gestalten und Schatten“ ohne plastische Deutlichkeit!) auf. — In der zweiten Hälfte des Dezember trat allmählich Beruhigung ein, vorübergehend bot Patientin Zustände leichten Stupors, dem sich ein geringer aber nicht zu verkennender Erotismus beigesellte. Sie blieb dann bis zur Entlassung ruhig und geordnet, gewann jedoch niemals Krankheitseinsicht. Daß sie gegen den Arzt noch Verfolgungsideen festhielt, ging aus gelegentlichen sonderbaren Antworten hervor. „Das muß doch der Meister besser wissen als sein Spielzeug“ u. dergl. Es schien, da eine weitere Besserung in der Anstaltssphäre nicht zu erwarten war, angezeigt, die Patientin in andere Umgebung zu versetzen, weshalb sie am 16. I. 1898 in häusliche Pflege entlassen wurde.

Sie nahm bald die Arbeit zuerst in einer Fabrik, später als Dienstmädchen wieder auf und ist bisher (Januar 1899) gesund geblieben. Kurz nach der Entlassung schrieb sie einen Brief an ihre in der Klinik befindliche Induzentin (Patientin E.), aus dem noch Wahnideen ersichtlich waren: „Die Ärzte haben mich ja nur krank gemacht. Ich bin früher niemals schwindelig gewesen und habe auch das Bewußtsein nicht verloren.“ Allmählich scheinen jedoch diese Verfolgungsideen verschwunden zu sein; wenigstens brachte es Patientin (die sich anfangs gesträubt hatte, die Klinik zu betreten) über sich, im Sommer 1898 mich in meiner Sprechstunde aufzusuchen, um ihren Dank abzustatten.

Bei dieser Kranken ist die Zeit der Gifteinwirkung mit fünf Tagen am kürzesten von allen bisher betrachteten Fällen. Man möchte daher a priori eine besonders intensive Giftwirkung annehmen; damit stimmt die uns berichtete Thatsache überein, daß zu jener Zeit die Ventilatoren in dem Fabrikraum — demselben, in dem Patientin XXVI ca. 14 Tage früher erkrankt ist — nicht funktionierten. Die Anfangssymptome gleichen auch mehr den bei akuter oder subakuter Giftwirkung beobachteten, indem schwere Benommenheit, Rauschzustände und Schlafsucht auftraten. Dann folgt ein höchst sonderbares Benehmen, welches wir bereits bei der Patientin XXXIV konstatierten, nämlich läppisch-heitere Erregung, verbunden mit subjektiven Angst- und Unlustgefühlen. In den ersten Tagen der klinischen Beobachtung trat ein eigentümlicher Zustand herabgesetzter motorischer und geistiger Energie zu Tage, der sich in matten, unsicheren Bewegungen und mangelndem spontanen Denken offenbart und der von der Kranken selbst in peinlicher hypochondrisch betonter Weise empfunden wird. Von einem Dämmerzustand, mit dem das Bild eine gewisse äußerliche Ähnlichkeit hat, unterscheidet er sich durch den Mangel einer wirklichen Bewußtseinsalteration, denn die Kranke ist in jeder Weise klar orientiert. Die eigentümliche Mischung hypochondrischer Ideen mit erotisch-heiterem Wesen erinnert lebhaft an die früher geschilderten Schwefelkohlenstoffmanien. Von somatischen Erscheinungen sei nur der Pupillen- und Urinbefund als spezifisch toxisch hervorgehoben und dabei bemerkt, daß eine speziell darauf gerichtete Untersuchung die völlige Abwesenheit hysterischer Stigmata ergab. Nach Verlauf von zwei Wochen sind sämtliche auf den $CS_2$ zu beziehenden Symptome verschwunden und die Patientin als geheilt zu betrachten. Was dann im Dezember folgt, ist, wie die Krankengeschichte sicher ergiebt, eine ganz neue Psychose, die nicht toxisch, sondern durch psychische Infection bedingt ist.

Dieses gewiß hochinteressante Beispiel eines in der Anstalt entstandenen inducierten Irreseins kann uns hier nur insoweit beschäftigen, als seine Genese mit dem $CS_2$ in Verbindung steht. Ich stelle mir den Zusammenhang so vor, daß das durch die eben überstandene Vergiftung in seiner Energie geschwächte Seelenorgan für das Eindringen einer psychischen Infektion einen besonders günstigen Boden abgiebt, wobei außerdem die originäre Beschränktheit der Kranken ins Gewicht fällt.

An diesen Fall, den wir, wie gesagt, nur in seinem ersten Teil als hierher gehörig betrachten, schließt sich der folgende an, der sich gleichfalls durch rasche Entstehung und starke Intensität der Vergiftungssymptome und durch das Vorwiegen stuporöser Hemmung auszeichnet.

### Fall XLI.

G., Gustav, 18 Jahre, Handarbeiter. Aufgenommen in das Krankenhaus St. Jakob am 20. VII. 1874.

Anamnese: Über erbliche Verhältnisse und frühere Krankheiten ist nichts bekannt. — Patient arbeitet seit 4 Wochen in einer Patentgummifabrik. In der letzten Zeit war er beim Vulkanisieren behilflich. Er vertrug von Anfang an den $CS_2$-Geruch schlecht und bekam Schwindel. Am 17. VII. mußte er wegen starken Schwindels mit der Arbeit aufhören. Auf dem Nachhausewege taumelte er und hatte Ohrensausen. Dann „sah und hörte er nichts mehr". (Er bekam ausgesprochene Lichtscheu.) Er hatte innere Unruhe und Angstgefühl, derart, daß er ruhelos umherlaufen mußte. Vom 17.—20. VII. war er unfähig zu sprechen und hat nichts gegessen, auch keinen Stuhlgang gehabt. Am 18. VII. einmal Erbrechen, ferner Kopfschmerz.

Status präsens: Mittelgroß, kräftig gebaut. Temperatur nicht erhöht. Zunge stark belegt; beide Tonsillen stark gerötet und geschwollen. Harn blaß, geruchlos, ohne pathologische Bestandteile. Pupillen weit, reagieren träge. Sehvermögen herabgesetzt.

Verlauf: Bei der Aufnahme macht er einen „schwer gehemmten" Eindruck. Es scheinen ihm die Worte für die Begriffe zu fehlen. Nennt man ihn das auf eine Frage passende Wort, so wiederholt er dasselbe und giebt mit allen möglichen Gesten seine Zustimmung zur Richtigkeit zu erkennen. Wenn er erst das Wort gefunden hat, geht es fließend fort. Die Artikulation ist nicht gestört. Es zeigt sich, daß Patient sich seines Zustandes bewußt ist, er giebt an, derselbe bestehe seit dem 17. VII., bis dahin sei er „völlig klar" gewesen. — Patient ist sichtlich stark gehemmt, dabei ängstlich und unruhig. Er wechselt häufig die Lage, stiert umher, greift sich nach dem Kopfe und drängt fort.

21. VII. Antwortet schneller. Pupillen weit, reagieren besser.

23. VII. Psychisch fast frei. Noch leichte Angina.

25. VII. Zeitweise hastig und unruhig. Starrt den Anredenden verständnislos an und antwortet zögernd.

Patient bleibt „weil er dann und wann den Eindruck einer nicht klaren Psyche macht" bis zum 4. VIII. im Krankenhaus und wird dann als geheilt entlassen.

Behandlung: Bewegung in freier Luft; gegen Angina Prießnitzumschlag.

Das auffallendste Symptom der hier beobachteten psychomotorischen Hemmung ist eine Art amnestischer Aphasie. Die subjektiv stark empfundene psychische und körperliche Insufficienz ist vielleicht die Quelle der Angst- und sonstigen Unlustgefühle, die den Seelenzustand dieses Kranken noch deutlicher wie im vorigen Fall charakterisieren. Man kann konstatieren, daß hier in erster Linie die lähmenden und depressiven Wirkungen des $CS_2$ auf die Hirnrinde zur Geltung kommen. Für die organische Natur derselben dient die gleichzeitig vorhandene Lähmung der Pupillarreflexe als Beweis.

Wir müssen nach allgemein physiologischen Grundsätzen die Ausfalls- und Hemmungserscheinungen als die schwereren Intoxikationsphänome ansehen. Damit steht im Einklang, daß vorstehender Fall, als frühester in Leipzig überhaupt, zu einer Zeit passierte, wo noch keinerlei hygienische Vorkehrungen in der kaum gegründeten Fabrik existierten, so daß das Gift zweifellos in viel stärkerer Konzentration wirkte, als es heutzutage in der Zeit der Exhaustoren und geräumigen Vulkanisiersäle denkbar ist.

### Fall XLII.

R., Anna, 19 Jahre. Aufgenommen in das Krankenhaus St. Jakob am 11. VIII. 1896.

Anamnese: Mutter an Schwindsucht gestorben. — Im 4. Jahr Lungenentzündung, im letzten Schuljahr große Mattigkeit (Bleichsucht?). — Patientin arbeitet seit dem 7. VI. 1895 in einer Gummifabrik, wo sie Schläuche vulkanisierte. Seit dem 10. spürt sie große Mattigkeit, brennende Schmerzen im Leib und starkes Erbrechen.

Status präsens: Mittelgroß, grazil gebaut. Bindehäute blaß. Zunge weißlich belegt, rissig. Harter Gaumen spitzwinklig, Hals lang und dick. Rechte Tonsille größer wie die linke, ohne Rötung. Atmung tief, Frequenz herabgesetzt, beiderseits gleichmäßig. Lunge: Über der linken Spitze verschärftes vesikuläres Atmen und tympanitischer Beiklang. H. und verschärftes Atmen und knirschende Geräusche, die fast wie pleuritische klingen.

Puls verlangsamt, gut gefüllt. Leib auf Druck schmerzhaft. — Pupillen gleich weit, auf Licht prompt reagierend.

Geistiger Zustand: Sehr apathisch; Gesichtsausdruck teilnahmlos, der Blick ist starr nach der Decke gerichtet. Patientin kümmert sich absolut nicht um ihre Umgebung, sie läßt auch z. B. ruhig Fliegen über ihr Gesicht laufen, ohne abzuwehren. Auf Fragen giebt sie „vernünftige Antworten“, ohne jedoch spontan zu reden.

Verlauf: 21. VIII. Patientin hat sich auffallend schnell erholt. Sie zeigt seit einer Woche „völlig normales psychisches Verhalten“. Sie unterhält sich jetzt auch mit anderen Kranken. — Eine Rachentonsille wird mit dem Gottstein'schen Messer entfernt.

26. VIII. Zeigt noch ausgesprochene Bronchitis.

30. IX. Patientin ist frei von Beschwerden. Sie „wird nur noch hier

behalten, weil ihr Geisteszustand noch manchmal abnorm erscheint". „Sie ist etwas dumm und zeigt häufig ein einfältiges Lachen".

12. X. Unverändert.

22. X. Subjektives Wohlbefinden.

4. XI. Geheilt entlassen. (Über den geistigen Zustand ist nichts weiter vermerkt.) Die Behandlung bestand abgesehen von den für die Tonsillen- und Bronchienerkrankung angewendeten Mitteln in Bädern und Act. Valerian.

Ich schließe diese leider etwas unvollständige Beobachtung den stuporösen Formen an, weil sie als Hauptmerkmal eine allgemeine Herabsetzung psychischer und somatischer Funktionen (inklusive der automatischen Lungen- und Herzthätigkeit) zeigt. Bei diesem wie dem vorigen Fall ist zu betonen, daß die Beobachtung nicht von Fachpsychiatern, sondern von Internisten aufgenommen ist, daher der Fachausdrücke entbehrt. Gerade dadurch ist jedoch eine objektive Darstellung garantiert, und einzelne kleine Züge, wie z. B., daß die Kranke die Fliegen nicht vom Gesicht abwehrt, illustrieren für den Fachmann das apathisch-stuporöse Verhalten völlig ausreichend. Daß es sich nicht etwa um eine reine Demenz oder um einen Dämmerzustand, sondern im wesentlichen um eine Hemmung handelt, beweist die Notiz, daß die Kranke ohne spontan zu reden auf Fragen „vernünftige Antworten" giebt. In diesem wie dem vorigen Fall wird aus den vorhandenen Aufzeichnungen wahrscheinlich, wenn auch nicht sicher, daß nach dem Aufhören des Stupors ein gewisses dementes, vielleicht auch moriatisches Verhalten eine Zeit lang persistierte.

---

In allen drei Fällen sehen wir nach kurzer, aber wahrscheinlich besonders energischer Einwirkung des $CS_2$ unvermittelt oder durch ein kurzes Vorläuferstadium ängstlicher, von unangenehmen körperlichen Sensationen begleiteter Verstimmung eingeleitet, das Zustandssbild eines primären Stupor auftreten. Sinneswahrnehmung und Auffassung, überhaupt das Bewußtsein scheinen dabei höchstens in Form einer gewissen Benommenheit alteriert; es handelt sich im wesentlichen um eine psychomotorische Hemmung, die dem Kranken nur als körperliche Unfähigkeit unter peinlicher Gefühlsbetonung bewußt wird, ohne zu weiteren krankhaft-assoziativen Verknüpfungen zu führen. Doch läßt das äußere Gebahren des zweiten, leider nicht ausführlich genug beobachteten Kranken vielleicht vorübergehend auf eine gewisse traumartige Verworrenheit schließen.

Der stuporöse Zustand klingt nach wenigen Tagen allmählich

ab und hinterläßt vorübergehend eine gewisse psychische Schwäche, jedenfalls keine schwerere Demenz. Die Erinnerung an die Krankheit war wenigstens in dem einzigen daraufhin genauer beobachteten ersten Fall ungetrübt.

Wenn man Analogien zu diesem Krankheitsbild unter den feststehenden psychiatrischen Formen sucht, so kann man höchstens eine gewisse Verwandtschaft mit der leichtesten stuporösen Form der Dementia acuta KRÄPELINS[1] oder der „Stupidität" älterer Autoren finden. Doch scheint sich auch diese letztere durch die viel längere Dauer des Stupors, die größere Beeinträchtigung der intellektuellen Leistungen wesentlich davon zu unterscheiden. Vor allen Dingen fehlt aber in unseren Fällen die für KRÄPELIN's Krankheit charakteristische Erschöpfungsätiologie. — Man darf demnach, glaube ich, den akuten heilbaren Stupor als ein spezifisches, der $CS_2$-Vergiftung eigentümliches Krankheitsbild ansehen.

## Zusammenfassende Betrachtung über Wesen, Erkennung und Verlauf der Geistesstörung nach $CS_2$.

Wer eine neue, zunächst nur durch ihre besondere toxische Entstehung abgegrenzte Krankheitsart darstellt, dem liegt die wissenschaftliche Verpflichtung ob, klar zu stellen, wodurch sich diese Krankheit von anderen unterscheidet, welche speziellen klinischen Erscheinungen und welchen Verlauf sie hat, kurzum, was die neue Krankheit „Spezifisches" an sich hat.

Nun wäre es in anbetracht der geringen Anzahl der bisher bekannten psychischen Erkrankungsfälle falsch, zu erwarten, daß jeder einzelne Fall das „Spezifische" in so deutlicher Ausprägung aufweist, daß es klinisch definierbar wird. Muß man doch selbst für die viel besser studierten Alkoholpsychosen mit SCHÜLE[2] zugeben, daß deren Formen durchaus nicht immer „ganz typisch nur für den Alkoholismus" zutreffen, „es sind in Wesenheit progressive Entartungszustände, die sich in den mannigfachsten, für diese (die Entartung!) charakteristischen Formen abspielen". Sie haben nur „in diesem weiteren Rahmen einige spezielle Nüancen". Solcher Nüancen bietet auch die sulfokarbonische Geistesstörung eine große Anzahl. Um uns diese, insbesondere für die Differentialdiagnose wichtigen Eigentüm-

[1] KRÄPELIN, Lehrbuch der Psychiatrie. V. Aufl. S. 337.

[2] SCHÜLE, Handbuch d. Geisteskrankheiten. II. Aufl. 1880. S. 314.

lichkeiten recht vollständig zu vergegenwärtigen, seien aus der Summe der beschriebenen Fälle kurz die Hauptphasen der Erkrankung rekapituliert:

### 1. Die Inkubation.[1]

Das Grundlegende für den Nachweis einer Intoxikation bleibt natürlich immer die anamnestische Feststellung der stattgehabten Giftwirkung. Die Wege, welche dieselbe im gewerblichen Leben nimmt, sind bereits im allgemeinen Teil genügend erörtert, und diese sind für die somatischen und psychischen Störungen im allgemeinen die gleichen; dagegen scheint die Zeit, über welche sich die Giftwirkung erstreckt hat, eine charakteristische, in gewissem Sinn sogar pathognomonische Bedeutung zu haben.

Wir sahen, daß diese Inkubationszeit bei den nervösen Störungen viele Monate beträgt, und daß sie bei den funktionellen viel kürzer ist als bei den organischen. Noch kürzer ist sie bei den psychischen Störungen, soweit diese als funktionell gelten können, denn sie schwankt hier zwischen einer Woche und drei Monaten. Die mittlere Dauer betrug etwas über vier Wochen; doch bricht, da die oberen Grenzzahlen seltener vorkommen als die unteren, die Krankheit in der Mehrzahl der Fälle noch vor Ablauf der 4. Woche nach Beginn der Vulkanisierbeschäftigung aus. Wo die Geisteskrankheit bereits in der 2. Woche ausbrach, ließen sich regelmäßig besondere Umstände nachweisen, die bewirkt hatten, daß das Gift in ungewöhnlich starker Konzentration eingeatmet wurde, indem die Patienten entweder durch Kurzsichtigkeit genötigt waren, dem $CS_2$-Gefäß besonders nahe zu kommen, oder durch nachweisliche Ventilationsstörung der $CS_2$-Gehalt der Luft vermehrt war. (Fall XXV, XXVI, XXVII, XXXIV, XL.)

Von diesen wohl erklärten Ausnahmen abgesehen, muß als Regel gelten, daß eine gewisse, in mäßigen Grenzen schwankende Zeit nötig ist, um unter annähernd konstanten hygienischen Bedingungen, wie sie der Leipziger Fabrikbezirk bietet, eine Geistesstörung hervorzubringen. Da sich diese Regel an einem viertel Hundert Fällen immer wieder bestätigt hat, so kann man für die Diagnose daraus schließen, daß Psychosen, die bei Gummiarbeitern nach mehr als dreimonatlicher Vulkanisierthätigkeit ausbrechen, in der Regel keine

[1] So bezeichne ich der praktischen Kürze halber in Anlehnung an die Nomenklatur der akuten Infektionskrankheiten diejenige Periode, die von Beginn der Gifteinwirkung an bis zum ersten Manifestwerden der psychischen Symptome dauert.

Folge der $CS_2$-Vergiftung, sondern eine zufällige Coincidenz geistiger Erkrankung darstellen.

Einige scheinbare Ausnahmen haben diese Regel glänzend bestätigt. Es befanden sich unter dem Material der Klinik drei Krankengeschichten von Gummiarbeitern, die $^3/_4$, 2, 4 Jahre Arbeitszeit hinter sich hatten. Bei der letzten Patientin ergab sich durch nachträgliche genaue Erhebung, daß sie zwar in einer Gummifabrik, aber niemals mit $CS_2$ gearbeitet hat; bei den beiden anderen fand sich anamnestisch neben anderen Schädlichkeiten ein außerordentlich starkes Potatorium, und die Psychosen boten so viele alkoholische Züge, daß ich darauf verzichtet habe, sie unter meine Beobachtungen aufzunehmen. Ich bemerke noch, daß auch die aus der Litteratur berichteten Psychosen eine durchschnittlich viel kürzere Inkubationszeit haben als die Neurosen. Vgl. die Fälle von Delpech, Voisin, Bernhardt, J. Bonnet, Argetoyano, Marandon, Prodhon, die sämtlich nach weniger als dreimonatlicher Arbeitsdauer ausbrachen. Auch der neueste Fall von Köster, welcher einen Mann betraf, der 14 Jahre in Gummifabriken gearbeitet haben soll, erklärt sich daraus, daß dieser Mann als Werkmeister wohl nicht eigentlich dauernd vulkanisiert hat. Er wurde erst psychisch krank, nachdem er von Leipzig in eine neue bayerische Fabrik übergesiedelt war, wo er unter besonders ungünstigen Ventilationsverhältnissen einen Vulkanisierbetrieb neu einrichten sollte. Bei dieser Gelegenheit ist er natürlich anhaltend und intensiv dem $CS_2$ ausgesetzt gewesen, und da erst wurde er — und zwar im Verlauf der ersten drei Monate — geisteskrank.

Demnach dürfen wir bei der $CS_2$-Psychose überhaupt nicht von einer chronischen Vergiftung im strengen Sinn, sondern nur von einer subakuten oder subchronischen reden.

In dieser Beziehung nun stellen die $CS_2$-Psychosen scheinbar einen ganz neuen Typus der Intoxikationen in der Psychiatrie dar, und dieser Umstand hat vielleicht der Anerkennung dieser Geistesstörungen als echter Vergiftungen bei den Psychiatern bisher am meisten im Wege gestanden. Namentlich Marandon de Montyel fand es paradox, daß ein Gift, das nur wenige Wochen eingewirkt hat, eine lange oder gar chronische Geisteskrankheit hervorrufen solle. Er entnahm daraus ein Argument zu seiner Überzeugung, daß es sich da um eine bereits vorher desequilibrierte Psyche handele, die durch das Hinzukommen der toxischen Schädlichkeit den letzten Stoß erhalte. Welche Gründe dieser Ansicht entgegenstehen, habe ich bereits oben (S. 85 ff.) ausführlich auseinandergesetzt. Man ist eben als Psychiater, wenn man von Intoxikation spricht, gewöhnt, immer an das klassische Beispiel des Alkoholismus zu denken, welcher entweder durch ganz akute oder exquisit chronische, über Jahre sich erstreckende Einwirkung Geistesstörungen produziert. Ähnlich verhält es sich mit der nächstdem psychiatrisch am besten gekannten

Vergiftung mit Cocain. Blei scheint auch in der Regel nur nach langjähriger Einwirkung Geistesstörungen zu verursachen.

Nach den dem $CS_2$ als Inhalationsgifte näher verwandten Gasen, Kohlenoxyd und Schwefelwasserstoff, scheinen dagegen nach subchronischer Einwirkung psychische Störungen vorzukommen (Hirt, Moreau, Musso), doch sind dieselben, soweit ich es übersehe, speziell vom psychiatrisch-klinischen Standpunkte aus nicht eingehend genug studiert. Namentlich aber sind beim Chloroform, das ja in seinen physiologischen Eigenschaften, wie früher erwähnt, dem $CS_2$ am nächsten steht, Fälle von Geistesstörung schon nach einer über wenige Wochen bis Monate sich erstreckenden Gifteinwirkung beobachtet worden.[1] Ähnliche Verhältnisse zeigt das Jodoform, welches neuerdings durch E. Schlesinger[2] eine psychiatrische Würdigung gefunden hat. Hier treten die psychischen Erscheinungen meist am Ende der ersten Wochen, jedoch auch bis zu 3 Monaten nach Applikation des Jodoforms (auf Wunden) auf, und zwar die unter dem Bild der akuten ängstlichen Verworrenheit und motorischen Erregung verlaufenden, rasch heilenden Psychosen früher, die mehr chronischen melancholisch-hallucinatorischen Formen später. Auch die Salicylsäure-Intoxikationen psychischer Natur brechen, wie zwei in der Leipziger Klinik beobachtete und ebenso die wenigen aus der Litteratur bekannten Fälle beweisen, in der Regel einige Tage oder Wochen nach fortgesetztem Gebrauch des Mittels aus.

Diese Beispiele ließen sich noch leicht vermehren, wenn man außer den arzneilichen Giften noch die im Körper gebildeten Infektionsgifte (Autointoxikationen) heranziehen wollte, welche, wie die Erfahrungen bei Typhus, Influenza, Gelenkrheumatismus andeuten, oft schon wenige Tage oder Wochen nach Beginn der Infektion zur Entwicklung von Psychosen führen. Es genügen aber wohl die angeführten Thatsachen, um darzuthun, daß das relativ rasche Einsetzen von Geisteskrankheiten nach Einwirkung von $CS_2$ nicht ohne Analogie ist und daher vom Standpunkt der klinischen Erfahrung

[1] Ich habe hier zwei von Svetlin (Wiener med. Presse 1882, Nr. 47 u. 48) beschriebene Fälle im Auge, wo nach 21tägigem, bezw. zweimonatlichem Gebrauch oder besser Mißbrauch von Chloroform Zustände von hallucinatorischen Delirien von ca. zehntägiger Dauer auftraten. Leider ist mir die Arbeit nicht im Original, sondern nur aus dem Referat in der Arbeit Rehm's (Berl. klin. Wochenschr. 1885, Nr. 20) zugänglich. Ich weiß daher nicht bestimmt, ob es sich um Chloroformvergiftung durch Inhalation oder per os handelt.

[2] Zeitschrift f. Psychiatrie 1898. Bd. 54, S. 979.

aus durchaus nicht als Argument gegen den supponierten Kausalnexus zwischen Gift und Psychose zu verwenden ist. Aber auch aus theoretischen, allgemein pathologischen Erwägungen heraus wird die kurze „Inkubationszeit“ des $CS_2$ leicht verständlich, wenn man sich erinnert, wie rasch er beim Menschen schwere organische Störungen, deren spezifisch-toxische Natur durch Tierversuche sichergestellt ist, erzeugt. Ich konstatierte bei Besprechung der Nervenfälle, daß, bereits nach 5 Monate dauernder Vulkanisierarbeit organische Lähmungen (Peroneus, Ulnaris, Pupillen) vorkommen; man vergleiche damit, wie viele Jahre chronischen Alkoholmißbrauchs nötig sind, bis es zu den Erscheinungen der sogenannten Alkohol-Neuritis, oder gar zu Pupillenlähmungen kommt. Da nun aber die Psychose als eine funktionelle Störung in dubio rascher durch die gleiche Schädlichkeit erzeugt werden kann als eine organische Nervenläsion und da speziell die psychischen Centren der Hirnrinde im allgemeinen (wie u. a. die narkotischen Gifte[1] deutlich zeigen) als entwicklungsgeschichtlich jüngste Teile am frühesten von allen Nervenelementen afficiert zu werden pflegen, so ist es leicht verständlich, daß psychische Störungen schon nach ebenso viel Wochen der $CS_2$-Wirkung zu stande kommen, als die organisch-nervösen Monate brauchen.

Nur eine einzige Ausnahme scheint in unserer Kasuistik vorzukommen, nämlich in der Beobachtung Fall XXXVI, wo die Geisteskrankheit erst nach jahrelanger Beschäftigung mit $CS_2$ hervortrat; aber gerade diese Ausnahme bestätigt in Wahrheit die Regel, denn sie betrifft den einzigen Fall, der mit seinen schweren körperlichen Lähmungserscheinungen und letalem Ausgang den ausgesprochenen Charakter einer organischen Hirnaffektion trug.

Um nun den charakteristischen Gang der Krankheitsentwickelung, von dem wir bei dieser ganzen Erörterung der Inkubationsdauer ausgegangen waren, im Auge zu behalten, so finden sich bereits in den ersten Wochen, während deren die Kranken dem $CS_2$ ausgesetzt sind, eine Reihe leichterer somatischer und psychischer Symptome, die dem Ausbruch der eigentlichen Psychose vorausgehen und die wir daher als

---

[1] Im Verlauf der akuten Alkoholvergiftung (Rausch) oder Chloroformnarkose sind bekanntlich die psychischen Funktionen in der Regel früher alteriert (Angeheitertsein, initiale Chloroformdelirien etc.) als, die somatischnervösen.

2. Prodromalstadium

zusammenfassen. Dieses fehlt in keinem Fall, wo überhaupt genauere diesbezügliche Erhebungen gemacht wurden und weist im großen Ganzen die gleichen Erscheinungen auf, die wir bereits als Prodromalstadium der nervösen $CS_2$-Erkrankungen geschildert haben, zwei Umstände, die von großer diagnostischer Bedeutung sind. Ich will die bekannten körperlichen Beschwerden, von denen die konstantesten Schläfenkopfweh, Schwindel, Übelkeit sind, hier nicht im einzelnen wiederholen, sondern nur kurz auf einige Besonderheiten hinweisen, welche die Prodrome der Psychosen vor denjenigen der Neurosen auszeichnen. Da ist namentlich erwähnenswert, daß eine allgemeine Beeinflussung des Sensoriums, die bald als Benommenheit, bald als Schlaftrunkenheit oder als rauschartiger Zustand geschildert wird, hier relativ häufiger ist als bei den nervösen Erkrankungsformen. Umgekehrt findet sich ein den letzteren eigentümliches Prodromalsymptom, die Schwäche in den unteren Extremitäten bei den Psychosen recht selten. Einigemal wurden schon früh Erregungszustände teils ängstlicher, teils heiterer Färbung beobachtet (Fall XXIV und XXVI), die, wie bereits Hampe hervorgehoben hat und seitdem zwei neue Fälle (XXV und XL) bestätigt haben, öfters einen periodischen Charakter haben, derart, daß sie vorwiegend abends am Schluß der Arbeit auftreten, während der Patient tagüber psychisch intakt erscheint. Dieses Verhalten, welches sich zuweilen in Form abendlicher Exacerbation und morgendlicher Remission noch eine zeitlang in die schon manifeste Psychose hinein fortsetzt, beweist schlagend die direkte Abhängigkeit der psychischen Störungen von der Gifteinverleibung.

Ehe wir das Prodromalstadium verlassen, um zur Betrachtung des eigentlichen Krankheitsbeginnes überzugehen, wäre noch kurz der prädisponierenden Momente zu gedenken, welche in dieser Zeit manchmal sich geltend machen. Man ist ja auch bei den akuten Infektionskrankheiten, die heute allgemein als Vergiftungen im weiteren Sinne aufgefaßt werden, gewohnt, außer dem eigentlich toxischen Agens (dem Mikroparasiten) entweder eine angeborene oder zeitliche Disposition anzunehmen. Über die hereditäre Belastung, welche nur bei einem kleineren Teil der Fälle deutlich ausgesprochen ist, wurde bereits in der Einleitung zu diesem Kapitel ausführlich abgehandelt; daß dem Lebensalter und Geschlecht der Kranken ein entscheidender Einfluß für die Entstehung zukommt, ist nicht wahrscheinlich. Der Umstand, daß besonders viel weibliche Individuen am Ende der

Pubertät betroffen wurden, erklärt sich daraus, daß eben vorwiegend Mädchen dieses Alters bei den Vulkanisierarbeiten Verwendung finden.

Es erübrigt also nur, noch die etwa temporär prädisponierenden Momente ins Auge zu fassen. Hierher gehört vielleicht der Umstand, daß bei vier Kranken (Fall XX, XXVI, XXVII, XXIX) kurz vor Ausbruch der Psychose Affekte in Form von Ärger vorausgingen; ehe man diese jedoch als eventuelle Gelegenheitsursache anspricht, ist zu erwägen, ob der Affekt nicht schon etwa Ausdruck einer krankhaften (toxisch bedingten) Verstimmung ist und ob die Injurien, welche diese Kranken angeblich erlitten haben, nicht Produkte von Verfolgungswahn oder Sinnestäuschung sind. Der gleich zu beschreibende typische Beginn der $CS_2$-Psychosen macht diese Annahmen sehr wahrscheinlich. Einigemal kamen vielleicht unglückliche ökonomische Verhältnisse, Kummer und dergleichen in Betracht (XXXI, XXXII), mehrere Male bestanden zur Zeit des Krankheitsausbruches gerade die Menses, ganz ausnahmsweise fand sich Schwächung durch körperliche Erkrankungen (Bleichsucht).

Jedenfalls treten alle diese prädisponierenden Momente weder regelmäßig noch intensiv genug auf, um mit $CS_2$ ätiologisch in Konkurrenz treten zu können. Übrigens hat auch bezüglich der Entstehung der akut einsetzenden psychischen Störungen der Trinker Jolly[1] darauf aufmerksam gemacht, daß neben dem Alkohol hier fast stets noch andere Schädlichkeiten „komplizierend" hinzukommen, und dasselbe fand Heilbronner[2] für die akute Neuritis der Trinker.

Wenn wir nun im Fortgang unserer Schilderung — der Terminologie der akuten fieberhaften Infektionskrankheiten treu bleibend — den

### 3. Verlauf der manifesten Geistesstörung

betrachten, so gelangen wir zunächst zum Stadium incrementi. Ein solches geht in sämtlichen Fällen,[3] die überhaupt als komplexe Psychosen zu rechnen sind, der eigentlichen Eruption oder Akme, die gewöhnlich erst die Aufnahme der Kranken in die Klinik herbeiführt, voraus; es fehlt nur bei den elementaren psychischen Störungen. Es wird bei allen Formen übereinstimmend gekennzeichnet durch das Auftreten vereinzelter depressiv gefärbter, meist perse-

[1] Jolly, Charité-Annalen XXII.

[2] Heilbronner, Monatsschr. f. Psychiatr. u. Neurol. 1898. Bd. IV, S. 100.

[3] Ausgenommen ist dabei nur Fall XXII, bei dem, wie es scheint, eine diesbezügliche Anamnese überhaupt nicht aufgenommen worden ist.

kutorischer Wahnideen oder Sinnestäuschungen. Letztere bilden regelmäßig den Krankheitsbeginn bei den depressiven Formen und gehen hier, weniger deutlich abgegrenzt, allmählich in die die Akme bezeichnende depressiv hallucinatorische Erregung über, so daß man die Dauer des Einleitungsstadiums nicht immer mit Sicherheit bezeichnen kann.

Dagegen ist bei den maniakalischen Formen und namentlich bei den einfachen Manien der hallucinatorische Charakter des manchmal nur rudimentär entwickelten „initialen Persekutionsdelirs“ nicht immer sicher gestellt, wenn es auch an sich unwahrscheinlich ist, daß es sich um primordiale Wahnideen handelt. Die Dauer dieses Stadiums ist bei der Gruppe A, wo es sich von der maniakalischen Hauptphase deutlich absetzt, sehr kurz, höchstens einige Tage.

Da sich ein solches depressives Initialstadium zwar zuweilen, aber durchaus nicht immer, bei anderweitigen akuten Psychosen findet, so dürfen wir es hier bei den $CS_2$-Psychosen, wo es mit solch absoluter Regelmäßigkeit wiederkehrt, in beschränktem Sinne als etwas Pathognomonisches ansehen, insofern es nicht für sich allein, wohl aber in Verbindung mit anderen spezifischen Eigentümlichkeiten die Diagnose des toxischen Ursprungs festigen kann.

Neben dem praktisch-diagnostischen hat der gleichbleibende Beginn noch ein gewisses theoretisches Interesse. Es entsteht die Frage: Dürfen wir darin eine spezifische Wirkung des Giftes erblicken, welches primär immer dieselben begrenzten, funktionell gleichwertigen Gehirnteile betrifft, worauf dann die Schädlichkeit erst sekundär auf weitere Funktionsgebiete übergreift und je nach Individualität des betreffenden Gehirns divergente Störungen (manische, depressive etc.) im weiteren Verlauf erzeugt? Oder ist von vornherein (wie Marandon de Montyel will) nicht die spezifische Individualität des Giftes, sondern die des Gehirns für die Form der Erkrankung verantwortlich? Im Grunde umschreiben beide Hypothesen doch nur die eine, aus den Erfahrungsthatsachen notwendig sich ergebende Vorstellung, daß eine Wahlverwandtschaft zwischen dem Gift und bestimmten Nervenelementen oder Funktionscentren besteht, — Disposition und Gift sind eben, um dies hier nochmals festzulegen, keine Gegensätze, sondern nur Komponenten einer Resultante des gesetzmäßigen pathologischen Phänomens.

Bot das Stadium incrementi der $CS_2$-Psychosen insgemein etwas Spezifisches, so kann man das, wie schon berührt, für die ausgebildete Krankheit, das Stadium fastigii, nicht mehr behaupten.

Hier geht der Verlauf in verschiedenen Richtungen auseinander, die vorläufig wenigstens keine gemeinsamen spezifischen Züge psychischer Natur herausschälen lassen; die einzelnen Formen, die sich dabei ergeben, wurden bereits im kasuistischen Teil eingehend charakterisiert. Wir haben einerseits die einfache und die tobsüchtige Manie, welche durch motorische Erregung und Ideenflucht zu einer großen maniakalischen Gruppe zusammengehalten werden, und auf der anderen Seite das toxische Delirium, den hallucinatorischen Wahnsinn, die hallucinatorische Verwirrtheit und endlich die katatonischen Formen, welche als gemeinsame Eigentümlichkeit das Vorwiegen von Sinnestäuschungen und depressiver Stimmung aufweisen.

Man könnte einwenden, daß dieser Polymorphismus von fünf bis sechs verschiedenen Formen dagegen spreche, daß es sich wirklich um eine ätiologische Einheit, nämlich um echte $CS_2$-Psychosen handele. Demgegenüber ist daran zu erinnern, daß auch andere Vergiftungen, von denen ich als die bestgekannte wiederum den Alkoholismus ins Feld führen muß, unter zahlreichen und verschiedenen psychiatrischen Formen in die Erscheinung treten. Selbst wenn man die Alkoholmanie und -Melancholie der älteren Autoren beiseite läßt, kann man noch bequem ein halbes Dutzend Arten alkoholischer Geistesstörungen unterscheiden.[1] Die verschiedenen Formen der Alkohol-Psychosen sind, wie ich schon oben hervorhob, durchaus nicht alle „spezifisch“, da die meisten derselben, wie Jolly[2] nachgewiesen hat, auch durch anderweitige ätiologische Faktoren gelegentlich zu stande kommen können (man denke nur an die polyneuritische Psychose und die Paranoia). Selbst das Delirium tremens, an sich gewiß eine höchst typische alkoholische Störung, kommt, wovon ich mich durch sichere Beobachtungen überzeugt habe, gelegentlich, wenn auch selten ohne alkoholische Antecedentien zu stande.

Außerdem muß ich hervorheben, daß es trotz der relativ kleinen Anzahl der vorliegenden Beobachtungen doch schon jetzt möglich erscheint, eine oder zwei der geschilderten Formen der $CS_2$-Vergiftung, nämlich die $CS_2$-Manie und vielleicht noch das $CS_2$-Delirium, als typisch-toxische Psychosen durch die Eigenart der Kombination von körperlichen und psychischen Symptomen herauszuheben. Als gewissermaßen im negativen Sinn spezifisch für den Sulfocarbonismus kann man noch anführen, daß er bestimmte Psychosen, die sonst

[1] Ich nenne hier nur das Delirium tremens, das akute hallucinatorische Irresein, die Alkoholparanoia, die Korsakow'sche Psychose, die Alkohol-Epilepsie.

[2] Jolly, Charité-Annalen Bd. XXII, S. 3.

zu den häufigsten gehören, niemals zu erzeugen scheint, nämlich die typische chronische Paranoia und die einfache Melancholie. Andererseits ist an die merkwürdige Thatsache zu erinnern, daß die manische Geistesstörung, die an sich zu den selteneren gerechnet wird, bei den $CS_2$-Psychosen einen relativ großen Teil der Fälle (über ein Drittel) ausmacht.

Vor allem aber, wenn wir einmal von den Psychosen im engeren Sinne absehen und uns denjenigen Geistesstörungen zuwenden, die ich als rudimentäre oder abortive zusammengefast habe, so besteht kein Zweifel, daß diese nach ihrer elementaren Form und ihrem rapiden Ablauf auf rein endogener Grundlage überhaupt nicht vorkommen und daher mit absoluter Sicherheit als spezifisch-toxisch anzusprechen sind. Neben den eine besondere Gruppe meiner psychiatrischen Kasuistik bildenden Formen dieser Art kämen hier noch diejenigen abortiven psychischen Störungen in Betracht, welche sich bei den nervösen $CS_2$-Erkrankungen zuweilen bemerkbar machen. Da finden wir z. B. verzeichnet „träumerisches und unaufmerksames Wesen", das vielleicht als schwächste Ausbildung eines stuporösen Zustandes gelten kann, oder „Angstgefühl mit der Vorstellung einer unbekannten Gefahr", das etwa die primitivste Stufe des depressiven Persekutionsdeliriums darstellt, „labile" oder „läppisch-heitere Stimmung", die an die Manien erinnert, endlich „Stumpfheit" oder „Vergeßlichkeit", die als leichte Züge der Demenz unschwer zu erkennen sind.

Ich habe an anderer Stelle hervorgehoben, daß es von prinzipieller Wichtigkeit sei, nachzuweisen, daß neben den ausgebildeten Psychosen bei Schwefelkohlenstoffvergiftung auch psychische Anomalien geringerer Intensität vorkommen, die noch innerhalb der psychologischen Breite — in größerer Reinheit die elementaren Angriffspunkte der Giftwirkung auf die Großhirnfunktionen zeigen. Wir befinden uns damit auf einem Wege parallel demjenigen, den neuerdings die experimentell-psychologische Forschung einschlägt, um die pathologische Wirkung gewisser, erfahrungsgemäß zu Geistesstörung führender Nervengifte (Alkohol etc.) durch künstliche Hervorbringung geringgradiger psychopatischer Zustände in ihre Elemente zu zerlegen, um durch eine derartige Analyse auch in das Wesen der ausgebildeten Geistesstörung einzudringen.

Wir lernen da die Bausteine kennen, aus denen die ausgebildete Psychose in ihrem scheinbar unübersehbaren Formenreichtum sich zusammensetzt, und wir sehen, daß diese kaum ein Symptom darbietet, das wir nicht auch als elementare $CS_2$-Wirkung kennen.

Flechsig[1] hat mehrfach betont, welch hohes theoretisches Interesse die

---

[1] Vgl. hierzu u. a. die Ausführungen Flechsig's in der Diskussion von Binswanger's Vortrag über die Erschöpfungspsychosen. (Versammlung mitteldeutscher Psychiater und Neurologen am 27. April 1897.)

Thatsache in Anspruch nimmt, daß durch dieselbe wohlbekannte chemische Schädlichkeit so außerordentlich differente Krankheitsbilder hervorgerufen werden, was nur durch eine verschiedenartige Lokalisation des Giftes im Gehirn zu erklären ist. Selbst Gegner der Lokalisationsbestrebungen in der Psychiatrie geben zu, daß gerade das Studium der Vergiftungen relativ die meiste Aussicht bietet, über den anatomischen Sitz bestimmter psychischer Funktionsstörungen etwas zu erfahren. Ohne hier auf die Frage der Hirnlokalisation in ihrer ganzen Größe einzugehen, muß ich doch darauf hinweisen, daß unsere klinischen Kenntnisse uns schon heute in den Stand setzen, die Haupttypen cerebraler Funktionsstörungen herauszuheben, welche den psychischen Äußerungen der $CS_2$-Vergiftung entsprechen und demgemäß für deren Scheidung in psychologische Hauptformen maßgebend geworden sind. Wir können unterscheiden:

I. Diejenigen Individuen, die auf $CS_2$ durch funktionelle Reizung vorwiegend der motorischen Sphäre reagieren (maniakalische Formen).

II. Solche, die durch funktionelle Lähmung der gleichen Hirnteile gekennzeichnet sind (stuporöse Formen).

III. Individuen, die in erster Linie mit einer Reizung der sensorischen (namentlich optisch-akustischen) Centren antworten (hallucinatorisch-depressive Formen).

IV. Individuen, bei denen vorwiegend diejenigen Elemente irreparabel geschädigt werden, welche den intellektuellen Leistungen vorstehen (demente Formen). Diese Schädigung kann auch gleichzeitig die motorischen Elemente mitbetreffen (pseudoparalytische Untergruppe).

Daß diese Einteilung, wie überhaupt jeder Versuch, die Mannigfaltigkeit des Naturgeschehens in ein System zu bringen, etwas Künstliches an sich hat bedarf keiner Erörterung. Sicher kommt aber darin die Thatsache zum Ausdruck, daß bei verschiedenen Individuen jedesmal bestimmte Hirncentren oder, wie man die Verbände funktionell zusammengehöriger Hirnelemente sonst nennen mag, mit dem $CS_2$ in (chemische) Beziehung treten, und wir können nach unserer heutigen Kenntnis der Hirnrinde wenigstens vermuten, daß bei I. und II. die motorischen Centren — im erregenden oder hemmenden Sinn — afficiert sind, daß bei III. die Sinnescentren, die bei I. und II. verschont bleiben, den hauptsächlichsten Angriffspunkt des Giftes bilden. Ad IV. endlich erinnern wir uns, daß die erste klinische Untergruppe der Demenz eine Störung im Sinne der Moria bietet, welche wir ähnlich in der Litteratur der Hirntumoren bei Ausfall gewisser Teile des Stirnhirns beschrieben finden. Wäre man demnach hier versucht, an eine vorzugsweise Lokalisation der Giftwirkung in den frontalen Partien der Rinde zu denken, so kämen für die zweite, dem paralytischen Blödsinn nahestehende Untergruppe, entsprechend der länger dauernden und intensiveren Giftwirkung, viel ausgedehntere Rindenbezirke in Betracht, die sowohl Elemente,[1] welche den motorischen, als auch solche, die den intellektuellen Leistungen dienen, umfassen.

Leider muß man bei diesen Darlegungen immer die hypothetische Form

[1] Ob es sich hierbei nur um Zellen oder auch um Leitungsbahnen handelt, bleibt unentschieden. Doch ist es nach den Befunden Köster's für schwerere Vergiftungen wahrscheinlich, daß auch die Fasern angegriffen werden.

gebrauchen, denn wie erwähnt, ist bisher noch kein Gehirn eines $CS_2$-vergifteten Menschen zur Untersuchung gekommen. Man begreift, wie viele interessante Aufschlüsse hiervon zu erwarten wären.

Sehen wir nun aus allen den erörterten Thatsachen, daß die ausgebildete $CS_2$-Psychose trotz ihrer Vielgestaltigkeit bereits bei rein psychologischer Betrachtung durch eine große Reihe teils klinisch-spezifischer, teils allgemein theoretischer Momente zu einer Einheit zusammengehalten wird, so wird der eigenartige Charakter dieser Krankheit noch vervollständigt, wenn man die somatischen Symptome mit berücksichtigt. Diese, die im einzelnen in der allgemeinen Symptomatologie eingehend geschildert worden sind, kommen bei anderweitigen funktionellen Psychosen zwar gelegentlich, aber niemals in der Häufigkeit, Regelmäßigkeit und Kombination vor wie hier. Da diese Verhältnisse bereits bei kasuistischer Besprechung der einzelnen Krankheitsgruppen in Rechnung gezogen sind, so will ich an dieser Stelle nur noch kurz daran erinnern, daß z. B. Tremor und funktionelle Pupillenstörungen in Form von extremer Weite oder Differenz bei den maniakalischen Formen, soweit überhaupt darauf geachtet wurde, fast regelmäßig bestanden, während Parese (träge Reaktion) der Pupillen vorwiegend bei depressiven, stuporösen oder dementen Formen vorkommen. Der zahlreichen Schleimhauterkrankungen, Verdauungsstörungen (Obstipation!), Bronchitiden, Pulsveränderungen, die als konstante Symptome jeder Art von $CS_2$-Vergiftungen, auch für die Psychosen dieser Herkunft gelegentlich einen diagnostischen Fingerzeig geben können, sei hier nur im Vorübergehen gedacht.

Fassen wir zum Schluß kurz alle Punkte zusammen, die die

## Diagnose

der $CS_2$-Psychosen als besondere Krankheit ermöglichen, so sind dies

1) bei einigen einfachen Formen allein der spezifische Charakter des psychischen Zustandsbildes,

2) bei den anderen mehr gegliederten Formen, deren psychischer Verlauf an sich nichts Spezifisches hat, das Vorhandensein eines typischen Prodromalstadiums, das sich innerhalb einer gesetzmäßig begrenzten Inkubationszeit abspielt, ferner die Einleitung durch ein spezifisch gefärbtes Initialdelir und endlich die charakteristische Kombination mit den somatisch-nervösen Symptomen der $CS_2$-Vergiftung.

## Die Prognose.

Von 28 mitgeteilten Geistesstörungen gingen sechs in unheilbare Verblödungszustände über (XXXI—XXXVI), einer ist dauernd geistig invalide (XXVI) und bei zweien (XXIX und XXX) ist der Ausgang zweifelhaft, im ganzen sind also 9 Fälle = 32 % von ungünstigen Verlauf.

Die maniakalischen Formen heilten ohne Ausnahme (nach durchschnittlich dreimonatlicher Dauer), desgleichen die abortiv-stuporösen.

Von den depressiven gingen die deliranten und die dem hallucinatorischen Wahnsinn nahestehenden Formen mit einer einzigen Ausnahme (Fall XXVI) regelmäßig innerhalb 2—3 Monaten in Heilung über. Diese Ausnahme stand symptomatologisch durch das starke Hervortreten tief stuporöser Zustände den hallucinatorisch verwirrten und kataton gefärbten Formen nahe, von denen die erste eine unbedingt schlechte, die zweite eine mindestens zweifelhafte Vorhersage hat. Daraus ergiebt sich als prognostische Regel, daß alle diejenigen zusammengesetzten $CS_2$-Psychosen, die sich mit ausgeprägten stuporösen Phasen verbinden, als infaust anzusehen sind. Nach allgemein physiologischen Vorstellungen ist dies leicht verständlich, da der Stupor als Lähmungserscheinung eine tiefere anatomische Läsion voraussetzt, als die anderen als Reizerscheinungen aufzufassenden Symptome, was auch speziell für die $CS_2$-Vergiftung durch Köster's Tierversuche sichergestellt ist.

Das Gleiche gilt für die durch akute primäre Demenz ausgezeichneten Formen, welche, wie es scheint, auch meist irreparabel bleiben.

Während die bisher besprochenen quoad sanationem ungünstigen Fälle für das Leben keine Gefahr bringen, ist die chronische, mit organischer Lähmung verbundene (pseudoparalytische) Form auch quoad vitam von übler Prognose.

Endlich ist noch zu erwähnen, daß unter den zunächst als geheilt betrachteten Fällen zwei nach wenigen Wochen von neuem geistig erkrankten, und zwar nicht mit einem eigentlichen Recidiv, sondern mit einer neuen, von der ersten verschiedenen, also nicht mehr als toxisch aufzufassenden Psychose (XXVI, XL). Dieses Verhalten erinnert an Erfahrungen, die man zuweilen beim Alkoholismus macht, wo sich nach Ablauf eines Deliriums und nach einer kurzen scheinbaren Intermission ohne Hinzutritt neuer Alkoholexcesse unvermutet eine neue andersartige Geistesstörung, z. B.

Paranoia oder hallucinatorisches Irresein anfindet. Bei einem dritten Fall (XX) handelte es sich um ein gleichgeformtes Recidiv, welches aber zeitlich soweit von der ersten toxisch bedingten Erkrankung entfernt ist, daß die Wiederholung einen mehr periodischen Charakter gewinnt. Hierbei ist im Auge zu behalten, daß nach KRAFFT-EBING die Periodizität durchaus nicht immer eine endogene Eigenschaft ist, sondern auch exogen, z. B. durch Trauma capitis oder Vergiftung (Alkoholismus chronicus) erworben werden kann. Daß überstandene $CS_2$-Vergiftung prädisponierend wirken kann, scheint bestätigt zu werden durch zwei weitere Beobachtungen unserer Kasuistik. Das eine Mal wurde (Fall XXXII) einige Jahre nach einer akuten und abgeheilten $CS_2$-Psychose durch neuerliche Gifteinwirkung eine unheilbare Geistesstörung erzeugt, im anderen Fall (XXXVI) ist eine in der Jugend überstandene $CS_2$-Erkrankung möglicherweise ein Vehikel zu der viele Jahre später ausbrechenden progressiven Paralyse gewesen.

Bezüglich der

### Therapie

verweise ich auf das bei den nervösen Störungen Gesagte, da die allgemeine, auf die Entfernung des Giftes gerichtete Behandlung für alle $CS_2$-Erkrankungen natürlich die gleiche ist, während die speziell psychiatrischen Indikationen nur symptomatische sein können und daher nichts für die $CS_2$-Vergiftung Spezifisches an sich tragen.

Es sei nur erwähnt, daß die von DELPECH auf Grund chemischer Spekulationen erdachte und von diesem Autor sehr gerühmte Methode der Behandlung mit Phosphor sich uns (Fall XXV) als gänzlich unwirksam erwies. Ein Gleiches gilt von der Behandlung mit Phosphorsalzen (Fall XXVI, XXIX).

Vierter Abschnitt.

# Hygiene.

---

## Kapitel I.

## Umfang und Bedeutung der Hygiene der $CS_2$-Vergiftung. Statistik.

Der vorige Abschnitt zeigte, wie wenig gerade bei den schwersten Formen der gewerblichen $CS_2$-Vergiftung die Therapie leistet. Selbst bei den am leichtesten verlaufenden Geistesstörungen wird der Kranke auf einige Monate arbeitsunfähig und behält, wie Beispiele lehren, zuweilen eine bedenkliche Neigung zu erneuter geistiger Erkrankung zurück. In den schwereren Fällen kommt es zu einer viele Monate bis Jahre dauernden geistigen Umnachtung, wenn nicht zu lebenslänglicher geistiger Invalidität. Auch die organischen Nervenerkrankungen durch $CS_2$ erweisen sich oft für die Behandlung als wenig zugänglich.

Angesichts dieser unbefriedigenden therapeutischen Erfolge drängt sich um so mehr die Wichtigkeit einer Prophylaxe auf.

Diese erscheint um so notwendiger, als ja die Zahl der Leute, die unter der Einwirkung des $CS_2$ leiden, durchaus nicht erschöpft ist mit den paar Dutzend im vorigen Abschnitt berichteten Fällen, welche einen solchen Grad erreichen, daß sie der Aufnahme in ein Kranken- oder Irrenhaus bedürfen. Der größere Teil der leichter Erkrankten wird sicher ambulant von den Kassenärzten behandelt. Da aber, wie erwähnt, die Kenntnis des durch $CS_2$ erzeugten Krankheitsbildes bis heute den meisten Ärzten — welchen hieraus kein Vorwurf gemacht werden kann — abgeht, so werden diese Erkrankungen meist nicht richtig diagnostiziert, sondern gehen unter irgend einer symptomatisch verwandten Krankheitsbezeichnung, als Neurasthenie, Hysterie, Nervenlähmung, Influenza u. s. w. Es ist daher namentlich für die früheren Jahre nicht möglich, eine annähernd vollzählige Statistik der $CS_2$-Erkrankungen zu erlangen.

Dennoch ist es nicht ohne Interesse, alle aus dem Leipziger Stadtbezirk bekannt gewordenen Fälle zusammenzustellen. Diese Fälle, soweit ihre Herkunft überhaupt genauer zu eruieren war, stammen aus 4 größeren Leipziger

Patentgummifabriken,[1] welche ich im folgenden der Kürze halber mit bestimmten Buchstaben bezeichne.

Tabelle I.

| Bezeichnung der Fabrik | Besteht seit dem Jahre | Beschäftigte Arbeiter am 1. Mai 1897 | | | Davon sind beim Vulkanisieren beschäftigt |
|---|---|---|---|---|---|
| | | männlich | weiblich | zusammen | |
| A | 1872 | 82 | 76 | 158 | 14 |
| B | 1883 | 118 | 261 | 379 | 155 |
| C | 1889 | 45 | 33 | 78 | 20 |
| D | 1889 | 50 | 63 | 113 | 30 |
| Zusammen | | 295 | 433 | 728 | 219 |

Verzeichnis der zu meiner Kenntnis gekommenen sicheren $CS_2$-Vergiftungen (von Ärzten oder in Krankenhäusern behandelt):

Tabelle II.

| Jahr | Geisteskrank | Fabrik A | Fabrik B | Fabrik unbekannt | Nervenkrank | Fabrik A | Fabrik B | Fabrik unbekannt | Sa. | Bemerkungen |
|---|---|---|---|---|---|---|---|---|---|---|
| 1874 | 1 | 1 | — | — | — | — | — | — | 1 | |
| 1875-1884 | — | — | — | — | — | — | — | — | 0 | |
| 1885 | 1 | 1 | — | — | — | — | — | — | 1 | |
| 1886 | 4 | 4 | — | — | 1 | — | — | 1 | 5 | |
| 1887 | 3 | 2 | 1 | — | — | — | — | — | 3 | |
| 1888 } 1889 } | — | — | — | | — | — | — | — | 0 | |
| 1890 | (3)[2] | — | (2) | (1) | — | — | — | — | 3 | |
| 1891 | 3 | 3 | — | — | 1 | — | — | 1 | 4 | |
| 1892 | 3 | — | — | 3 | 1 | — | — | 1 | 4 | |
| 1893 | 3 | — | 2 | (1) | — | — | — | — | 3 | |
| 1894 | 1 | 1 | — | — | 2 | — | 1 | 1 | 3 | } Die nervösen Erkrankungen sind sämtlich schwerer organischer Natur. |
| 1895 | 1 | — | — | 1 | 2 | — | 1 | 1 | 3 | |
| 1896 | 3 | — | 2 | 1* | 4 | — | 3 | 1* | 7 | * Aus Fabrik C. |
| 1897 | 3 | — | 2 | (1) | 6 | — | 5 | 1 | 9 | } Die nervösen Erkrankungen betrafen ausschließlich leichte Fälle (Neurosen). |
| 1898 | 2 | — | 1 | 1* | 2 | — | — | 2 | 4 | * Aus Fabrik D. |
| | 31 | 12 | 10 | 9 | 19 | — | 10 | 9 | 50 | |

[1] Zwei weitere Fabriken, welche zusammen ca. 130 Arbeiter, darunter ca. 35 Vulkaniseure beschäftigten, sind im Jahre 1895 eingegangen und sind daher hier nicht berücksichtigt. Das Gleiche gilt von einem noch existierenden kleineren Betrieb, in dem höchstens 2—3 Personen vulkanisieren. Hausindustrie außerhalb der Fabriken giebt es zur Zeit wenigstens in Leipzig nicht.

[2] Die eingeklammerten Zahlen betreffen Fälle, welche zwar geistige Störung, jedoch nicht in dem Grade zeigten, daß sie deshalb in die psychiatrische Klinik aufgenommen werden mußten.

Zu diesen Tabellen ist folgendes zu bemerken:

Die Zahl der Erkrankungen hat in den letzten 3 Jahren scheinbar sehr zugenommen. Dies beruht einerseits darauf, daß während dieses Zeitraumes infolge meiner Bemühungen in den hiesigen Krankenanstalten und auch von praktischen Ärzten schärfer auf das Vorkommen der $CS_2$-Vergiftung geachtet worden als in früheren Jahren, andererseits darauf, daß sich die Zahl der vulkanisierenden Arbeiter während dieser Zeit bedeutend vermehrt hat. Daß 1875—1884 keine Erkrankungen bekannt geworden sind, erklärt sich einerseits daraus, daß vor Gründung der Fabrik B kaum 10 Vulkaniseure in Leipzig waren, andererseits daraus, daß die psychiatrische Klinik erst 1882 ins Leben trat.

Vergleicht man z. B. diejenigen Zeitperioden, in denen die absolute Erkrankungsziffer am höchsten war, nämlich 1886 und 1887 (8 Erkrankungen) und 1896 und 1897 (16 Erkrankungen), so ist der Umstand zu erwägen, daß in der ersten Periode nach einer Mitteilung des zuständigen Gewerbe-Inspektors in Leipzig in zwei Fabriken im ganzen höchstens 40 Vulkaniseure arbeiteten, in der zweiten Periode dagegen, wie die erste Tabelle zeigt, 219. Während also die Zahl der dem $CS_2$ ausgesetzten Personen sich fast um das 8fache vermehrt hat, ist die Zahl der Erkrankungen nur um das Doppelte gestiegen. Die Morbidität im Vulkanisierbetrieb ist also nach Verlauf von 10 Jahren etwa auf den vierten Teil gesunken. Ferner ist zu berücksichtigen, daß in den letzten Jahren die Zahl der leichteren nervösen Erkrankungen[1] überwiegt, daß dagegen die Zahl der schweren geistigen Störungen (d. h. solche, die in die psychiatrische Klinik aufgenommen werden mußten) nicht nur im Verhältnis zur Arbeiterzahl, sondern auch absolut abgenommen hat:

Tabelle III.

| Zeitraum | Zahl der (gleichzeitig) mit $CS_2$ beschäftigten Arbeiter | Zahl der schweren geistigen Erkrankungen | Auf 100 Arbeiter kamen schwere geistige Erkrankungen |
|---|---|---|---|
| 1886 u. 1887 | 40 | 7 | 8,75 |
| 1896 u. 1897 | 220 | 5 | 1,36 |

Demnach hat sich die psychische Morbidität innerhalb eines Jahrzehnts **nahezu auf den siebenten Teil vermindert**, was zweifellos den später zu erwähnenden Fortschritten der hygienischen Fabrikeinrichtungen zu danken ist.

Diese Zahlen, obzwar sie, unter sich vergleichbar, zweifellos das Verhältnis der Morbidität während verschiedener Zeitperioden richtig ausdrücken, geben doch nicht die prozentmäßige Jahresfrequenz der $CS_2$-Vergiftung an, weil sie nur die gleichzeitig beschäftigten Arbeiter (= Zahl der Arbeitsstellen), nicht aber die

[1] Sicherlich sind in den früheren Jahren auch nervöse Störungen neben den geistigen in noch viel größerer Anzahl vorgekommen, aber dieselben sind damals nicht als $CS_2$-Vergiftungen erkannt, bezw. mir nicht bekannt geworden. — Ein älterer, in dem Fabrikviertel ansässiger Arzt bestätigt mir, daß ihm in den achtziger Jahren massenhaft nervöse Erkrankungsfälle aus den Gummifabriken zugegangen sind, ohne daß er darüber schriftliche Aufzeichnungen gemacht hat.

Summe aller in diesen Arbeitsstellen während eines Jahres thätig gewesenen Personen berücksichtigen. Legt man dagegen die Zahl aller im Jahre durch den Vulkanisierbetrieb hindurchgegangenen Arbeiter zu Grunde, so muß, da, wie erwähnt, die Fluktuation des Vulkanisierpersonals sehr stark ist, die relative Erkrankungsziffer kleiner ausfallen. Allerdings wird ein Teil der mitgezählten Arbeiter dann nur so kurze Zeit vulkanisiert haben; daß die Möglichkeit einer chronischen $CS_2$-Vergiftung überhaupt ausgeschlossen war.

Trotzdem ist der Prozentsatz der geistigen und nervösen Erkrankungen unter den Gummi-Arbeitern[1] immer noch ein auffallend hoher, wenn man damit andere Industriezweige vergleicht, welche bezüglich des Arbeitermaterials (vorwiegend junge Mädchen), der Arbeitsbedingungen und der allgemeinen hygienischen Einrichtungen ähnliche Verhältnisse bieten, wie die Gummiindustrie.

Aus den Zusammenstellungen der Krankenkassen[2] ergab sich hierüber folgendes:

Tabelle IV.

| Krankenkassen: | Jahrgang | Kassenmitglieder | Krankmeldgn.[3] | | Art der Erkrankungen: nervöse | | geistige | | Augen | | Hals- u. Mandelentzündg. | |
|---|---|---|---|---|---|---|---|---|---|---|---|---|
| | | | Fälle | Proz. | Fälle | Proz. | Fälle | Proz. | Fälle | Proz. | Fälle | Proz. |
| Gummifabrik B (Fabrikkrankenkasse) | 1896-1898 | 2340 | 601 | 25,9 | 48 | 2,1 | 5 | 0,21 | 11 | 0,46 | 39 | 1,7 |
| Gummifabriken A,C,D (Ortskrankenkasse) | 1898 | 876 | 221 | 25,2 | 16 | 1,8 | 2 | 0,22 | 9 | 1,03 | 19 | 2,2 |
| In der Gummibranche insgesamt | | 3216 | — | 25,55 | 64 | **1,95** | 6 | **0,22** | 20 | 0,75 | 58 | 1,95 |
| In der Textilbranche (Ortskrankenkasse) | 1898 | 3483 | 766 | 17,4 | 32 | **0,92** | 1 | **0,03** | 8 | 0,23 | 33 | 0,94 |

Hier zeigt sich an Zahlen, die immerhin groß genug sind, um grobe Zufälligkeiten auszuschließen, daß in der Patentgummiindustrie mindestens siebenmal soviel Leute geisteskrank und mehr als doppelt soviel nervenkrank werden als in der Textilindustrie. Da eine andere Ursache für diese auffälligen Unterschiede sich nicht auffinden läßt, geht man wohl nicht fehl, die hohe nervös-psychische Morbidität der Gummiarbeiter der reichlichen Verwendung des $CS_2$ in dieser Fabrikbranche zuzuschreiben.

Ich habe noch auf anderem Wege mir vergleichbare Zahlen über die psychische Morbidität der Fabrikarbeiter im allgemeinen und der Gummiarbeiter im besonderen zu verschaffen gesucht:

---

[1] Hier ist von den Patent-Gummiarbeitern insgesamt, nicht ausschließlich von den vulkanisierenden, desgleichen von den geistigen und nervösen Störungen insgemein, nicht nur speziell von den durch $CS_2$ hervorgerufenen, die Rede.

[2] Diese Zahlen verdanke ich dem liebenswürdigen Entgegenkommen des Leiters der Fabrik B und des Verwaltungsdirektors der Leipziger Ortskrankenkasse, Herrn Uhlmann.

[3] Die Wochenbetten sind dabei nicht mit gerechnet.

Nach den Angaben der jährlichen Verwaltungsberichte der Stadt Leipzig ließ sich berechnen, daß im Durchschnitt von 6 Jahren (1892—1897 inklus.) rund 16000 Arbeiterinnen in Leipziger Industriebetrieben beschäftigt sind. Während desselben Zeitraums sind in die psychiatrische Klinik, welche alle anstaltsbedürftigen geistig Erkrankten des Stadtbezirks aufnehmen muß, pro Jahr durchschnittlich 11 Fabrikarbeiterinnen zugeführt worden, d. h. auf 1454 Arbeiterinnen ist jährlich eine geistig erkrankt.

Nach dem Ausweis der Betriebskrankenkasse der größten hiesigen Gummifabrik (B.) beschäftigte dieselbe 1892—1897 im Durchschnitt 217 Arbeiterinnen. In die psychiatrische Klinik wurden von diesen während der betr. Zeitperiode sechs oder pro Jahr eine als geisteskrank (sämtlich $CS_2$-Vergiftungen!) aufgenommen. Die psychische Morbidität der Gummiarbeiterinnen betrug also aufs Jahr 1 : 217 und ist damit um etwa siebenmal höher wie die psychische Morbidität der Leipziger Fabrikarbeiterinnen überhaupt. Dieses Resultat stimmt mit den für kleinere Zeiträume und Arbeiterzahlen berechneten Ergebnissen der Tabelle IV vollständig überein.

Würde man, was nach meinen statistischen Unterlagen nicht ausführbar ist, die Morbidität der speziell mit $CS_2$ beschäftigten Vulkanisierarbeiter berechnen können, welche nach Tabelle I nur den dritten bis vierten Teil der in der Tabelle IV verwendeten Gesamtzahl der Gummiarbeiter ausmachen, so würde der Prozentsatz der von Nerven- oder Geisteskrankheiten betroffenen Leute noch viel höher ausfallen, wofür die Tabelle III bereits einen gewissen Anhaltspunkt giebt.

Darauf, daß auch die Gesamt-Morbidität in der Gummiindustrie etwas (fast um ein Drittel!) höher ist als in der Textilbranche, möchte ich keinen entscheidenden Wert legen; doch ist die Annahme erlaubt, daß das Plus von Erkrankungsfällen vorwiegend den im Vulkanisierbetrieb auftretenden Schädlichkeiten zuzuschreiben ist, da unserer Tabelle IV zufolge gerade diejenigen Krankheitsarten gesteigerte Frequenz zeigen, welche erfahrungsgemäß durch $CS_2$-Dämpfe erzeugt werden können.[1]

[1] Vgl. hierzu das Kapitel über die Allgemeine Symptomatologie der $CS_2$-Vergiftung! — Außer den nervösen, geistigen, Augen-, Hals- und Rachen-Affektionen, welche in der Tabelle mit stark erhöhter Frequenz aufgeführt sind, waren auch die Erkrankungen der Respirationsorgane insgesamt, in der Gummiindustrie relativ etwas häufiger, was mit den Ergebnissen einer von der Gewerbe-Inspektion in den Regierungsbezirken Hildesheim und Lüneburg (vgl. Jahresbericht der Preuß. Gewerbe-Inspektoren 1897) erhobenen Krankenkassenstatistik übereinstimmt. Dagegen zeigen andere große Krankheitsrubriken, als Magendarmerkrankungen, Blutarmut u. s. w., in beiden Industriezweigen keine wesentlichen Unterschiede.

Übrigens ist in einem, in dem erwähnten Bericht aufgeführten, großen Etablissement (Vereinigte Gummiwarenfabriken Harburg-Wien) auch die Gesamt-Morbidität auffallend hoch; sie betrifft, auf den Durchschnitt von zehn Jahren berechnet, pro Jahr 71,4% der weiblichen und 51,9% der männlichen Arbeiter, während die freilich gleichfalls recht bedeutende Gesamterkrankungsziffer aller Betriebskassen für Hannover nur 49,9 bezw. 50,9% erreichte. — Da mir der Umfang des Vulkanisierbetriebs in der Harburger Fabrik unbekannt ist, so kann ich nicht beurteilen, inwieweit der $CS_2$ an der Steigerung der Morbidität Anteil hat.

Aber auch abgesehen von jeder Statistik, glaube ich nach meinen Erfahrungen, die sich mit denen vieler Fabrikaufsichtsbeamten decken, behaupten zu können, daß fast alle Arbeiter, die überhaupt mit $CS_2$ vulkanisieren, gewisse Beschwerden und Nachteile von ihrer Beschäftigung haben, wenngleich selten so hochgradig, daß deshalb eine Krankmeldung erfolgt.[1] Mir ist die von Stadelmann citierte und mit Recht bezweifelte Angabe Hirt's, daß in einer gut eingerichteten Hamburger Fabrik nur 2 pro Mille Arbeiter über Beschwerden klagen, nur so verständlich, daß dort eben nur ein sehr geringer Prozentsatz der 2000 Arbeiter mit $CS_2$ zu thun hatte. Berechnet man aber die Zahl der Leute, welche leichtere Intoxikationssymptome haben, nicht auf die Gesamtarbeiterzahl der Fabrik, sondern auf die Zahl der Vulkanisierenden, so wird sich ein ganz anderes Prozentverhältnis zeigen.

So wird z. B. in dem Bericht einer vom englischen Parlament niedergesetzten Enquêtekommission[2] der Bericht eines dortigen Aufsichtsbeamten vom März 1895 citiert. „In NN's Fabrik ist kein einziges von den mit $CS_2$ arbeitenden Mädchen verschont geblieben, trotzdem mechanische Ventilation in Thätigkeit ist.“ Aus einem anderen Bezirk wird gemeldet: „Die meisten Arbeiter haben Kopfweh, Erbrechen und Schwindel; einige leiden an peripherer Neuritis. Zwei Arbeiter hatten für einige Wochen den Gebrauch der Beine verloren u. s. w.“ Ferner „sind dem Komitee Fälle zur Kenntnis gekommen von Personen, die so geneigt waren zu Manie oder zeitweiser Geistesstörung, daß die Fenster der Arbeitszimmer vergittert werden mußten, um zu verhindern, daß sie sich herausstürzten.“ (!)

Auch der Gewerbe-Inspektor im Reg.-Bez. Köln (Ber. d. Preuß. Gew.-Insp. 1897. S. 438) konstatiert, daß „die befragten Arbeiter“ nach längerer Beschäftigung durchgängig über die als typisch bekannten leichteren Vergiftungssymptome klagten. Auch nach meinen Erfahrungen ist nur ein verschwindend kleiner Teil der Arbeiter gegen das Gift völlig immun.

Die meisten Arbeiter verspüren bereits in den ersten Tagen oder Stunden,[3] nachdem sie mit Vulkanisieren begonnen haben, die

---

[1] Daß diese Beschwerden recht bedeutend sein können, ohne daß ärztliche Hilfe in Anspruch genommen wird, beweisen meine Fälle X und XI.

[2] Interim Report of the Departemental Committee appointed to inquire into and report upon certain miscellaneous dangerous trades. London 1896, S. 17,

[3] Ich selbst empfand jedesmal, wenn ich mich bei Besichtigungen oder Luftanalysen in Vulkanisierräumen aufhielt, schon nach kurzer Zeit außer dem unangenehmen Geruch einen recht lästigen Kopfdruck. Diese Beschwerden verschwanden aber nach längerem Verweilen allmählich und erst nach dem Verlassen des Raumes (nach 1—2 stündigem Aufenthalt in demselben) traten gewöhnlich wieder gewisse Nachwirkungen ein, die zuweilen den ganzen Tag über anhielten, z. B. auffallende Müdigkeit der Beine beim Gehen, üble Geruchs- und Geschmacksempfindung, Kopfweh u. s. w. Bei anderen Kollegen,

typischen Beschwerden, welche wir aus unseren Krankengeschichten als die regelmäßigen Vorläufer jeder $CS_2$-Vergiftung kennen, als Schläfenkopfweh, Appetitlosigkeit, Übelkeit, Schwindel, allgemeine Mattigkeit u. s. w. Bei einem Teil der Leute bleibt es bei diesen relativ geringfügigen Beschwerden, die sich überdies nur während des Aufenthaltes im Vulkanisierraum einstellen und mit dem Verlassen desselben rasch verschwinden, und mit der Zeit findet vielfach eine gewisse Angewöhnung[1] an das Gift oder Abstumpfung[2] gegen die Beschwerden statt.

Ein anderer nicht geringer Teil der Arbeiter wird durch die früh sich zeigenden unangenehmen Wirkungen des $CS_2$ veranlaßt, die Beschäftigung in der Fabrik bald aufzugeben. Dieser schon in der Einleitung berührte Umstand der starken Arbeiterfluktuation im Vulkanisierbetrieb hat neben anderen Nachteilen besonders die hygienische Schattenseite, daß dadurch immer ein relativ großer

---

die mich begleiteten, zeigten sich Nachwirkungen mehr gastrischer Natur: stundenlang Aufstoßen, Appetitlosigkeit, Übelkeit, Widerwille gegen die gewohnte Cigarre u. dergl.

[1] Stadelmann vermutet, daß eine Angewöhnung in dem Sinne stattfindet, daß ähnlich wie bei anderen Narcoticis die Kranken den leicht narkotischen Zustand, in den sie durch $CS_2$ versetzt werden, „schließlich nicht mehr als unangenehm empfinden und nicht mehr leicht entbehren können, weil ohne ihn ihre anderen recht erheblichen Beschwerden ihnen mehr zum Bewußtsein kommen.“ Ich habe etwas derartiges bisher niemals beobachtet, ebensowenig wie die von Stadelmann erwähnte Neigung der Arbeiter, trotz starker Leiden immer wieder zu dem gefährlichen Beruf zurückzukehren. Wenn letzteres überhaupt stattfindet, dürfte es wohl mehr soziale als physiologische Ursachen haben, indem der „gelernte“ Vulkaniseur in seiner speziellen Branche auf einen viel besseren Verdienst rechnen kann, als in einem anderen Arbeitszweig.

Eine Gewöhnung findet zweifellos insofern statt, als die erwähnten Prodromalerscheinungen häufig nach längerer Arbeitszeit sich verlieren. Diese Gewöhnungs-Immunität scheint nur von kurzem Bestand. Ein Arbeiter, der seit Jahren mit $CS_2$ zu thun hat und längst daran gewöhnt war, erzählte mir, daß, als er krankheitshalber 8 Tage der Arbeit ferngeblieben war und darauf zum erstenmal wieder den Vulkanisierraum betrat, er die heftigsten Beschwerden bekommen habe, ganz wie als Neuling und sich erst allmählich wieder an $CS_2$ gewöhnt habe.

[2] Das scheint namentlich gegenüber einigen Erscheinungen der Fall zu sein, welche sich in der Regel erst nach monate- oder jahrelanger Beschäftigung ausbilden, dann aber selten fehlen, nämlich (männliche) Impotenz und eine gewisse Abnahme des Gedächtnisses; beide Defekte werden von den Betroffenen zwar bemerkt, aber mit einer auffallenden Gleichgültigkeit aufgenommen, welche ihrerseits vielleicht wieder als ein Symptom einer allgemeinen Abstumpfung der intellektuellen und affektiven Fähigkeiten aufzufassen ist.

Prozentsatz der Vulkaniseure ungeübte Neulinge sind, die naturgemäß für die Gefahren des $CS_2$ viel weniger Verständnis und Vorsicht haben, als der alte, gelernte Arbeiter.

---

Kapitel II.

## Aufgaben und Angriffspunkte der Hygiene der gewerblichen $CS_2$-Vergiftung.

Wennschon es das ideale Ziel der Fabrikhygiene bleibt, alle gesundheitlichen Nachteile, welche die Berufsarbeit mit sich bringt, zu beseitigen, so ist doch als nächstes praktisches Ziel im Auge zu behalten, daß wenigstens die schwereren Schädigungen, wie sie uns in Form der Gewerbekrankheit entgegentreten, verhütet werden müssen. Dies setzt voraus, daß die Bedingungen, unter denen die schwereren Formen der $CS_2$-Vergiftung zu stande kommen, genügend klarliegen.

Der vorige Abschnitt lehrte, daß hier in der Regel zwei Momente zusammentreffen:

I. Eine gewisse Prädisposition des Arbeiters;

II. Eine relativ große Giftquantität, deren Aufnahme bedingt sein kann:

a) durch unzweckmäßiges Verhalten des Arbeiters.

b) durch mangelhafte hygienische Einrichtungen der Fabrik.

ad I. Die individuelle Prädisposition des Arbeiters erreicht, wie unsere klinischen Erörterungen zeigten, nur in den seltensten Fällen eine derartige Höhe, daß sie zum ausschlaggebenden Faktor wird, demgegenüber die unter II zusammengefaßten Momente in den Hintergrund treten. Zwar ist nicht in Abrede zu stellen, daß vielleicht einzelne Individuen mit besonders labilem Nervensystem schon auf minimale Giftmengen, Mengen, die bei der großen Mehrzahl der Menschen sich als physiologisch unwirksam erweisen, durch nervöse und psychische Störungen reagieren; aber bei genauer Analyse der Krankheitsgenese läßt sich doch in der Regel erkennen, daß neben der endogenen Veranlagung auch besondere, die Einatmung größerer Giftquantitäten begünstigende Umstände vorlagen.

Hier kommt (IIa) in erster Linie das persönliche Verhalten des Arbeiters, etwaige Ungeschicklichkeit oder Unvorsichtigkeit beim Vulkanisieren in Betracht.

Die mangelnde „Dexterität“ des Arbeiters spielt auch beim Zustandekommen anderer Gewerbekrankheiten eine große Rolle. Z. B. werden — worauf mich ein hervorragender Kenner dieses Gegenstandes aufmerksam machte — gewisse ungeschickte Schriftsetzer immer wieder von neuem bleikrank. Gerade bei der Beschäftigung mit gasförmigen Giften kommt es viel darauf an, ob der Arbeiter zur richtigen Zeit einmal den Atem anhält, ob er den Kopf z. B. beim Tragen frisch vulkanisierter Waren geschickt abwendet, oder tölpelhaft seine Nase darüber hält u. s. f.

Vielleicht hängt die Thatsache, daß die schwersten $CS_2$-Krankheiten, nämlich die Psychosen, regelmäßig schon in den ersten Wochen oder Monaten nach Beginn des Vulkanisierens ausbrechen, zum Teil mit der schon erwähnten geringen Vorsicht und Geschicklichkeit der Neulinge zusammen. Daß aber gelegentlich auch ältere, scheinbar an das Gift längst gewöhnte Arbeiter durch leichtsinniges Umgehen mit der Vulkanisierflüssigkeit schweren Schaden erleiden, zeigt unser Fall XXXVI.

Ebenso können Unfälle, die unter Umständen durch eigene Schuld der Arbeiter entstehen, für das Vulkanisierpersonal gefährlich werden; so ist z. B. in der Beobachtung XXXIII vielleicht das Hinfallen und Bersten einer gefüllten $CS_2$-Flasche für das Schicksal der betreffenden Arbeiterin entscheidend gewesen.

ad IIb. Weit häufiger jedoch als Prädisposition und Verhalten des Arbeiters giebt die unhygienische Beschaffenheit der Fabrikräume für den Ausbruch schwerer Erkrankungen den Ausschlag. Das beweisen ganz unwiderleglich meine Erfahrungen über das gruppenweise sich häufende Vorkommen von Geistesstörungen in bestimmten Etablissements bei temporär ungünstigen Ventilationsverhältnissen.

So wurden z. B. in der Periode 1885/1886 innerhalb 12 Monaten aus einem einzigen Vulkanisierraum, in welchem im ganzen nur 9 bis 10 Mädchen beschäftigt waren, 5 Personen in die Irrenklinik eingeliefert (Fall XVII, XVIII, XXIII, XXIV, XXXI). Drei davon waren innerhalb weniger Wochen erkrankt. Nachträgliche Erhebungen ergaben, daß dieser Raum, im Souterrain gelegen, durchaus ungenügend ventiliert war und daß darin die vulkanisierten Gegenstände auch getrocknet wurden. Nachdem „von sanitärer Seite“, wie es in den Baupolizeiakten heißt, die Schaffung eines abgetrennten Trockenraumes veranlaßt war, kam Anfang 1887 noch 1 Fall, dann 3 Jahre hindurch kein Fall von Geistesstörung in der betreffenden Fabrik vor, bis im Jahre 1891 plötzlich wieder innerhalb 4 Monaten bei 3 Vulkaniseuren (bei zweien in demselben Monat) schwere Geistesstörung ausbrach. Man wird auch für dieses zeitliche Zusammentreffen bestimmte, in der Art des Betriebs gelegene Gründe annehmen dürfen, doch ließ sich nachträglich hierüber nichts mehr feststellen. Der letzte Fall (XXXIII) aus dieser Fabrik wurde im Jahre 1894 in die Klinik eingeliefert. Anfang 1895 wurde der Vulkanisierraum gelegentlich eines Neubaues endlich aus dem Erdgeschoß in ein geräumiges und stark ventiliertes Obergeschoß verlegt. Seitdem, d. h. seit 5 Jahren, ist dort kein Fall von Geistesstörung mehr vorgekommen, obwohl die Zahl der vulkanisierenden Arbeiterinnen seit 1885 sich fast verdoppelt hat.

In einer anderen Fabrik sind im Jahre 1897 in Zeit von 10 Tagen zwei in demselben Vulkanisierraum beschäftigte Frauen geistig erkrankt (Fall XXV und XL). Dieselben gaben übereinstimmend an, daß gerade in jener Zeit eine Betriebsstörung in der Ventilation stattgefunden habe. Eine dritte in demselben Raum beschäftigte Arbeiterin (Fall X) hatte, wie ich nachträglich von völlig unbefangener Seite erfuhr, gleichzeitig bedenkliche psychopatische Symptome gezeigt und ist einer schwereren geistigen Erkrankung wahrscheinlich nur durch raschen Wechsel der Arbeitsstelle entgangen, und ein weiteres in demselben Lokal stationiertes Vulkanisiermädchen (Fall XI) litt, wie meine gelegentlich einer Fabrikrevision vorgenommene Untersuchung ergab, an einer ausgeprägten $CS_2$-Neurose. Es waren also infolge einer temporär ungenügenden Ventilation zu gleicher Zeit von sechs in demselben Saal beschäftigten Arbeiterinnen vier nachweislich an schwerer $CS_2$-Vergiftung erkrankt.

Das wiederholte Vorkommen solcher gruppenweisen Erkrankungen — man wäre versucht, von $CS_2$-Endemien zu reden — schließt einen Zufall aus und ist unbedingt beweisend für die Abhängigkeit der $CS_2$-Psychosen von einer gesteigerten Konzentration des Giftes. In demselben Sinne spricht die Abnahme dieser Störungen nach erfolgter Sanierung der Fabriken, welche nicht nur in dem erwähnten Beispiel aus Leipzig, sondern auch aus dem Umstande zu ersehen ist, daß in Berlin nach Ausführung der durch STADELMANN angeregten Verbesserungen schwere Vergiftungsfälle nicht wieder bekannt geworden sind.[1]

Ist somit schon durch die praktische Erfahrung dargethan, daß einerseits eine zu hohe Konzentration der $CS_2$-Dämpfe in den Fabrikräumen schwere Erkrankungsformen erzeugt, daß andererseits durch hygienische Maßnahmen Besserung erzielt werden kann, so genügt dies immer noch nicht als Grundlage einer rationellen Prophylaxe. Hierzu ist die wissenschaftliche exakte Beantwortung folgender Fragen notwendig: Erstens, wie groß darf in maximo der Gehalt der Luft an $CS_2$ sein, wenn er unter den vorhandenen Arbeitsbedingungen die Gesundheit des Arbeiters nicht schädigen soll; zweitens, ist es überhaupt möglich, zu verhindern und mit welchen Mitteln, daß die $CS_2$-Konzentration der Luft in den Vulkanisierräumen jenes eben noch unschädliche Maximum übersteigt?

[1] Nach einer mündlichen Mitteilung der Herrn Prof. STADELMANN. — Da durch den 1896 in der Berl. medizin. Gesellschaft gehaltenen Vortrag des genannten Gelehrten die Kenntnis der $CS_2$-Vergiftung in den ärztlichen Kreisen Berlins die weiteste Verbreitung gefunden und ungeachtet der Aufforderung des Vortragenden, ihm jeden einschlägigen Fall mitzuteilen, niemals wieder etwas darüber von ärztlicher Seite verlautet hat, so darf man wohl annehmen, daß thatsächlich in den letzten 2 Jahren schwere Vergiftungen in Berlin nicht mehr vorgekommen sind. Näheres über die Berliner Reformen siehe im folgenden Kapitel!

1. Aus den mehrfach erwähnten Untersuchungen LEHMANN's und seiner Schüler geht hervor, daß, „wenn es sich um vorübergehende Arbeit — etwa wöchentlich zweimal einige Stunden — handelt", ein Gehalt der Atemluft von

a) 0,5—0,7 mg $CS_2$ pro Liter keine nennenswerten Symptome;

b) 1,0—1,2 mg $CS_2$ pro Liter zunächst vorübergehendes Kopfweh und Benommenheit (bei achtstündiger Einwirkung schon unangenehme, 24 Stunden dauernde Nachwirkungen) macht;

c) 1,5—1,6 mg $CS_2$ pro Liter können schon nach einer halben Stunde Kopfweh, später vasomotorische Störungen, Reizerscheinungen u. dergl. verursachen. Vierstündiger Aufenthalt genügt zu länger dauernden unangenehmen Nachsymptomen;

d) 2,5 mg $CS_2$ pro Liter erzeugt rasch heftiges Kopfweh, das nach einem Aufenthalt von $1^1/_2$—3 Stunden viele Stunden lang anhält, (eventuell auch vorübgergehend psychische Abnormitäten, z. B. unmotivierte Heiterkeitsausbrüche, Präkordialangst etc.);

e) 3,5 mg $CS_2$ pro Liter erzeugen rascher und schwerere Symptome — schon nach einem Aufenthalt von 30 Min. kommen Schwindelanfälle vor; $1^1/_2$—2 Stunden genügen zu beginnenden Sensibilitätsstörungen.

Da die Arbeiter nicht nur zweimal wöchentlich, wie die Versuchspersonen LEHMANN's, sondern täglich der $CS_2$-Atmosphäre ausgesetzt sind, und zwar je nach der Arbeitseinteilung 2—8 Stunden hindurch, muß man die Grenzen der eben noch zulässigen, d. h. unschädlichen $CS_2$-Konzentration eher noch etwas niedriger ansetzen, als in den obigen Zahlen. Sicher ist, daß bei längerer Arbeitszeit bereits 1 mg pro Liter gesundheitsschädlich werden kann und daß 2,5 mg selbst bei täglich nur zweistündigem Aufenthalt im Vulkanisierraum als gefährlich gelten muß, zumal, wie erwähnt, eine rasche Angewöhnung, bezw. Abstumpfung gegen das Gift nicht anzunehmen ist.

2. Die nächste Aufgabe der Fabrikhygiene müßte nun sein, festzustellen, wie hoch der $CS_2$-Gehalt der Luft in den Vulkanisierräumen der Gummifabriken thatsächlich ist. Veröffentlichungen hierüber liegen bisher nicht vor. Ich weiß nur aus einer privaten Mitteilung des Herrn Regierungs- und Gewerberat Dr. SPRENGFR in Berlin, daß auf seine Veranlassung hin in einer dortigen Fabrik im Jahre 1896 einzelne Luftanalysen angestellt worden sind, welche, in Kopfhöhe über dem Vulkanisiertopf entnommen, einen $CS_2$-Gehalt

von 5,6, bezw. 2,9 mg pro Liter Luft anzeigten.[1] Jedoch sind zahlreiche und den mannigfaltig wechselnden Betriebsverhältnissen streng angepaßte Untersuchungen erforderlich, um eine praktisch brauchbare Vorstellung zu gewinnen.

Zu diesem Zweck habe ich in Gemeinschaft mit dem Assistenten des Stadtbezirksarztes, Herrn Dr. Pötter, eine Anzahl von Luftanalysen[2] in Leipziger Gummifabriken ausgeführt, über deren Ergebnis die Tabelle V Aufschluß giebt.

Auch diese Untersuchungen, welche von uns noch fortgesetzt werden, können bisher nur eine vorläufige Orientierung geben, denn sie sind nicht zahlreich genug, um absolut zuverlässige Mittelwerte zu liefern. Es haben sich im Verlauf unserer Arbeit einige anfangs nicht genügend gewürdigte Momente geltend gemacht, welche geeignet sind, die Versuchsresultate etwas zu variieren. Insbesondere ist nicht immer mit genügender Sicherheit festgestellt, wie lange vor dem Versuch in dem betreffenden Raum bereits mit $CS_2$ gearbeitet worden war. Man hätte, um den Einfluß der Arbeitsdauer auf die $CS_2$-Konzentration der Luft genügend kennen zu lernen, eine fortlaufende Reihe von Versuchen in bestimmten kleinen Zeitabständen während der ganzen Arbeitszeit ausführen müssen, wozu uns meist die Zeit fehlte, u. dergl. mehr. Auch sind wir, da unsere Analysen ausschließlich im Winter stattfanden, nicht im stande, den Einfluß der Temperaturverhältnisse zu eliminieren. Es ist möglich, daß im Sommer die Zahlen anders — wahrscheinlich höher ausfallen werden, da bei höherer Luftwärme wesentlich mehr $CS_2$ verdampfen muß, da bei konstant offenen Fenstern die Wirksamkeit der Exhaustoren auf den Raum geringer sein wird, während wegen der geringen Differenz von Außen- und Innentemperatur der Luftwechsel relativ gering sein wird.

Trotzdem zeigen unsere Zahlen gerade in den Punkten, die für die praktischen Schlußfolgerungen entscheidend sind, derartig konstante relative Werte, daß Täuschung durch Zufälligkeiten auszuschließen ist.

Die Versuchsmethodik

schloß sich eng an die von Lehmann (Archiv für Hygiene, Bd. 20, S. 60 u. 61) gemachten Angaben an. Die Luft wurde durch Peligot'sche Röhren gesaugt, die mit einer konzentrierten Lösung von wasserfreiem Ätzkali in absolutem Alkohol gefüllt waren. Hierbei wird aller $CS_2$ als Kaliumxanthogenat $CS<^{OC_2H_5}_{SK}$ gebunden. Letzteres wurde nach Gastine's Methode mit Jodlösung titriert, wobei Stärkelösung als Indikator dient. Die Jodlösung war so eingestellt, daß 1 ccm

[1] Diese Bestimmungen wurden von den Berliner Chemikern Dr. Fernandez-Krug und Dr. W. Hampe mittels Verbrennungsanalyse ausgeführt. Das bei Verbrennung gebildete Schwefelhydroxyd wurde in Bromlösung aufgefangen und als Schwefelsäure mit Chlorbaryum gefällt und bestimmt. — Zwei weitere von diesen Chemikern gelieferte Analysen werden weiter unten Erwähnung finden.

[2] Herr Geheimrat Prof. Dr. F. Hofmann in Leipzig hatte die Güte, uns die erforderlichen Apparate aus dem hygienischen Institut zur Benutzung zu überlassen.

derselben 1 mg $CS_2$ anzeigte (1,666 g Jod im Liter). Die Umsetzung findet nach folgender Gleichung statt:

$$2\,CS<\begin{matrix}OC_2H_5\\SH\end{matrix} + J_2 = \begin{matrix}S-CS-O-C_2H_5\\|\\S-CS-O-C_2H_5\end{matrix} + 2\,HJ$$

Xanthogensäure + Jod = Xanthogenhypersulfid + Jodwasserstoff.

Das Durchsaugen der Luft wurde in der bekannten Weise mittels zweier durch einen Schlauch kommunizierender Maßflaschen besorgt, indem Wasser aus der oberen in die auf tieferem Niveau stehende Flasche abfloß. Das Quantum der zu einer Bestimmung verwendeten Luft betrug in der Regel 9 Liter und wurde in Zeit von 15—40 Minuten langsam durchgesaugt. Im Laboratorium ausgeführte Kontrolversuche ergaben, daß das Verfahren genügend genaue Resultate liefert.

Der Saugapparat wurde — mit Ausnahme der Analyse Nr. IV, wo die Luft aus der Mitte des Vulkanisierraumes entnommen wurde — in der Fabrik so aufgestellt, daß die Mündung der Péligot'schen Röhre sich in Mundhöhe der Arbeiterin möglichst dicht neben derselben befand. Die vulkanisierende Person durfte während der Dauer des Versuchs die Arbeit nicht unterbrechen.

(Siehe Tabelle V auf Seite 207.)

Da wir zu den Untersuchungen stets ohne direkte Anmeldung, also stets mehr oder weniger überraschend in den Fabriken eintrafen, ist anzunehmen, daß die folgenden Zahlen thatsächlich ungefähr den Verhältnissen entsprechen, wie sie während der Arbeitszeit in den Vulkanisiersälen vorliegen und wir hielten stets darauf, daß die gerade im Gang befindliche Arbeit unverändert fortgesetzt wurde. Trotzdem ist es in der Natur der Sache begründet, daß während unserer Anwesenheit in hygienischer Beziehung etwas exakter alle Vorsichtsmaßregeln seitens der Arbeiter eingehalten wurden, als es vielleicht sonst der Fall ist, wenn die Leute sich unbeobachtet fühlen; schon der Umstand, daß gleichzeitig mit uns sich in der Regel der Betriebsleiter oder wenigstens ein Werkführer im Raum befand, welcher jede unvorsichtige Handhabung mit $CS_2$ sofort rügte, mußte diese Wirkung haben. Immerhin konnte dies Moment nur die individuelle Hygiene des einzelnen Arbeiters, nicht aber die allgemeinen hygienischen Betriebseinrichtungen (Ventilation etc.), deren Leistungsfähigkeit wir in erster Linie prüfen wollten, beeinflussen. Unsere Zahlen sind daher wohl ein wenig günstiger, als den alltäglichen Betriebsverhältnissen entspricht, drücken aber doch aus, was die vorhandenen hygienischen Einrichtungen bei denkbar korrektem Verhalten der Arbeiter leisten können.

Die Tabelle zeigt zunächst, daß in zwei Fabriken (A und C) bei zweimaliger, an verschiedenen Tagen ausgeführter Untersuchung jedesmal einzelne Werte auftreten, welche die oben als gesundheitsschädlich charakterisierte Minimalzahl von 1 mg $CS_2$ pro Liter Luft überschreiten. Die Ergebnisse der Analysen III und IV nähern sich bereits bedenklich denjenigen Werten, die nach Lehmann in höherem Grade, d. h. nach kurz dauernder Einwirkung gefährlich sind, wenngleich sie noch hinter den erschreckend hohen 1896 in Berlin gefundenen Zahlen zurückbleiben. Daneben kam in denselben Fabriken, zuweilen sogar in denselben Räumen ein $CS_2$-Gehalt vor, der entschieden unter der Schädlich-

Tabelle V.

$CS_2$-Gehalt der Luft in Fabriken.

| Bezeichnung der Fabrik | Nr. der Analyse | Es wurde im Raum vulkanisiert seit | Gegenstand der Fabrikation. Art der Arbeit | Datum | Stunden | mg $CS_2$ in 1 Liter Luft | Litervolumen der untersuchten Luft |
|---|---|---|---|---|---|---|---|
| A | I | 9 Uhr (?) | 1. Schläuche und Platten | 7. XII. 1898 | $9^{40}$—$10^{25}$ | 0,9 | 9 |
| | II | | 2. Platten und Zulper | „ | $10^{25}$—$11^{10}$ | 1,0 | 18 |
| | III | | 3. Schläuche. | „ | $1^{15}$—2 | 1,8 | 9 |
| | IV | | 4. Aus dem Raum | „ | $2^{10}$—$2^{40}$ | 1,3 | 18 |
| A | V | ? | 1. $^1/_2$ m vom $CS_2$-Topf entfernt. Mundhöhe der Arbeiterin. | 2 XII. 1898 | $10^{45}$—$11^{45}$ | 0,5 | 9 |
| | VI | | 2. Hint. Vulkan.-Raum $^1/_2$ m vom $CS_2$-Topf seitlich entfernt | | $11^{45}$—$12^{5}$ | 2,4 | 9 |
| C | VII | 9 Uhr | 1. Condomraum am Topf | 9. I. 1899 | $9^{10}$—$9^{25}$ | 0,32 | 9 |
| | VIII | | 2. Condomraum am Gebläse | „ | $9^{35}$—$9^{50}$ | 0,13 | 9 |
| | IX | | 3. Kl. Vulkanisierraum (Pessare u. Ballons) links vom Topf | „ | 10—$10^{15}$ | 0,74 | 9 |
| | X | | 4. Desgl. rechts vom Topf | „ | $10^{20}$—$10^{40}$ | 1,02 | 9 |
| C | XI | 9 Uhr | 1. Desgl. wie bei 4. (Es wurden an einer Schüssel Bälle vulkanisiert und im Hintergrund des Raumes gleichzeitig Schläuche durchgegossen. 4 Mädchen beschäftigt | 19. I. 1899 | $11^{35}$—12 | 1,21 | 9 |
| B | XII | $8^1/_2$—9 Uhr | 1. Sauger und Schläuche | 14. XII. 1898 | $9^{30}$—$10^{15}$ | 0,2 | 9 |
| | XIII | | 2. Schlauchsaal | „ | $10^{30}$—$11^{15}$ | 0,18 | 9 |
| B | XIV | $^1/_2$2 Uhr | 1. Saugersaal } neben der Vulkaniseurin | 26. I. 1899 | $3^{10}$—$3^{25}$ | 0,27 | 9 |
| | XV | | 2. Saugersaal } neben der Vulkaniseurin | „ | $3^{25}$—$3^{37}$ | 0,27 | 9 |
| | XVI | | 3. Schlauchsaal desgl. | „ | $3^{55}$—$4^{07}$ | 0,24 | 9 |

keitsgrenze sich hält. Diese auf den ersten Blick befremdliche Inkonstanz der $CS_2$-Konzentration erklärt sich teils aus den in verschiedenen Räumlichkeiten derselben Fabrik und je nach Eigenart des zu vulkanisierenden Gegenstandes ungleichen hygienischen Bedingungen, teils aus der verschiedenen Tageszeit, in der die Untersuchung stattfand. Denn da in den Vulkanisierräumen in den Arbeitspausen sehr ausgiebig gelüftet und alle $CS_2$-Gefäße zugedeckt werden, so ist bei Beginn der Arbeit der Raum fast frei von $CS_2$-Dämpfen, welche dann während des Betriebes, vorausgesetzt, daß wirksame Absaugvorkehrungen fehlen, allmählich an Konzentration zunehmen, so daß nach 2—3 stündiger Vulkanisierzeit der anfängliche $CS_2$-Gehalt sich vervielfacht haben kann. Diese Progression offenbart sich z. B. deutlich in den Analysen I, II, III, welche unter sonst gleichen Verhältnissen in einem und demselben Raum in der ersten, zweiten, bezw. vierten Stunde nach Beginn des Betriebes ausgeführt wurden. Ein ähnliches Verhältnis bieten die Analysen IX und X; und die auffallend niedrigen Zahlen in dem nichts weniger als glänzend ventilierten Condomraum (VII und VIII) rühren daher, daß die Luftuntersuchung unmittelbar nach der Frühstückspause vorgenommen wurde, so daß erst wenige Minuten mit dem Vulkanisieren begonnen war. Leider war mir eine Nachprüfung zu einer späteren Stunde, welche gewiß nach den Eindrücken meines Geruchsorgans zu schließen, recht hohe Werte ergeben hätte, nicht möglich; dagegen konnte ich in dem anderen Vulkanisierraum der gleichen Fabrik meine bezüglich des günstigen Ergebnisses der Versuche IX und X gefaßte Vermutung durch die am Schluß der Vormittagsarbeit ausgeführte Analyse XI bestätigen.

Im Gegensatz zu dem relativ hohen $CS_2$-Gehalt der beiden anderen Fabriken wurden in der Fabrik B ausschließlich Werte gefunden, die weit unter dem schädlichen Minimalwert Lehmann's zurückbleiben. Die betreffenden Zahlen zeigen untereinander eine bemerkenswerte Übereinstimmung und lassen auch den oben erläuterten Einfluß der Arbeitsdauer kaum hervortreten, ein Umstand, der schon allein dafür spricht, daß hier besonders günstige Bedingungen für die Abführung der $CS_2$-Dämpfe vorliegen müssen.

Ohne Zweifel entspricht diese Fabrik den Anforderungen, welche die wissenschaftliche Hygiene zu Verhütung von $CS_2$-Vergiftungen aufstellen kann, und mit dieser Fesstellung ist die Frage, ob eine wirksame Prophylaxe in praxi überhaupt möglich, in bejahendem Sinne entschieden. Mit welchen Mitteln dieses erfreuliche Resultat erreicht worden ist, soll das folgende Kapitel erörtern.

Kapitel III.

# Praktische Hygiene des Vulkanisierungsbetriebs.

Nach dem Gesagten muß die Aufgabe der praktischen Hygiene in erster Linie darin bestehen, den $CS_2$-Gehalt der Luft in dem Arbeitsraum möglichst zu verringern. Hinter diesem Postulat stehen die anderen in Betracht kommenden Punkte, nämlich das Verhalten der Arbeiter beim Vulkanisieren und die Ausmusterung prädisponierter Arbeiter an Wichtigkeit weit zurück.

## I. Die Entlüftung der Vulkanisierräume.

Da die Versuche auf chemischem Wege,[1] d. h. durch Absorptionsmittel, der Luft ihren $CS_2$ zu entziehen, bisher ohne Erfolg geblieben sind, so kommen hier im wesentlichen mechanische Einrichtungen in Betracht.

Hier ist gleich zu sagen, daß sich die „natürliche" Ventilation durch Fenster und Thüren als ungenügend herausgestellt hat. Nicht nur ist dieselbe in der kalten Jahreszeit aus Rücksicht auf die Arbeiter nicht durchführbar, sondern sie schützt auch im Sommer bei ausgiebigster Anwendung, wie die Mitteilungen Stadelmann's aus Berlin beweisen, nicht vor schweren $CS_2$-Vergiftungen.

Bis zum Jahre 1896 scheint nach Stadelmann's Berichten in den Berliner Fabriken ausschließlich die natürliche Ventilation benutzt worden zu sein. In Frankreich wird, nach den dortigen Publikationen zu schließen, das Vulkanisieren häufig im Freien unter seitlich offenen Schuppen ausgeführt. Daß auch

[1] Schon Masson (Sitzung der Pariser Akad. d. Wissensch. 5 April 1858. — Gaz. des hopît. 1858. S. 172) empfahl auf Grund von Versuchen, die er über das Absorptionsvermögen verschiedener Substanzen angestellt hatte, den $CS_2$ dadurch unschädlich zu machen, daß man auf dem Boden der Vulkanisierräume große Kästen mit ungelöschtem Kalk aufstelle, da der Kalk, wie Masson festgestellt hatte, 10% seines eigenen Gewichtes an $CS_2$ absorbiert. Diese Maßregel, welche vor vielen Jahren auch in Leipzig gelegentlich versucht worden ist, hat sich in praxi als völlig unzureichend erwiesen.

Es ist auch a priori unwahrscheinlich, daß der Kalk mit seiner relativ kleinen Oberfläche das in dem ganzen Raum sich ausdehnende Gas in nennenswerter Weise bindet. Höchstens die in unmittelbarer Nähe des Kalks befindliche Luft giebt ihren $CS_2$ ab, und wenn auch entsprechend der Schwere des $CS_2$ die Konzentration über dem Fußboden am größten ist, so breitet sich dennoch das immer neu aus der Flüssigkeit abdunstende Gas nach physikalischen Gesetzen zunächst im ganzen Raum aus, bis es dann allmählich zu Boden sinkt. Gerade die in Atemhöhe befindliche Luftschicht wird von dem Absorptionsmittel nicht beeinflußt.

dies nicht zum Schutz der Arbeiter ausreicht, beweisen die massenhaften bis auf den heutigen Tag aus Paris bekannt gewordenen schweren Erkrankungsfälle. In unserem kälteren Klima wären solche Schuppen bei einer im Stillstehen verrichteten Arbeit im Winter schon im Interesse der Arbeiter nicht angebracht. Aber auch die Qualität der Waren würde, wie mir technische Sachverständige versichern, darunter leiden, da eine tadellose Beschaffenheit feinerer Waren nur zu erzielen ist, wenn dieselben während und nach dem Vulkanisieren in einem warmen, nicht zu feuchten Raum bleiben. Bei Versuchen, frisch vulkanisierte Waren sogleich ins Freie zu bringen, sollen dieselben durch Abscheiden von Schwefel ein graues, unscheinbares Ansehen bekommen und rascher brüchig werden.

Ferner würde, in eng gebauten Fabrikstädten wenigstens, das Vulkanisieren im Freien zu gerechtfertigten Beschwerden der Anwohner Anlaß geben. In Leipzig, wo früher das Mischen der Vulkanisierflüssigkeit im Freien stattfand, mußte, wegen der damit verbundenen Geruchsbelästigung der Nachbarn, durch baupolizeiliche Verordnung diese Manipulation auf geschlossene Räume beschränkt werden.

Um durch künstliche Ventilation den Luftwechsel in geschlossenen Räumen unabhängig von der Außentemperatur zu machen, sind heute wohl in den meisten größeren Gummifabriken mit Elementarkraft betriebene Exhaustoren eingeführt. Daß hierdurch der $CS_2$-Gehalt der Luft herabgesetzt werden kann, ist ohne weiteres klar. Aber unsere Luftanalysen in der Fabrik A und C, welche über geräumige und mit starker Absaugung versehene Vulkanisiersäle verfügen, zeigen, daß es auch hiermit noch nicht gelingt, unter die als schädlich erkannte Konzentrationsgrenze herabzukommen.

Die Einrichtung erwies sich selbst dann unzureichend, wenn die Absaugungsöffnungen in rationeller Weise, d. h. entsprechend der Tendenz der schweren $CS_2$-Dämpfe, sich im unteren Teil des Raumes anzusammeln, nahe dem Fußboden und nicht, wie ich das auch gesehen habe, an der Decke angebracht sind.

Die Anlage von Exhaustoren, welche in Leipzig bereits in einem 1881 verfaßten Gutachten des Stadtbezirksarztes Herrn Dr. Siegel in Vorschlag gebracht und zuerst in der 1883 konzessionierten Fabrik B ausgeführt wurde, hat vielleicht dazu beigetragen, daß in dieser Fabrik kaum je so schwere und im Verhältnis zur Zahl der Vulkanisierenden so häufige Erkrankungen vorgekommen sind, wie in der älteren Fabrik A. Nachdem in dem letzteren Etablissement in den Jahren 1885—1886 die erwähnten schweren Vergiftungsfälle sich ereignet hatten, scheinen auch hier Exhaustoren eingeführt worden zu sein, die, nach Tabelle II zu schließen, wenigstens den Erfolg hatten, daß die Geistesstörungen seltener wurden. Wir haben schon früher mitgeteilt, daß schwere Zufälle in dieser Fabrik ganz von der Tagesordnung verschwunden sind, nachdem 1895 die im Souterrain gelegenen engen Räume durch große, luftige und stark ventilierte (mindestens zehnmalige Lufterneuerung in der Stunde!) Vulkanisiersäle ersetzt worden waren. Gleichzeitig wurde noch ein besonderer Trockenraum für die vulkanisierten Waren vorgeschrieben, doch kann diese an sich richtige Anordnung, da sie, wie wir später sehen werden, nicht sinngemäß befolgt worden ist, keinen großen hygienischen Wert gehabt haben.

Ein weiterer Fortschritt der Hygiene lag darin, daß man nicht nur den bereits in die Atemluft übergegangenen $CS_2$ entfernt, sondern auch die schädlichen Gase direkt vom Ort ihrer Entstehung, ehe sie noch Gelegenheit finden, sich im Raume zu verbreiten, abzuführen suchte. Dies geschah zunächst so, daß man die Absaugung in nächster Nähe der Vulkanisierschüsseln und Tische anbrachte.

Dies wurde in Leipzig anfangs so ausgeführt, daß man über dem hinteren Rand der Arbeitstische in bestimmten Abständen große Saugtrichter — mit der Öffnungsfläche senkrecht zum Tisch, mit Front nach dem Arbeiter — aufstellte und ca. 1 m über der Tischfläche eine nach unten gerichtete Luftzuführung anbrachte.

Später (1895) setzte man die $CS_2$-Schüssel nicht auf den Tisch, sondern in einen Ausschnitt desselben auf den Boden des mit Absaugung versehenen Tischkastens, derart, daß die obere Tischplatte das Niveau des Schüsselrandes um einige Centimeter überragt.

Desgleichen waren die Tischplatten, auf denen die eingetauchten Waren bis zur Verbringung in den Trockenschrank lagerten, durch Anbringung von Drahtsieben oder Lattenrosten durchbrochen und dadurch mit der vom Tischkasten aus nach unten erfolgenden Luftabsaugung in Verbindung gebracht. Eine ähnliche Schüsselabsaugung wurde 1896 in einer neuen Berliner Fabrik in Anwendung gebracht und ist im Bericht der preuß. Gewerbe-Inspektoren desselben Jahres als neue Errungenschaft abgebildet.

Diese Maßregel, welche zum erstenmal 1889 nach Vorschlag der hiesigen Gewerbeinspektion bei Neukonzessionierung zweier kleineren Fabriken (C und D) in Anwendung gezogen wurde, ist vielleicht mit daran schuld, daß aus eben diesen Fabriken trotz reichlicher Verwendung des $CS_2$ innerhalb 10 Jahren nur je eine schwere $CS_2$-Erkrankung bekannt geworden ist. Immerhin beweisen diese laut Tabelle II offiziell bekannt gewordenen ernsten Erkrankungsfälle und eine große Anzahl leichterer Vergiftungen, die mir durch private Erkundigungen indirekt zu Ohren gekommen sind, nicht weniger wie meine in Tabelle V verzeichneten Luftanalysen, daß auch diese Verbesserungen das Endziel der Fabrikhygiene noch nicht erreichen.

Denn trotz der Absaugung von Schüsseln und Arbeitstischen mußte noch immer, entsprechend dem Expansionsbestreben des Gases und der im Zimmer herrschenden Luftbewegung (Zug beim Thür- oder Fensteröffnen), Gelegenheit genug zum Verdampfen des $CS_2$ in den freien Raum bleiben.

Um diese Gelegenheit möglichst einzuschränken, lag es nahe, die Ursprungsstätten der $CS_2$-Verdampfung nach Art der in chemischen

Laboratorien üblichen Digestorien mit Glaskästen zu überbauen und diese abzusaugen, wobei zur Kommunikation mit dem übrigen Raum nur so viel Platz frei zu lassen war, als zur Hantierung für den Arbeiter eben notwendig ist. Die auch in STADELMANN's Schrift angeregte Überbauung der $CS_2$-Schüsseln wurde auf Anregung der Leipziger Gewerbeinspektion schon 1889 in mehreren Fabriken versuchsweise verwirklicht, jedoch fast überall wieder verlassen, weil, wie man mir sagte, die Einrichtung sich nicht nur für den Betrieb als störend erwies, sondern auch eher sanitäre Nachteile als Vorteile zu haben schien, da die Arbeiter, um besser zu sehen, sich angeblich gewöhnten, die Köpfe unter den Glasabzug statt drüber zu stecken. Auch abgesehen davon war eine merkliche Abnahme des $CS_2$-Geruchs im Vulkanisierraum nicht zu konstatieren.

Sollte diese Verbesserung durchgreifend wirken, so mußten nicht nur die $CS_2$-Gefäße, sondern alle mit $CS_2$ benetzten, noch feuchten Waren, desgleichen die mit Vulkanisierflüssigkeit beträufelten oder bespritzten Tischplatten, Pappeunterlagen u. s. w. unter geeignete Schutzbedachung gebracht werden. Denn diese Gegenstände bieten naturgemäß eine hundertmal größere Verdampfungsoberfläche als die zwei oder drei im Raum befindlichen $CS_2$-Schüsseln.[1]

Daß diese bisher meines Wissens noch nicht scharf formulierte Forderung, welche schon bei unserer ersten Fabrikbesichtigung Herrn Dr. PÖTTER und mir sich unmittelbar aufdrängte, wirklich den Kernpunkt der Sache traf, thut am besten der praktische Erfolg der nach diesem Prinzip ausgeführten Verbesserungen dar, wie er sich besonders deutlich in den Zahlen der Tabelle V (Fabrik B) ausdrückt.

Dieser unser Vorschlag wurde zunächst von allen technischen Sachverständigen als „unausführbar", „unvereinbar mit dem Betrieb" — manchmal noch mit weniger schmeichelhaften Ausdrücken — zurückgewiesen. Später aber hat, durch immer neue von uns zur Meldung gebrachte Erkrankungsfälle veranlaßt, die Gew.-Insp. diese Forderung zur ihrigen gemacht. Nachdem sich dann der technische Leiter der größten hiesigen Gummifabrik (B.) in anerkennenswerter Weise zu praktischen Versuchen bereit erklärt hatte, ist es im Lauf der letzten anderthalb Jahre gelungen, Einrichtungen zu schaffen, die in gleicher

[1] Dieses Verhältnis drückt sich auch in dem Ergebnis zweier auf Veranlassung der Berliner Gewerbe-Inspektion ausgeführten Luftanalysen (vergl. Notiz auf S. 206 unten!). Direkt über der Tischplatte neben dem $CS_2$-Napf enthielt die Luft 1,7 mg $CS_2$ im Liter, dagegen wurde in einer Höhe von 5 cm über den Arbeitstischen, auf denen die frisch vulkanisierten Gummiwaren lagen, der enorme $CS_2$-Gehalt von 119 mg pro Liter Luft konstatiert.

Weise den sanitären Intentionen wie den Bedürfnissen des technischen Betriebs Rechnung tragen.

Die historische Gerechtigkeit verlangt hier zu erwähnen, daß schon vor fast 36 Jahren Delpech auf einem anderen Wege, der sich allerdings in der Praxis nicht als gangbar erwiesen hat, der Frage näher getreten ist, den Eintritt der $CS_2$-Dämpfe in den Arbeitsraum radikal zu verhindern. Er beschreibt (Annal. d'hygiène 1863. Bd. 19. S. 122) diese Einrichtung, welche ein von ihm an $CS_2$-Vergiftung behandelter Fabrikant (Observation XIV) ersonnen hat, ausführlich: Der Vulkanisierraum wird durch eine Querwand in zwei völlig getrennte Räume geteilt. Entlang der Scheidewand fest läuft mit derselben verbunden, der Arbeitstisch, welcher an den Stellen, wo die $CS_2$-Schüssel bezw. die Arbeiter stehen, mit einem Glaskasten überdacht ist. Dieser Kasten, welcher nach der Scheidewand hin offen ist, ist in eine entsprechend große Öffnung derselben hermetisch schließend eingepaßt, so daß er also mit der jenseitigen Hälfte des Raumes kommuniciert. Nach der anderen Hälfte des Zimmers hin, in welcher sich der Arbeiter befindet, hat der Kasten in angemessener Höhe nur 2 runde Löcher, gerade groß genug, daß der Arbeiter seine Arme durchstecken und mit den Händen an der Vulkanisierschüssel hantieren kann, während er durch das Glasdach die Bewegung seiner Hände mit den Augen kontrolliert. Um auch den beim Durchstecken der Arme noch offen bleibenden Spalt der Löcher hermetisch zu verschließen, ist, an die Umrandung jedes Loches fest anschließend, ein in das Innere des Glaskastens reichender Schutzärmel aus impermeablem Stoff angebracht. Durch diesen Ärmel, welcher an seinem peripheren Ende durch ein elastisches Band straff das Handgelenk umschließt, steckt der Vulkaniseur seine Hände hindurch. Durch diese komplizierte Vorrichtung ist erreicht, daß die Vulkanisierschüssel und die vulkanisierten Gegenstände, kurz alles, was $CS_2$-Dämpfe abgiebt, sich in einem anderen Raum befinden, der luftdicht abgeschlossen ist von derjenigen Hälfte des Zimmers, in welcher sich der Arbeiter befindet.

Damit war das Problem der absoluten Fernhaltung der $CS_2$-Dämpfe von der Atmosphäre des Arbeiters im Prinzip gelöst, und es sollen thatsächlich in dem betreffenden kleinen Etablissement keine weiteren $CS_2$ Vergiftungen vorgekommen sein.

Aber das Arbeiten unter dieser „Laterna magica", wie es die anderen Fabrikanten spottend nannten, war mit so viel Unbequemlichkeiten verbunden und verlangsamte den Betrieb derart, daß es trotz der begeisterten Anpreisung Delpech's niemals in weiteren Kreisen Anklang finden konnte. Man denke sich nur, daß der Arbeiter durch seine festen Ärmel geradezu unbeweglich an seinen Arbeitsplatz gefesselt war, wie der freie Gebrauch der Hände eingeschränkt war, welche Umstände die Zu- und Abführung neuen Materials auf die im anderen Raume befindliche Tischplatte machen mußte u. s. w., und man begreift, daß dieser schön ausgedachte Schutzapparat für die Praxis unbrauchbar war.

Da, wie unsere bisher angeführten Erfahrungen lehren, der Fabrikhygiene nicht sowohl mit allgemein gehaltenen Ratschlägen und Prinzipien, als mit detaillierten und praktisch erprobten Angaben gedient wird, so halte ich es für angebracht, im folgenden eine kurze Übersicht der Einrichtungen zu geben, die in der P.'schen

Fabrik zu L.-Plagwitz seit einer Reihe von Monaten durchgeführt sind und sich als technisch und hygienisch brauchbar bewährt haben.[1]

Je nach Eigenart des fabrizierten Gegenstandes muß die Manipulation des Eintauchens in $CS_2$ und dementsprechend auch die Art der Schutzvorrichtung gewisse Modifikationen erleiden. Ich greife hier nur diejenigen Fabrikate heraus, welche als „Massenartikel" eine besondere praktische Bedeutung haben. Vgl. hierzu auch die technischen Erläuterungen auf S. 6!

1. Das Vulkanisieren der Milchsauger
[hierzu die schematische Darstellung im Aufriß, Grundriß und Querschnitt in der beigehefteten Tafel Nr. IV und Fig. 1 im Text]

geschieht an einem ca. 10 m langen Tisch, welcher an der Fensterwand des Saales so aufgestellt ist, daß die Arbeiterinnen dem Licht zugewendet sind. Die Gummihütchen werden am äußersten Ende des Tisches (auf der Fig. 1 nicht mehr zu sehen; ist rechts in der Fortsetzung derselben zu denken!) von einer Arbeiterin auf die ca. 20 Zinken eines rechenartigen Instrumentes aufgesetzt, sodann der Vulkaniseurin bei I (Fig. 1) zugereicht, welche das mit Handgriff versehene Instrument während eines durch Sekundenuhr kontrollierten Zeitraumes in die $CS_2$-Schüssel eintaucht. Letztere befindet sich unter einem vorn offenen, an allen anderen Seiten verglasten und daher ausgiebig erhellten Schutzkasten, durch dessen obere Glasscheibe die auf einem Tritt erhöht stehende Vulkaniseurin bequem die Arbeit ihrer Hände beobachten kann. Nach dem Eintauchen wird der noch immer mit den Gummihütchen armierte Rechen links neben den Schutzkasten auf den mit einem abgeschrägten Schutzdach versehenen „Warentisch"[2] gelegt, wo die $CS_2$-Flüssigkeit auf untergelegte Saugpappe abtropft. Wenn der Gummi annähernd getrocknet ist, werden die Gestelle nebst Waren, immer unter dem Schutzdach, von einer Zureicherin nach links weitergeschoben bis an den Schutzkasten II, wo sie von der zweiten Vulkaniseurin mit der rechten Hand gefaßt wieder in der oben geschilderten Weise eingetaucht und dann links vom Schutzkasten auf den Warentisch zum Abtropfen niedergesetzt werden. Sind die Gummihütchen hier annähernd trocken geworden, so werden sie von den Gestellen abgenommen, in große Kästen schockweise zusammengesetzt und dann in das nebenan gelegene Trockenzimmer getragen. Alle die geschilderten Manipulationen bis zum Wegtragen der Kästen finden unter der aus der Zeichnung ersichtlichen Glasabdachung statt, unter welcher die Luft durch kräftige, in etwa 1 m Abstand voneinander angebrachte Exhaustoren nach hinten und unten abgesaugt wird. Der kurze Transport der

[1] Das Verdienst dieses erfreulichen Erfolges kommt den energischen und unausgesetzten Bemühungen der Leipziger Sanitäts- und Gewerbeaufsichtsbehörde und dem verständnisvollen Entgegenkommen des erwähnten Fabrikleiters zu. Herrn Gewerbeinspektor Haupt bin ich für die freundliche Überlassung der beigegebenen Plantafeln und vielfache technischen Erläuterungen zu besonderem Dank verpflichtet. — Die im Text abgedruckte Skizze habe ich mit Erlaubnis der Fabrikdirektion nach der Natur gezeichnet.

[2] Die Länge des Warentisches zwischen den beiden Schutzkästen beträgt ca. 4 m. Derselbe erscheint auf der Fig. 1 verhältnismäßig zu kurz, die übrigen Maße sind aus der schematischen Tafel IV (Maßstab 1 : 20) genau ersichtlich.

Kästen und der nur Minuten dauernde Aufenthalt der Arbeiterinnen im Trockenzimmer ist bei dem hier geübten Verfahren unbedenklich, weil alsdann infolge der vorhergegangenen Absaugung die Waren fast völlig von $CS_2$ befreit sind und kaum noch deutlich den Geruch erkennen lassen. Es ist, wie ich mich durch eigene Anschauung überzeugt habe, fast überflüssig, im Trockenraum noch besondere Exhaustoren am Fußboden anzubringen, da schon das Öffnen der Fenster genügt, um diesen Raum zu lüften. Später werden die Waren noch mit heißer Lauge behandelt, um sie von überschüssigem Schwefel etc. zu befreien. — In anderen Fabriken scheint letztere Prozedur wegzufallen, statt dessen werden die notdürftig getrockneten Waren in besonderen Trockenöfen noch höheren Wärmegraden ausgesetzt. Da diese Öfen fest geschlossen sind, so kann hier eine Belästigung durch $CS_2$-Dämpfe höchstens beim Transport dahin stattfinden.

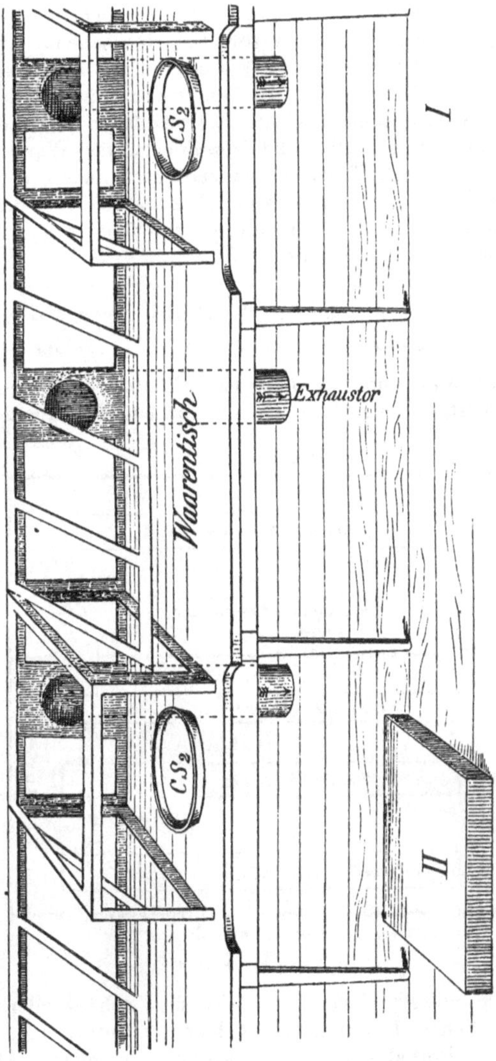

Fig. 1.

Die anfänglich für die Schnelligkeit des Betriebs befürchteten Nachteile haben sich nicht eingestellt; im Gegenteil versichert mir der Direktor, daß sich die neue Betriebsweise als vorteilhafter bewährt hat, einerseits, weil die Abtrocknung der Waren gleichmäßiger und rascher vor sich geht, andererseits dadurch, daß durch eine an den Rechen angebrachte Verbesserung (worüber ich, da es sich um Fabrikgeheimnis handelt, nichts näheres sagen kann) jetzt vermieden wird, daß die Gummihütchen zwischen der ersten und zweiten Vulkanisierung von den Zinken erst ab- und dann wieder aufgesetzt werden müssen.

Um die Schnelligkeit des Betriebs su kennzeichnen, genügt wohl die Angabe, daß an dem geschilderten Tisch, an dem neben 2 Eintaucherinnen nur noch 2—3 Mädchen mit Zureichen beschäftigt sind, ca. 30000 Gummisauger täglich vulkanisiert werden.

Noch größere Ersparnis an Zeit und Arbeitskraft ließe sich vielleicht erzielen, wenn man einen etwa neu zu erbauenden Vulkanisierraum so einrichtete, daß die Beförderung der Waren von der ersten zur zweiten Vulkaniseurin und von da wiederum bis zum Trockenraum durch kleine, auf einem Schienengleise des Warentisches laufende Rollwägelchen vermittelt würde. Es würde dann nicht nur das Hin- und Herschieben der Waren, sondern auch das Hinaustragen in den Trockenraum vermieden, indem man mit einem kurzen Stoß die auf Rollen gesetzten Kästen, ohne daß sie den durch Überdachung geschützten Tisch verlassen, durch eine entsprechende Öffnung der Wand in den Trockenraum befördern könnte.

## 2. Das Vulkanisieren der Schläuche

[hierzu die Zeichnungen I, II, III der beigegebenen Tafeln]

wird in zwei über 12 m langen rechteckigen, miteinander verbundenen Sälen ausgeführt, deren Anlage aus dem beistehenden Situationsplan (Fig. 2) ersichtlich ist.

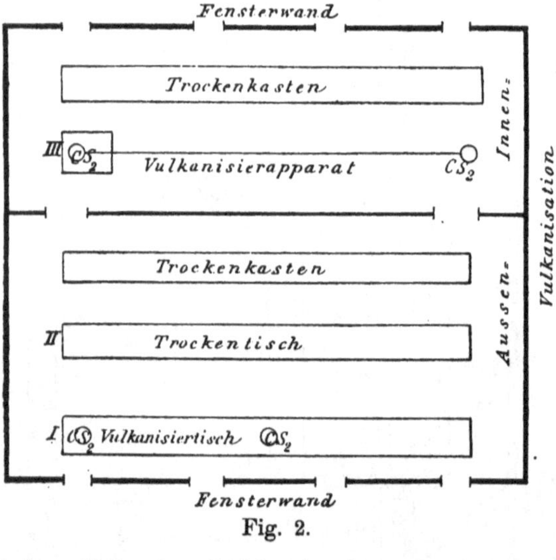

Fig. 2.

In dem einen Saal werden die Schläuche von **außen** vulkanisiert, wozu der nach dem Prinzip der oben für Milchsauger beschriebenen Einrichtung konstruierte Arbeitstisch (I) dient: Links neben dem Glaskasten, in welchem die $CS_2$-Schüssel sich befindet, liegt der zusammengerollte Gummischlauch (*ss*), dessen freies Ende zunächst in die Flüssigkeit eingetaucht, dann nach rechts über mehrere Rollen *rr* hinweg langsam unter dem Schutzdach weiter gezogen wird, wobei eine vor dem Glaskasten stehende Arbeiterin mittels einer Holzkrücke den sich abrollenden Schlauch permanent in der Schüssel untergetaucht hält. Eventuell (bei stärkeren Schläuchen) wird diese Prozedur an einer zweiten, in einem Abstand von einigen Metern nach rechts stehenden Schüssel wiederholt. Sind auf diese Art mehrere der ca. 8 m langen Schläuche durchgezogen, so wird dieses Schlauchbündel, welches unter dem Schutzdach der Länge nach ausgestreckt liegt, in den Trockentisch II gelegt, welcher sich parallel dem Arbeitstisch im Rücken der vulkanisierenden Arbeiterinnen befindet; eine Kehrwendung der letzteren, welche den Schlauch an beiden Enden anfassen, genügt, um ihn von I nach II zu befördern. Dieser Trockentisch ist, wie Querschnitt *C* zeigt, von einem nach beiden Seiten abgeschrägten, teilweise mit Verglasung versehenen Schutzdach bedeckt, so daß an den Seiten nur ein 30 cm hoher Schlitz offen bleibt. Die unter diesem Dach befindliche Luft wird durch Exhaustoren nach unten abgesaugt.

Um die unter II abgetrockneten, von $CS_2$ fast ganz befreiten Schläuche bis zur Innenvulkanisation aufzubewahren, ist neuerdings auf dem Fußboden jenseits des Trockentisches und parallel demselben ein weiterer, durch Deckel abzuschließender und nach unten abgesaugter Trockenkasten angebracht, welcher auf der Zeichnung II fehlt, jedoch dem bei III abgebildeten Trockenkasten völlig entspricht.

Die Innenvulkanisation wird dadurch bewirkt, daß durch einen am Ende des Schlauches aufgesteckten kleinen Trichter $CS_2$ eingefüllt wird, der am andern Ende wieder heraus und in eine bereitstehende enghalsige Glasflasche läuft. Das Einfüllen geschieht an der auf Zeichnung III *Aa* ersichtlichen, mit zwei Glashähnen versehenen Flasche, welche unter einem mit Exhaustor versehenen Schutzkasten steht. Letzterer hat bei *c* und *b* (s. Grundriß) etwa in Brusthöhe zwei Öffnungen, durch welche hindurch die vor dem Kasten stehende Arbeiterin ihre Arme bequem einführen kann. Sie öffnet mit einer Hand gleichzeitig beide Glashähne, während sie mit der anderen die Trichter unterhält. Ist das Durchlaufen der Flüssigkeit beendigt, so werden die Schläuche in den links daneben befindlichen, bereits oben geschilderten Trockenkasten gelegt.

Früher gehörte das Durchgießen des $CS_2$ durch die Schläuche, wie u. a. meine Krankengeschichten III, XVI, XX zeigen, zu den gefährlichsten Prozeduren, denn die Arbeiterin goß den $CS_2$ in den Trichter aus einem offenen Töpfchen, wobei sie letzteres, um nichts zu verschütten, dem Gesicht ziemlich nahe bringen mußte. Die aus dem Schlauch ausfließende Flüssigkeit wurde gleichfalls in einem offenen Topf aufgefangen, über den gebeugt eine andere Arbeiterin saß, um das Ende zu halten und das Durchfließen zu kontrollieren. Nicht selten wurde durch Überlaufen oder ungeschicktes Gießen $CS_2$ auf die Erde verschüttet. — Alle diese Übelstände sind durch die neue Einrichtung vermieden, welche sogar die Schnelligkeit des Betriebs erhöht, indem immer zwei Schläuche gleichzeitig vulkanisiert werden, und da die unten stehende Flasche sobald sie vollgelaufen ist, nur mit der oberen ausgetauscht zu werden braucht.

3. Vulkanisieren größerer bezw. zusammengesetzter Gegenstände, z. B. Gummigebläse, -Handschuhe, Eisbeutel, Okklusivpessare u. dergl., welches in der Regel zuerst von außen durch Eintunken, dann von innen durch Einfüllen des $CS_2$ in den vorhandenen Hohlraum bewirkt wird, findet unter den früher geschilderten abgesaugten Schutzkästen statt. Die Waren werden dann sofort in große, an der Wand angebrachte, verschließbare Trockenschränke gelegt, deren Inneres mit kräftigen Exhaustoren in Verbindung steht.

Früher wurden diese Fabrikate — und es geschieht auch heute noch so in den anderen mir bekannten Fabriken Berlins und Leipzigs — zum Trocknen einfach an durchs Zimmer gespannten Seilen oder Drähten offen aufgehängt, wobei der $CS_2$ ungehindert auf den Fußboden abtropfte.

Alle die geschilderten Schutzvorrichtungen stießen zunächst

auf einen gewissen passiven Widerstand der Arbeiter, die aus Gewohnheit und Bequemlichkeit dazu neigten, die Köpfe unter die Schutzdächer zu stecken u. dergl. Dies lag zum großen Teil daran, daß die Höhen- oder Größenverhältnisse oder Form der Schutzapparate bei den ersten Versuchen thatsächlich unzweckmäßig waren; immer neue Modifikationen und Verbesserung der Einrichtung führten hier schließlich zum Ziel. Daneben ist natürlich auch eine strenge Aufsicht von seiten des Oberpersonals notwendig, um die Arbeiter an die neue Art der Hantierung zu gewöhnen und Rückfälle in den alten Schlendrian zu verhüten. Der Erfolg in der geschilderten Fabrik hat aber gezeigt, daß dies bei gutem Willen der Fabrikleitung gelingt. Auch die Arbeiterinnen haben mir gegenüber mehrfach die Vorzüge der neuen Einrichtungen anerkannt und versichert, daß sie jetzt nur noch in sehr geringem Maße Belästigungen durch $CS_2$ empfinden. Am beweisendsten ist wohl in dieser Hinsicht, daß das Vulkanisierpersonal im letzten Jahre, ohne daß Lohnerhöhung eingetreten ist, viel stabiler geworden, während der Stellenwechsel früher so häufig war, daß nach einer Schätzung des Werkmeisters die Leute durchschnittlich nur 8 Wochen blieben.

Endlich wäre noch ein Wort über die

### 4. Condomsfabrikation

zu sagen, die zwar in der in Rede stehenden Fabrik nicht geübt wird, aber anderwärts, wie erwähnt, einen Massenartikel der Fabrikation bildet: Die aus sehr dünner Platte gefertigten, zunächst kaum der Länge und dem Kaliber eines kleinen Fingers entsprechenden Gummihütchen werden durch einmaliges Eintauchen vulkanisiert, dann noch feucht mit Talk bestreut und auf ein mit Hahn versehenes Ansatzrohr befestigt. Letzteres wird auf ein Luftgebläse aufgesetzt, so daß der Gummi durch eingeblasene Luft bis zur äußersten Grenze seiner Elastizität ausgedehnt und zu einem durchsichtigen Häutchen verdünnt wird, wobei er die Gestalt einer großen Wurst von 25—30 cm Länge und ca. 5 m Dickendurchmesser annimmt. Nach Zudrehen des Hahns wird der künftige Condom in diesem Zustand nebst Ansatzrohr abgenommen und neben dem Arbeitstisch auf den Fußboden geworfen, wo er bis zum völligen Trocknen stundenlang liegt. Ein einziger Bläser macht auf diese Art mehrere Hundert Stück täglich fertig.

Die Schüssel wäre hier natürlich in der früher geschilderten Art durch Glasüberdachung zu schützen. Den Hauptherd der $CS_2$-Verdunstung bilden die überdehnten Gummiblasen, welche, in Massen auf dem Fußboden lagernd, eine riesige Verdampfungsoberfläche haben. Hier wäre leicht Abhilfe möglich, indem man etwa einen Winkel des Zimmers, der zur Aufstapelung der geblasenen Waren dient, durch ein in halber Manneshöhe angebrachtes aufklappbares Schutzdach abdeckte, unter welchem kräftig nach dem Fußboden zu abgesaugt wird. — Auch das Gebläse selbst könnte man leicht durch ein entsprechendes geräumiges Schutzdach unter direkte Wirkung des Exhaustors bringen.

Es kann hier nicht meine Aufgabe sein, für jede einzelne Fabrikationsspezialität[1] detaillierte Vorschläge zu machen; die vor-

---

[1] Zwei wichtige Fabrikate, welche nach ganz eigenartigen Methoden mit $CS_2$ vulkanisiert werden, habe ich hier nicht erwähnt, weil mir Gelegenheit

stehenden Beispiele sollten nur zeigen, daß dies mit Erfolg möglich ist, und welche Hilfsmittel dabei Anwendung finden können. Hauptsache wird immer bleiben, ausgiebigste Entlüftung nicht nur des Vulkanisierraumes im allgemeinen, sondern auch der Arbeitsstellen im besonderen.

Was die Stärke der Ventilation anbetrifft, so dürften nach den Leipziger Erfahrungen Exhaustoren, die einen mindestens zehnmaligen Luftwechsel des Raumes pro Stunde ermöglichen, genügen. Natürlich muß auch der Kubikinhalt des Lokals entsprechend groß sein, ein Luftkubus von mindestens 50—70 cbm für jede beschäftigte Person hat sich als durchaus ausreichend erwiesen.

Freilich würden die vorstehenden Forderungen, welche sich bei Neukonzessionierungen ohne Schwierigkeit durchführen lassen, in manchen älteren bezw. kleineren Fabriken nur teilweise oder mit unverhältnismäßig großen Geldopfern zu erfüllen sein. Um in solchen Fällen nicht zu rigoros zu verfahren und dabei doch das gesundheitliche Interesse der Arbeiter zu wahren, muß eine Aushilfe durch entsprechende

## II. Verkürzung der Arbeitszeit

geschaffen werden. Entsprechend den Versuchen LEHMANN's, welche zeigen, daß eine höhere $CS_2$-Konzentration bereits nach viel kürzer dauernder Einatmung gefährlich wird, muß die zulässige Dauer des

---

fehlte, den Betrieb durch Augenschein kennen zu lernen. Es ist das die vorwiegend in England geübte Herstellung derber wasserdichter Stoffe, welche auf maschinellem Wege vulkanisiert werden, indem man sie über Walzen, die mit $CS_2$ beschickt werden, hinwegführt. Auch das Trocknen und Fortbewegen der langen Stoffstreifen könnte man automatisch auf einem dem Trockenapparat für Tapeten- und Papierfabrikation nachgebildeten Hängegerüst bewirken. Durch geeignete Ummantelung und Absaugung der Walzen, Maschinen und Trockengerüste, wie es die englische Enquetekommission vorschlägt, würde es wohl gelingen den $CS_2$ aus der Atemluft der die Maschine bedienenden Arbeiter einigermaßen fernzuhalten. — Schwieriger wird sich vielleicht die Sanierung des Vulkanisierbetriebs bei Herstellung der zum Umwickeln elektrischer Leitungsdrähte verwendeten dünnsten Gummiplatten gestalten. Bei dieser in Leipzig bisher nicht geübten Fabrikation werden die auf dem Tisch ausgebreiteten Gummiplatten durch Schwämme mit $CS_2$ befeuchtet, eine Arbeit, die nach Angabe der Berliner Gewerbe-Inspektion (Ber. d. preuß. Gew.-Insp. 1897. S. 129) weder unter Digestorium noch auf mechanischem Wege ausgeführt werden kann. Hier wird es eine um so dringlichere Aufgabe für die Technik sein, einen für die Arbeiter weniger gefahrvollen Vulkanisiermodus zu finden, als gerade dieser Teil der Gummifabrikation bei dem neuerlichen Aufschwung der Elektrotechnik voraussichtlich sehr rasch an Ausdehnung gewinnen wird.

Aufenthaltes im Vulkanisierraum sich nach dem Vollkommenheitsgrad der Ventilation richten. Da, wie wir sahen, auch bei sorgfältigster Absaugung ein gewisser $CS_2$-Gehalt, der zwischen 0,2 und 1,0 mg pro Liter Luft schwanken mag, nicht zu vermeiden ist, so sollte man einem so heimtückischen Gift gegenüber, selbst wo es in scheinbar unschädlicher Konzentration auftritt, eher eine übergroße Vorsicht walten lassen und die Arbeitszeit im Vulkanisierraum nicht länger ausdehnen, als es der Betrieb unbedingt erfordert.

In Leipziger Fabriken ist es seit Jahren Usus, daß der einzelne Arbeiter nicht über 3—5 Stunden am Tage vulkanisiert, wobei sich die Arbeitszeit meist auf Vor- und Nachmittag verteilt. In der Fabrik B ist man sogar neuerdings versuchsweise dazu übergegangen, das Vulkanisierpersonal in wöchentlichen Schichten wechseln zu lassen, so daß die Mädchen je eine Woche mit $CS_2$ beschäftigt sind und dann eine Woche lang andere Arbeiten verrichten.

Auf Veranlassung des Reichskanzlers haben sich in den letzten Jahren mehrere preußische Gewerbeinspektoren[1] über die Frage des Maximalarbeitstages (§ 120e der G.O.) in der Gummiindustrie eingehend geäußert. Die Gewerbeinspektion Köln hat im Anschluß an die neuen englischen Vorschriften[2] eine tägliche Arbeitszeit von 5 Stunden, welche durch die Mittagspause derart unterbrochen wird, daß nicht länger als $2^1/_2$ Stunden hintereinander mit $CS_2$ gearbeitet wird, für zulässig erachtet. Am weitesten ist man in dem Aufsichtsbezirk Berlin-Charlottenburg und Regierungsbezirk Potsdam gegangen, wo nach vorgängiger Verständigung mit den Fabrikanten auf dem Verordnungswege (vom Polizeipräsidium) vorgeschrieben wurde, daß die tägliche Arbeitszeit im Vulkanisierraum für männliche Arbeiter 2 Stunden, für weibliche $1^1/_2$ Stunden nicht überschreiten darf.

Diese Einschränkung der Vulkanisierzeit hat, wie ich aus dem Munde von Berliner Fabrikbesitzern erfahren habe, während einer zweijährigen Praxis keine wesentlichen Betriebsstörungen mit sich gebracht. Die Arbeitsverteilung mußte nur dahin geändert werden, daß nunmehr jeder Arbeiter nur das, was er tagsüber an Gummifabrikaten zusammensetzt (schneidet, klebt etc.), auch selbst vulkanisiert, während früher gesondertes Personal für das Zusammensetzen und das Vulkanisieren vorhanden war.[3] Auch in sanitärer Beziehung

[1] Berichte der preuß. Gewerbeinspektoren 1897, S. 75, 129, 438. — Desgl. in den „Amtlichen Mitteilungen aus den Jahresberichten der Gewerbeaufsichtsbeamten". XXI. Jahrg. 1896. S. 566 ff.

[2] Interim Report of the Departemental Committee appointed to inquire into and report upon certain miscellaneous dangerous trades. London 1896.

[3] Dies muß besonders konstatiert werden gegenüber den Anpöbelungen, welche ein Teil der politischen Presse angesichts der erwähnten Vorschläge der Gewerbeaufsichtsbeamten für angebracht hielt. Man weiß nicht, ob es mehr Bosheit oder Unwissenheit ist, wenn ein weitverbreitetes „unparteiisches" Blatt im Sommer 1898 die Unterstellung macht, daß in den Gummifabriken, die

hat die Verordnung, wie aus dem im I. Kapitel dieses Abschnitts erwähnten Aufhören schwerer Erkrankungsfälle während der letzten zwei Jahre hervorgeht, sehr befriedigende Resultate gehabt, was um so mehr bedeutet, als die Ventilationsvorrichtungen der Berliner Fabriken, soweit ich mich durch den Augenschein überzeugen konnte, zur Zeit durchaus nicht dem oben aufgestellten Vorbild entsprechen.

Ich halte nach meinen Erfahrungen 3—4 Stunden am Tage, welche durch eine mindestens $^1/_2$ stündige Pause unterbrochen sein müssen, für die äußerst zulässige Ausdehnung der Arbeitszeit, welche nur da zu gestatten ist, wo die Absaugung der $CS_2$-Dämpfe in penibelster Weise durchgeführt, in Fabrikräumen jedoch, wo der $CS_2$-Gehalt 1 mg pro Liter Luft im Durchschnitt vermutlich übersteigt, sollte man an den erwähnten Berliner Zeitbestimmungen, 2 Stunden pro Tag, unbedingt festhalten.

Luftanalysen würden sich in streitigen Fällen nach dem früher geschilderten Lehmann'schen Verfahren ohne großen Aufwand an Zeit und Geld ausführen lassen. Es würde sich empfehlen, an dem Arbeitsplatz des Vulkanisierenden drei Bestimmungen, gleich nach Beginn, in der Mitte und am Schluß der Arbeitszeit, auszuführen und daraus den mittleren Gehalt zu berechnen. — Vielleicht ließe sich auch unter Benutzung einer Idee des Herrn Gewerberat Dr. Sprenger in Berlin eine noch raschere, selbst für Nichtchemiker ausführbare Messungsmethode des $CS_2$-Gehaltes ausarbeiten, welche darauf beruht, daß blanke Kupferplättchen sich in $CS_2$-haltiger Atmosphäre je nach der $CS_2$-Konzentration mit einem stärkeren oder schwächeren dunkeln Belag beschlagen. Eine nur annähernde Genauigkeit würde für praktische Zwecke ausreichen.

Durch eine derartige Klassifizierung der Fabriken, je nach der Vollkommenheit ihrer hygienischen Einrichtungen, würde man einerseits eine gewisse individualisierende Anwendung des Gesetzes ermöglichen, andererseits einen Ansporn für die hygienisch minderwertigen Etablissements geben, ihre Ventilation zu verbessern, da ihnen als Äquivalent für die etwa entstehenden Kosten die für den Betrieb zweifellos bequemere Verlängerung der Maximalarbeitszeit in Aussicht stände.

## III. Vorsichtsmaßregln für die Arbeiter.

Neben der Ausbildung der Ventilationsanlagen und Beschränkung der Arbeitszeit, welche immer die Kardinalpunkte der Gewerbehygiene bleiben werden, kommt es noch darauf an, das Arbeitspersonal beim Vulkanisieren zu überwachen, da erfahrungsgemäß namentlich weibliche Arbeiter sehr leichtsinnig zu Werke gehen.

---

Schwefelkohlenstoff verwenden, überhaupt nur noch 2 Stunden am Tag gearbeitet werden solle, und mit Bezug darauf vor den „sozialistischen Experimenten" und „Schreibübungen der Herren Gewerberäte" warnt.

Vor allem müssen die Leute immer und immer wieder dazu angehalten werden, nicht unnötigerweise das Gesicht den $CS_2$ ausdünstenden Gegenständen zu nahe zu bringen und durch „Herunterkriechen" unter die Abzugsdächer den Nutzen dieser Schutzvorrichtungen illusorisch zu machen. Ebenso wird oft, ohne daß es im Interesse der Arbeit erforderlich wäre, mit den Fingern in der $CS_2$-Flüssigkeit „gepanscht". Auch beim Mischen der Vulkanisierflüssigkeit aus $CS_2$ und $Cl_2S_2$, welches selbstverständlich nur in stark ventilierten Räumen oder im Freien ausgeführt werden darf, ist größte Sorgsamkeit erforderlich. Doch scheinen hierbei, vielleicht weil dies meist von älteren Arbeitern ausgeführt wird, ernstere Zufälle selten vorzukommen. Verbot des Essens im Vulkanisierraum und reichliches Händewaschen und Kleiderwechsel beim Verlassen desselben wäre ferner auch zu empfehlen.

Am besten würde man alle einschlägigen Vorschriften durch Anschlagen einer besonderen Arbeitsordnung im Vulkanisierraum bekannt geben und derselben nötigenfalls durch Einführung von Ordnungsstrafen Nachdruck verleihen.

Eine Reihe von Wohlfahrtseinrichtungen, die die Erzielung größter Reinlichkeit von seiten der Arbeiter unterstützen sollen, sind in Leipzig und Berlin bereits durchgeführt. Ich nenne hier:

1. Abtrennung besonderer Speiseräume für die Arbeiter.

2. Anlage besonderer Garderoberäume mit ausreichender Waschgelegenheit. Desgleichen ist nachahmungswert die in Berlin bestehende Verpflichtung der Arbeitgeber zur Lieferung von

3. waschbaren, bis auf die Füße reichenden Arbeitskitteln für die Vulkanisierarbeiter. Für die regelmäßige Benutzung dieser Arbeitskleider, für welche auch gesonderte Aufbewahrungsräume zu schaffen sind, ist der Arbeitgeber mit verantwortlich.

Andere, zweifellos gut gemeinte Ratschläge, daß sich die Leute in den Arbeitspausen in freier Luft bewegen sollen, daß sie am Schluß der Arbeit einen längeren Spaziergang machen sollen u. dgl. m., sind praktisch ohne Bedeutung, weil sich ihre Ausführung in keiner Weise überwachen läßt.

Am weitesten in dieser Hinsicht ist wohl ein neuer Pariser Autor[1] gegangen, der in erster Linie die schlechten Lohn- und Lebensverhältnisse der Vulkanisierer als Ursache der $CS_2$-Erkrankungen anschuldigt und dementsprechend als Mittel der Prophylaxe u. a. „geräumige Wohnungen, häufiges Wäschewechseln und Baden, Verabreichung von Milch" empfiehlt; ja sogar ein eigener „Saal für Hydrotherapie" soll in der Fabrik eingerichtet werden.

---

[1] Prodhon, loc. cit. S. 13 ff. und S. 31.

Ich denke, man wird mit zweckmäßiger Ventilation und Beschränkung der Arbeitszeit mehr erreichen, als mit derartigen allgemein gehaltenen Vorschriften, welche mehr oder weniger darauf hinauskommen, zuerst die ganze soziale Frage zu lösen. — Übrigens sind auch PRODHON's Voraussetzungen falsch, denn in Leipzig, wo die Arbeiterinnen in Gummifabriken eher mehr als weniger Lohn erhalten als in anderen Branchen und zweifellos keine geringere Lebenshaltung haben als andere Fabrikmädchen, werden doch, wie die Statistik zeigt, so unverhältnismäßig viel Vulkaniseurinnen geisteskrank. Auch erkranken, wie die Kasuistik zeigt, nicht selten robuste, gut ernährte Individuen durch $CS_2$.

Aber auch die vollendetsten hygienischen Einrichtungen und die weitgehendste Beschränkung der Arbeitszeit werden voraussichtlich das Vorkommen von $CS_2$-Erkrankungen nicht ganz verhindern können, wenn eine sehr ausgeprägte Prädisposition des Arbeiters vorliegt, die schon auf minimale $CS_2$-Mengen unheilvoll reagiert. Gegenüber solchen Vorkommnissen kann die Prophylaxe nur etwas leisten durch

## IV. Fernhaltung ungeeigneter Arbeitskräfte vom $CS_2$-Betrieb.

In dieser Hinsicht ist in Deutschland bereits ein Schritt geschehen durch das in Gemäßheit des § 139a der G.O. erfolgte Verbot der Beschäftigung jugendlicher Arbeiter (unter 16 Jahren) in Vulkanisier- und Trockenräumen. Das gleiche gilt für England und Belgien und in Frankreich schließt man sogar Personen bis zu 18 Jahren von der Arbeit aus.

Hier ist also mit Recht der Thatsache Rechnung getragen, daß ein noch in der Entwickelung begriffenes Nervensystem durch toxische Einflüsse eher und nachhaltiger geschädigt zu werden pflegt, als ein voll entwickeltes. Aber diese Einschränkung erwies sich als ungenügend. Meine Kasuistik und anderweitige Erfahrungen machen wahrscheinlich, daß auch bei manchen Erwachsenen gewisse konstitutionelle Eigenschaften vorkommen, die eine besondere Empfänglichkeit für das Gift bedingen. Hier sind zu nennen in erster Linie schwere psychopatische Belastung und hysterische (in dubio auch epileptische) Veranlagung; ferner vielleicht hereditäre Syphilis (vgl. Fall XXXIV und XXXV) und chronischer Alkoholismus. Auch höhere Grade von Kurzsichtigkeit können nach unseren psychiatrischen Erfahrungen (vgl. S. 181) gefährlich werden.

Auf den Alkoholismus als prädisponierendes Moment legen besonders die französischen Autoren seit DELPECH's Zeiten großen Wert. Meiner Erfahrung nach spielt er jedenfalls nicht die überwiegende Rolle bei dem Ausbruch von $CS_2$-Erkrankungen, welche ihm namentlich die Fabrikbesitzer beizulegen pflegen. Einer dieser Herren versicherte mir nicht ohne sittliche Entrüstung, daß beim

Vulkanisieren nur die „Männer, welche saufen, und die Mädchen, welche h ... n", erkranken. Als ich aber später eine Zusammenstellung der in seiner Fabrik besonders häufigen geistigen Erkrankungen machte, fand ich, daß bei den betreffenden Individuen nur in einem einzigen Fall unter zwölfen Alkoholismus mit im Spiele war. — Übrigens habe ich alle mit Alkoholismus komplizierten $CS_2$-Erkrankungen unserer Klinik — es sind im ganzen drei — aus meiner Kasuistik aus methodologischen Gründen (vgl. S. 87 Anm. 1) weggelassen.

Durch unsere klinischen Ergebnisse ist zum erstenmal für die mehrfach aufgetauchten Bestrebungen, durch obligatorische ärztliche Untersuchungen der Arbeiter die für den Vulkanisierbetrieb ungeeigneten Elemente zu eliminieren, eine empirische Unterlage geschaffen. Denn die früher als ausreichend erachtete Forderung, nur „gesunde Arbeiter" einzustellen, hatte etwas Willkürliches und traf nicht den Kernpunkt der Sache, da nach dem Obigen ein robust aussehender, an seinen Organen gesunder Mensch, der kurzsichtig ist oder von geisteskranken Eltern abstammt, voraussichtlich durch $CS_2$ mehr gefährdet ist als etwa ein Magen- oder Nierenkranker oder ein mit Rheumatismus oder Herzfehler behafteter.

Schon im Jahre 1895 hat im Hinblick auf die immer wiederkehrenden $CS_2$-Erkrankungen die Leipziger Gewerbeinspektion gelegentlich einer Neukonzessionierung, allerdings ohne Erfolg, bei der Regierung in Vorschlag gebracht, daß in den Vulkanisierbetrieb nur Arbeiter eingestellt werden dürfen, die ein ärztliches Zeugnis über völlige Gesundheit beibringen. Ähnliche Forderungen sind später in den Berichten mehrerer preußischer Gewerbeinspektionen, wohl in Anschluß an die mehrfach erwähnte englische Enquête-Kommission (1896), aufgestellt.

Im Bericht der preuß. Gewerbeinsp. 1897, S. 89. wird u. a. vorgeschlagen, ein ärztliches Zeugnis darüber zu verlangen, daß der Arbeiter weder schwächlich, noch mit Alkoholismus, oder mit Lungen-, Magen- oder Nierenleiden behaftet ist. — Für Lungenkranke mag man mit Rücksicht auf die schleimhautreizenden Eigenschaften des $CS_2$ und für Schwächliche aus allgemein-sanitären Gründen dieses Verbot gelten lassen; hingegen scheint es mir in keiner Weise erwiesen, daß Nieren- oder Magenkrankheiten eine Prädisposition zu schwerer oder gefährlicher $CS_2$-Vergiftung abgeben.

Die englische Kommission giebt in ihrem, an das Parlament gerichteten Vorschlägen bereits detaillierte Vorschriften für eine in regelmäßigen Zeiträumen vorzunehmende obligatorische Gesundheitsrevision der mit $CS_2$ beschäftigten Arbeiter.

„Alle in den Vulkanisierräumen thätigen Personen sind monatlich einmal von einem beamteten Arzt zu untersuchen, dem die Befugnis zusteht, den zeitweiligen oder dauernden Ausschluß von der Beschäftigung zu verfügen. Der Befund ist in einer Liste einzutragen und alle Erkrankungen dem Fabrikaufsichtsbeamten zu melden. Keine Person darf entgegen den Anordnungen des Arztes in den fraglichen Räumen Verwendung finden."

Diese Bestimmungen haben, wie ich höre (?), vom 1. Mai 1898 an in England Gesetzeskraft erlangt.

Man kann dem Vorschlag, den Eintritt in den Vulkanisierbetrieb von einer vorgängigen ärztlichen Untersuchung abhängig zu machen, nur zustimmen, zumal ähnliche Bestimmungen für andere gefährliche Gewerbebetriebe bereits mit Erfolg durchgeführt sind.[1] Die für die etwaige Ausschließung maßgebenden ärztlichen Gesichtspunkte ergeben sich aus dem früher Gesagten.

Während der Erkennung erblicher Belastung durch Lues bezw. Irresein der Eltern oft eine gewisse Unsicherheit anhaften wird, da man bei Mangel von objektiven Symptomen (Zeichen der Lues hereditaria, körperliche Degenerationszeichen, psychische Minderwertigkeit u. s. w.) auf die unkontrollierbare Anamnese angewiesen ist, dürfte die Diagnose der Hysterie, des chronischen Alkoholismus und der Myopie in praxi wenig Schwierigkeiten machen. Vielleicht wäre nach dieser ersten, vor Antritt der Arbeit im Vulkanisierraum stattfindenden Untersuchung des Arbeiters eine erneute kurze Vorstellung desselben bei dem Arzt nach Verlauf von 10—14 Tagen zu empfehlen, weil innerhalb dieses Zeitraumes sich erfahrungsgemäß schon die ersten Vorzeichen einer etwa drohenden Geistesstörung — die als folgenschwerste Form der $CS_2$-Vergiftung in erster Linie Berücksichtigung verdient — einstellen. Sind um diesen Zeitpunkt Rauschzustände oder andere psychopatische Symptome zu konstatieren, so ist auf die Entfernung des betr. Arbeiters aus dem $CS_2$-Betrieb zu dringen.

Ob weiterhin nach englischem Vorschlag eine regelmäßige monatlich wiederholte ärztliche Revision nötig bezw. nützlich sein wird, wage ich, solange nicht praktische Erfahrungen hierüber vorliegen, nicht zu entscheiden.

Jedenfalls glaube ich, daß nach Ablauf von 5—6 Monaten eine in vierteljährlichen Abständen vorgenommene Gesundheitskontrolle genügen würde, da, wie meine Kasuistik lehrt, nach Ablauf des 3. bis 4. Monats eine Gefährdung für die geistige Gesundheit kaum mehr besteht und da auch ernstere nervöse Störungen nach dieser Frist, wenn überhaupt, nur sehr langsam und allmählich sich entwickeln. Kriterien für etwaige Ausschließung vom Betrieb würden hier insbesondere schwerere neurotische oder beginnende organisch-

[1] Vgl. z. B. die sächsischen Bergpolizeivorschriften (1896), Abschnitt IV. § 148. „Als Bergarbeiter dürfen nur Personen Beschäftigung finden, welche nach ärztlichem Zeugnisse zur Bergarbeit tauglich, insbesondere mit körperlichen und geistigen Gebrechen, die leicht Anlaß zu Unglücksfällen geben können, nicht behaftet und welche dem Trunke nicht ergeben sind.“

nervöse Erscheinungen abgeben. Nach ein- und mehrjähriger Vulkanisierthätigkeit ist nach den Leipziger Erfahrungen in einer halbwegs hygienisch eingerichteten Fabrik die Wahrscheinlichkeit für eine schwerere $CS_2$-Erkrankung so minimal, daß sie ganz vernachlässigt werden darf. Bei Arbeitern, die zwei Jahre lang hintereinander ohne Schaden im Vulkanisierbetrieb thätig gewesen sind, könnte man daher ohne Bedenken von der Gesundheitsrevision ganz absehen.

Durch diese Modifikationen würden die englischen Vorschriften bezüglich der Gesundheitsüberwachung, welche immerhin für Arbeitnehmer und -Geber Störungen und Umständlichkeiten mit sich bringen, eine sachgemäße Milderung erfahren. Ob zu deren Durchführung die bestehenden gesetzlichen Bestimmungen überhaupt eine Handhabe bieten, oder ob in dieser Hinsicht Zusätze zur G.O. sich als notwendig erweisen würden, muß der Entscheidung der Sachverständigen überlassen bleiben. Möglicherweise wird — die strenge Befolgung der übrigen hygienischen Vorschriften vorausgesetzt — eine vorgängige ärztliche Sichtung der Arbeiter und eventuell eine im Lauf der ersten drei Wochen erfolgende Nachrevision sich als ausreichend erweisen. Die darüber hinausgehende fortlaufende Gesundheitskontrolle sollte zweckmäßig nur als Provisorium eingeführt werden, so daß, falls sich nach Ablauf von 1—2 Jahren ein wesentliches Bedürfnis oder ein Erfolg nicht gezeigt hat, die Einrichtung wieder aufgehoben werden könnte. Sie würde dann zum mindesten den Nutzen gehabt haben, über die Ausdehnung und Gefährlichkeit der gewerblichen $CS_2$-Vergiftung und die Brauchbarkeit der neuen hygienischen Maßnahmen sichere statistische Grundlagen zu geben.

---

Zum Schluß seien die hygienischen Forderungen, welche sich aus unseren Untersuchungen ergeben, nochmals kurz zusammengefaßt in folgenden

## Vorschriften:

1. Anlage von Schutzvorrichtung, welche
   a) die ausgiebigste Entlüftung der Arbeitsräume[1] im allgemeinen (durch mit Elementarkraft betriebene Exhaustoren),
   b) die Absaugung der $CS_2$-Dämpfe speziell am Entstehungsort bewirken. (G.O. § 120a.)

2. Festsetzung einer Maximalarbeitszeit[2] für Arbeiter, die mit $CS_2$ vulkanisieren, welche

[1] Daß die Vulkanisierräume von den übrigen Arbeitsräumen streng abgetrennt sind, ist meines Wissens bereits allerorten längst durchgeführt, weswegen hier von einer Erörterung dieses Punktes abgesehen worden ist.

[2] Selbstverständlich ist außerhalb der Arbeitszeit und für nicht beim Vulkanisieren beschäftigte Arbeiter der Aufenthalt in Räumen, in welchen $CS_2$ benutzt wird, überhaupt zu untersagen.

a) in Fabriken, die den Forderungen ad 1a und b genügen, vier Stunden täglich, je zwei Vor- und Nachmittags;
b) in Fabriken, die der Forderung 1b noch nicht nachgekommen sind, nicht über zwei Stunden betragen darf. (G.O. § 120e.)

4. Fernhalten ungeeigneter Personen vom Vulkanisierbetrieb:
a) Verbot der Beschäftigung „Jugendlicher“. (G.O. § 135.)
b) Ärztliche Untersuchung aller neu eintretenden und Ausschließung der mutmaßlich gefährdeten (= prädisponierten) Arbeiter bezw. ärztliche Nachrevision nach 14 Tagen.

Für die sub 1 gegebenen Vorschriften sind naturgemäß nur die Arbeitgeber, für die Erfüllung der übrigen Punkte neben diesen auch die Arbeiter haftbar zu machen, insofern es sich um eine Überschreitung der vorgeschriebenen Arbeitszeit, der ärztlichen Anordnungen oder Nichtbeachtung der im sanitären Interesse bei der Arbeit zu befolgenden Vorsichtsmaßregeln handelt. Alle für das Vulkanisierpersonal in Betracht kommenden Bestimmuugen sollten durch eine besondere in den Arbeitsräumen angeschlagene Arbeitsordnung kenntlich gemacht werden.

Aus all dem Gesagten ergiebt sich, daß die Ausübung des Vulkanisierens in der Hausindustrie, welche meiner Kenntnis nach in Deutschland ohnehin nur eine sehr geringe Verbreitung hat, während sie in Paris noch in ziemlichem Umfang bestehen soll, unbedingt gesetzlich zu verbieten ist. Denn in der Hausindustrie ist weder eine ausreichende Ventilation, noch auch eine genügende Aufsicht über Dauer der Arbeitszeit, Beschäftigung Jugendlicher u. s. w. durchführbar.

# Litteraturverzeichnis (alphabetisch).

## A. Verwendung des $CS_2$ zu technischen oder arzneilichen Zwecken.


1. Chiandi-Bey, Sur les propriétés antiseptiques du sulfure de carbon. Compt. rend. Bd. 99, p. 509.

2. Decolminète et Perrin, Gaz. des hôp. 1866, p. 179.

3. Dujardin-Beaumetz, Sur les propriétés physiologiques, toxiques et thérapeutiques du sulf. de carb. Bull. de l'Acad. de med. No. 30, p. 987.

4. Dumas, Note sur l'emploi des sulfocarbonates alcalins contre le Phylloxera. Compt. rend. Bd. 80, p. 1048.

5. Dusard et Pillon, L'Union méd. 1855.

6. Guillaumet, Note sur l'emploi du sulf. de carb dans le traitement externe des ulcérations chroniques etc. Journal de Thérap. 1875, No. 2.

7. Henriques, Chemikerzeitung 1894, Bd. XVIII, S. 701 u. 1155.

8. Hoffmann, Ann. f. Chem. u. Pharm. Suppl. I, S. 35, sowie Bericht d. Deutsch. chem. Gesellschaft 13. 2, S. 1732 ($CS_2$-Nachweis mittels Triäthylphosphin).

9. Lampadius, Über den Schwefelalkohol etc. Freyberg 1826.

10. Lueger, Lexikon der gesamten Technik. Bd. V, S. 20.

11. Ost, Lehrbuch der techn. Chemie 1898, S. 320.

12. Payen, Précis de chimie industrielle 1851, II. éd., p. 101.

13. Schiff, Bericht d. Deutsch. chem. Gesellsch. 1876, S. 828.

14. Simonin, Gaz. med. 1866, p. 188.

15. Simpson, Monthly Journ. of med. science 1848, p. 740.

16. Weber, Chemikerzeitung 1894, S. 837.

17. — Zeitschr. f. angewandte Chemie 1894, S. 112.

18. Wutzer, Abh. u. Beobachtgn. d. ärztl. Gesellsch. zu Münster I, 302 (Ref. in Strumpf, Handb. d. Arzneimittellehre, Bd. II, S. 533).

19. Zöller, Bericht d. Deutsch. chem. Gesellsch. 1876, S. 797 u. 1089.

20. — ebenda 1877, S. 52.

## B. Vorwiegend experimentelle Arbeiten (physiologische, pathologische und toxikologische).

21. Bergeron et Lévy, Gaz. des hôp. 1864 und Compt. rend. des scéances de la société de biologie 1864.

22. Biefel und Poleck, Zeitschr. f. Biologie XVI. 1880.

23. Böhm, Handbuch d. Intoxikationen. II. Aufl. 1880, S. 177 (Ziemssen's Handbuch Bd. XV).

24. Cloëz, Gaz. des hôp. 1866, p. 179.

25. Delpech, Gaz. hebdom. III, 22. 1856.

26. Eulenberg, Lehre von den schädlichen und giftigen Gasen. 1865.

27. Gallard, L'Union méd. 1866.

28. Hermann, Arch. f. Anat. u. Physiol. 1866, S. 32.

29. — Lehrbuch der Toxikologie. 1874, S. 258.

30. Hertel, Die Einwirkung des $CS_2$ etc. Dissert. Würzburg 1892.

31. Hirt, Die Krankheiten der Arbeiter. Bd. II, S. 51, sowie Gewerbekrankheiten S. 64 ff. (in Ziemssen u. Pettenkofer's Handbuch d. Hygiene etc. III. Aufl. 1882).

32. Husemann, Handbuch der Toxikologie. 1862, S. 673.

33. Kiene et Engel, Sur les altération d'ordre hématique produites par l'action de sulf. de carb. Compt. rend. Bd. 103, 6. 1887, p. 394.

34. Kobert, Lehrbuch der Intoxikationen. 1893, S. 503.

35. Köster, Experiment. und pathol.-anatom. Beitrag zur Lehre von der chron. $CS_2$-Vergiftung. Neurolog. Centralblatt 1898, Nr. 11.

36. Lehmann, Studien über d. Einfluß wichtiger Gase u. Dämpfe auf den Organismus. Arch. f. Hygiene Bd. 20, p. 74.

37. Lewin, L., Über die Zersetzung trisulfokarbonsaurer Alkalien im Tierkörper. Virchow's Archiv 1879, Bd. 76, S. 452.

38. — Über das Verhalten der Xanthogensäure u. der xanthogensauren Alkalien im tierischen Organismus und die Giftwirkung des $CS_2$. Virchow's Archiv 1879, Bd. 78, S. 113.

39. — Nebenwirkungen der Arzneimittel. II. Aufl. 1893.

40. Poincaré, Recherches experimentales sur les effets des vapeurs de sulf. de carb. Arch. de physiol. norm. et path. I. 1879, p. 20.

41. Rosenblatt, Über d. Wirkung von $CS_2$-Dämpfen auf d. Menschen etc. Dissertation. Würzburg 1890.

42. Sapelier, Étude sur le sulf. de carb. Thèse de Paris 1885.

43. Schwalbe, C., Experimentelle Melanämie und Melanose durch $CS_2$ etc. Virchow's Archiv Bd. 105, S. 486.

44. Strumpf, Handbuch der Arzneimittellehre, Bd. 2, S. 583.

45. Tamassia, Del intossicazione per sulfuro de carbonio etc. Paris 1881 (Referat in Cannstatt's Jahresber. 1881, I, 420), und Rivista speriment. di freniatr. 1881, VII, p. 20.

46. Tiedemann, Zeitschr. f. Physiol. V, S. 221 (Ref. in Strumpf, Handb. d. Arzneimittellehre, Bd. 2, S. 533.)

47. Westberg, Beitr. zur Kenntnis der $CS_2$-Vergiftung. Dissertation. Dorpat 1891.

## C. Klinische Arbeiten.

(Die mit * bezeichneten Arbeiten betreffen Fälle von akuter $CS_2$ Vergiftung; in allen übrigen Arbeiten handelt es sich um die chronische, gewerbliche $CS_2$-Vergiftung. Arbeiten, die in die Spezialgebiete der Psychiatrie bezw. Ophthalmologie gehören, sind, soweit dies nicht schon aus dem Titel ersichtlich, durch besondere Zusätze kenntlich gemacht.)

48. Argetoyano, Des névrites sulfocarbonées. Gaz. hebdom. de méd. et de chir. 1897, No. 17, p. 195.

49. — Thèse de Paris 1896—97, No. 76.

50. Beaugrand, Gaz. des hôp. 1856, p. 323.

51. Bernhardt, Berliner klin. Wochenschr. 1871, S. 13. (Psychiatr.)

52. Berbès, Observ. de Pseudotabes dû à l'intoxic. par le sulf. de carb. France médicale 1885.

53. Bloch, Deutsche med. Wochenschr. 1893 (Demonstration im Verein f. inn. Med. in Berlin, 29. Mai 1893).

54. Bonnet (Noël), Thèse de Paris 1885.

55. Bonnet (Joseph), Thèse de Paris 1892.

56. Bruce, Chronic poisoning by bisulfid of carb. Edinb. med. Journ. May 1884, p. 1009.

57. Charcot, Poliklinische Vorträge (Leçons du mardi, 6. nov. 1888), übersetzt von Kahane, 1895, Bd. II, S. 37.

58. — On poisoning with bisulf. of carb. Philadelph. Rep. 1889, p. 354. (Citiert nach Westberg.)

59. *Davidson, Medical Times and Gazette 1878, 21. Sept., p. 350. (Ref. bei Virchow-Hirsch 1878, I, S. 398.)

60. Delpech, L'Union méd. 1856.

61. — Nouvelles recherches sur l'intoxication spéciale, que determine le sulf. de carb. Paris 1860.

62. — Annales d'hygiène publique et méd. leg. 1863, p. 65. (Vollständige Kasuistik!)

62[a]. Duboys de la Vigerie u. Gillet de Grandmont (Augenleiden durch $CS_2$), Journ. de méd. 17. Juli 1887. (Aus der Sitzung der Pariser Société de méd. pratique den 30. Juni 1887.)

63. Duchenne de Boulogne, Mém. sur la paral. génér. Arch. gén. de méd. 1853.

64. Edge, One case of peripherical neuritis caused by the inhalation of bisulf. of carb. Lancet, Decemb. 1889.

65. Flies, Berliner klin. Wochenschr. 1866, S. 320.

66. *Foreman, Lancet 1886, p. 118.

67. Frost, Report of the committee on poisoning by bisulf. of carb. Ref. im Lancet 1885. (Speziell über Augenstörungen.)

68. Gallemaerts, Journ. de Brux. 14. Juill. 1890. (Amblyopie par le sulf. de carb.)

69. Gourdon, De l'intoxic. par le sulf. de carb. Thèse de Paris 1867.

70. Guinon, Les agents provocateurs de l'hysterie. Thèse de Paris 1889.

71. Hampe, Über psychische Störungen infolge $CS_2$-Vergiftung. Dissert. Leipzig 1895.

72. Hirschberg, Centralbl. f. prakt. Augenheilkunde X, 1886, S. 49. (Centrales Skotom.)

73. Huguin, Thèse de Paris 1874.

74. v. Jacksch, Die Vergiftungen, 1897, S. 168 (Bd. I des Handb. d. spez. Path. u. Ther. v. Nothnagel).

75. *Jännicke, Zeitschr. f. Med.-Beamte 1889, S. 222.

76. Kaether, Über $CS_2$-Vergiftungen. Dissert. Berlin 1886.

77. Laudenheimer, Über nervöse und psychische Störungen bei Gummiarbeitern. (Vortrag auf d. III. Wanderversammlung mitteldeutscher Psychiater u. Neurologen zu Jena 1. Mai 1898.) Neurolog. Centralblatt 1898, Nr. 15.

78. Leval-Picquechef, Des Pseudotabes. Dissert. Lille 1885.

79. Little, Lancet 1887, II, 2. July. (Sehnervenaffektion durch $CS_2$.)

80. Lop et Lachaux, Des troubles nerveux etc. Gaz. hebdom. 1893, p. 184. (Ref. bei Virchow-Hirsch 1893, I, 386.)

81. Maass, Über $CS_2$-Vergiftung. Dissert. Berlin 1889.

82. Marandon de Montyel, Annal. d'hygiène publ. 1895, Bd. 33, p. 309. (Psychiatr.)

83. Marie, P., Sulfure de carb. et hysterie. Bull. et mém. de la Soc. méd. des hôp. de Paris 1888.

84. Marche, De l'intoxic. par le sulf. de carb. Thèse de Paris 1876.

85. Mendel, Berliner klin. Wochenschr. 1886, S. 503.

86. Nettleship, Brit. med. Journ. II, 760. (Amblyopie durch $CS_2$.)

87. Nuel et Leplat à Liege, Annal. oculist. Bd. 101 (14. Serie, I), p. 145. (Centrales Skotom.)

88. Ollivier et Bergeron, Artikel „Caoutchouc“ im Nouv. Dict. de med. et de chir. pract., Tome VI, p. 255.

89. Peterson, Three cases of acute mania from inhaling etc. Boston Journ. 1892, Oktober. (Ref. bei Marandon de Montyel.)

90. *Pichler, Zeitschr. f. Heilkunde, Bd. 17, Heft 5 u. 6.

91. Piorry, Gaz. des hôp. 1858, p. 241.

92. Prodhon, Thèse de Paris 1897: „Des troubles intellectuels dans l'intoxic. par le sulf. de carb.“ (Psychiatr.)

93. Rendu, Bulletin de la soc. méd. des hôp., Nov. 1891, p. 513.

94. Ross, Medical chronicle 1887. Referiert im Lancet 8. Jan. 1887, p. 85.

95. Rouillard, Essai sur les amnésies 1885, p. 165. (Psychiatr.)

96. *Simon, J., Gaz. des hôp. 65. 1881.

97. Soutoul, Les hysteries toxiques. Thèse de Paris 1889.

98. Stadelmann, Über $CS_2$-Vergiftung. Berliner Klinik, Heft 98, 1896.

99. Tavéra, De l'intoxic. par le sulf. de carb. Thèse de Paris 1865.

100. Voisin, Annal. medico-psychol. 1884, IV. Serie, Bd. 11, p. 452. (Psychiatr.)

## D. Hygiene der $CS_2$-Vergiftung.

101. Albrecht, Handbuch d. Gewerbehygiene 1896, S. 113 u. 865.

102. Amtliche Mitteilungen aus d. Jahresber. d. Gewerbe-Aufsichtsbeamten, XXI. Jahrg., 1896, p. 566—568.

103. Berichte der Preuß. Gewerbe-Inspektoren 1897, S. 75, 89, 113, 129, 286, 438.

104. Eulenberg, Handb. der Gewerbehygiene, S. 362.

105. Interim Report of the Departemental Committee appointed to inquire into and report upon certain miscellaneous dangerous trades. London 1896, S. 17. (Presented to Parliament by Command of Her Majesty.)

106. Layet, Allgemeine und spezielle Gewerbe-Pathologie und Hygiene, übers. von Meinel. Erlangen 1864, S. 164.

107. Masson, Sitzung d. Pariser Akad. d. Wissensch. 5. April 1858 und Gaz. des hôp. 1858, p. 152.

108. Proust, Traité d'hygiène, II. édit., 1881, p. 300.

109. Zeitschrift der Centralstelle für Arbeiter-Wohlfahrtseinrichtungen. Berlin 1898. Nr. 6 (Bericht über d. neue englische Enquête über gesundheitsschädliche Gewerbebetriebe).

Außerdem gehören zum Teil hierher die sub B und C aufgeführten Arbeiten von Delpech (62), Hirt (31), Prodhon (92).

I.

Apparat zum Aussen-Vulkanisiren der Gummischläuche.

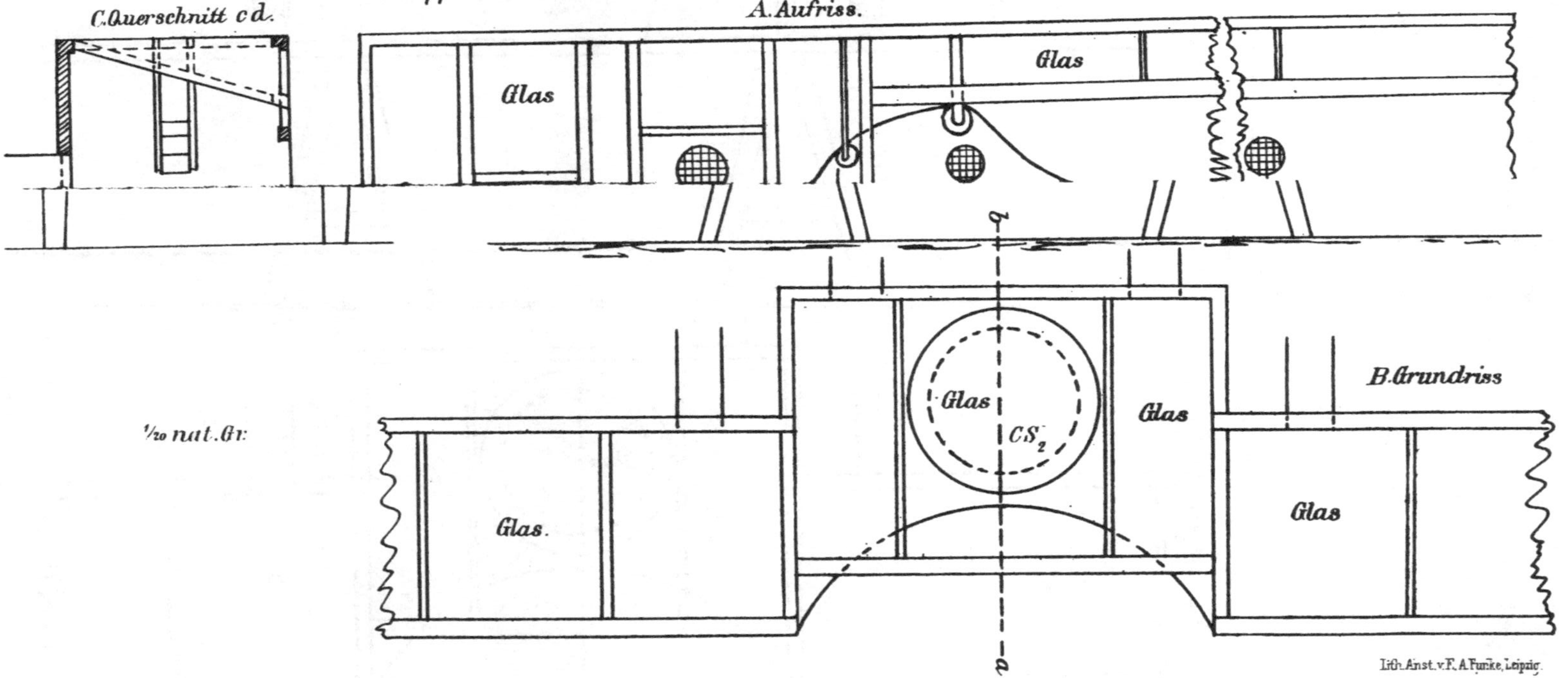


Lith. Anst. v. F. A. Funke, Leipzig.



Verlag Veit & Comp. Leipzig.

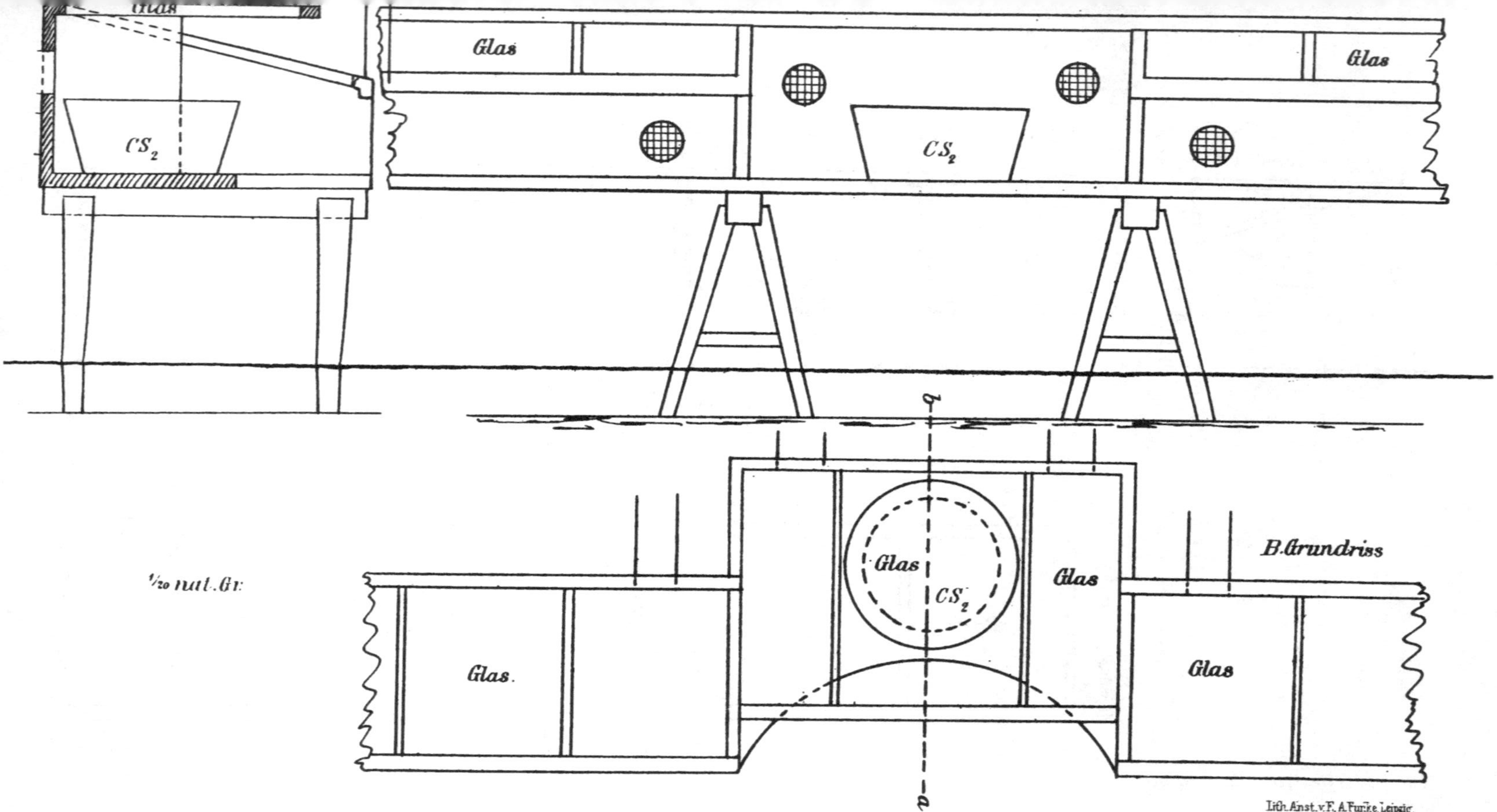


Laudenheimer, Vergiftung.

Lith. Anst. v. F. A. Funke, Leipzig.

Tafel I.

Verlag Veit & Comp. Leipzig

I.

Apparat zum Aussen-Vulkanisiren der Gummischläuche.

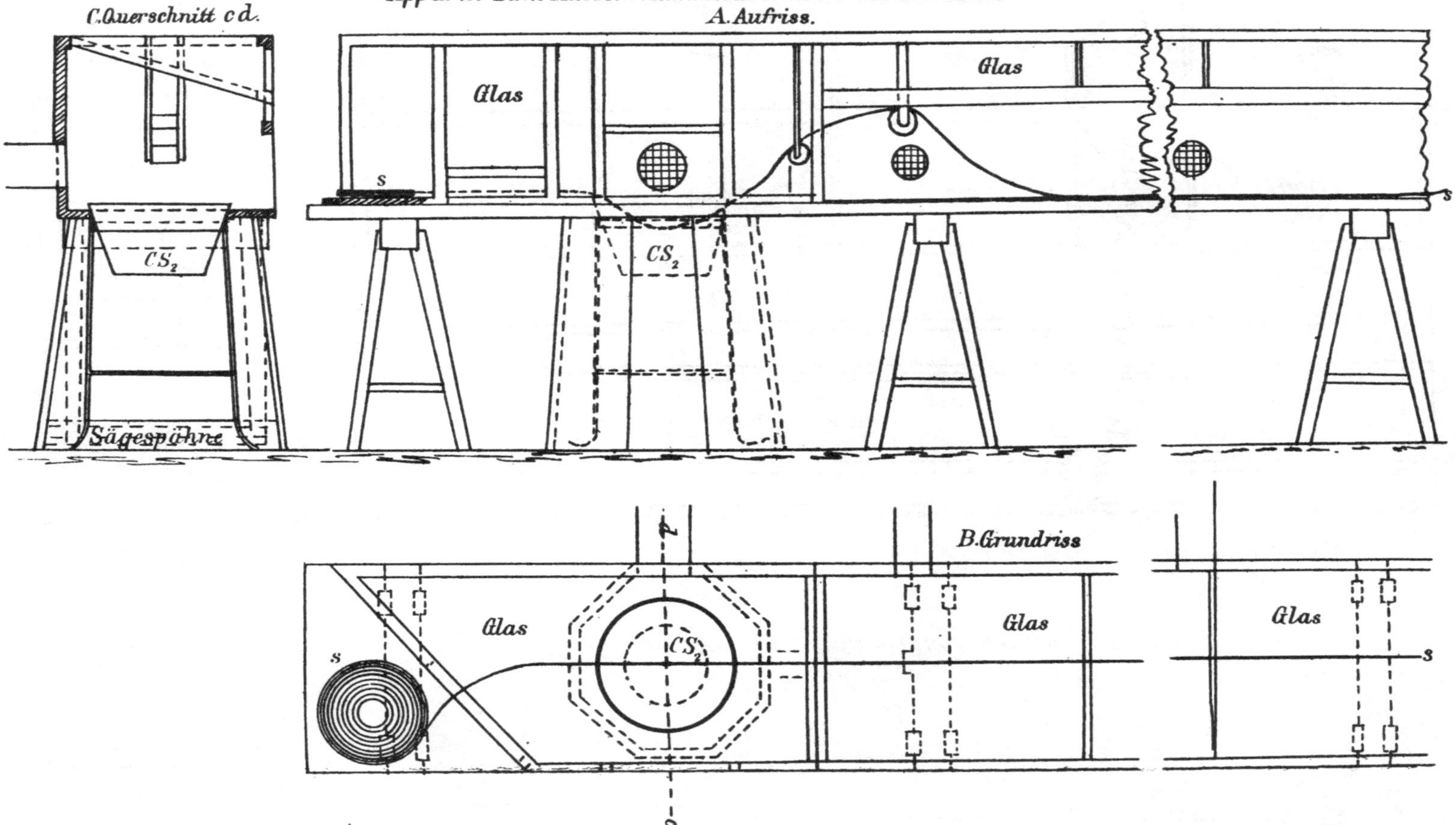

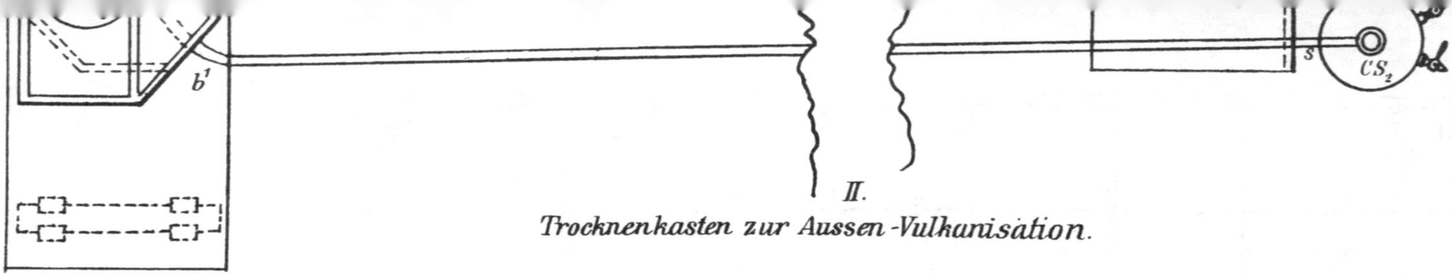


II.

Trocknenkasten zur Aussen-Vulkanisation.

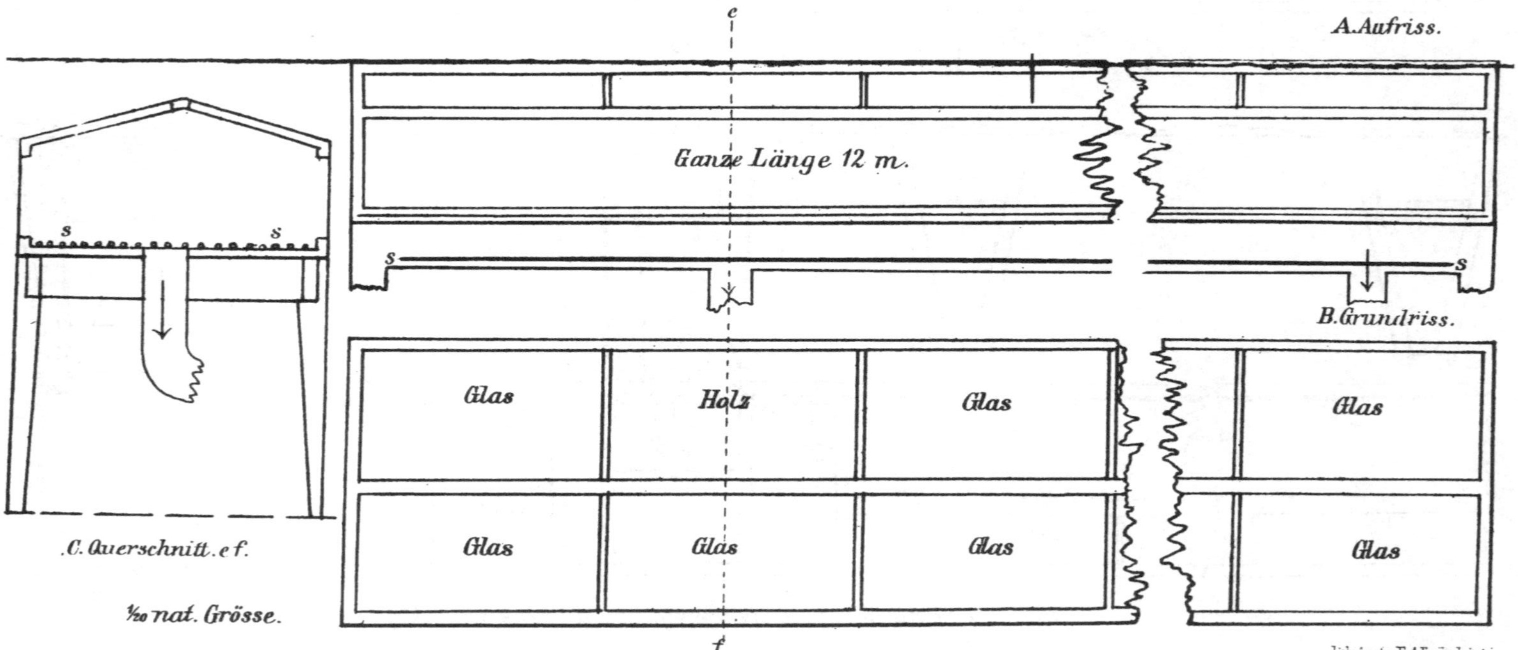


Laudenheimer, Vergiftung.

Verlag Veit & Comp. Leipzig.

Lith. Anst. v. E. A. Funke Leipzig.

Tafel II.

III.

Apparat zum Durchgiessen und Trocknen bei
Jnnen-Vulkanisation von Gummi-Schläuchen.

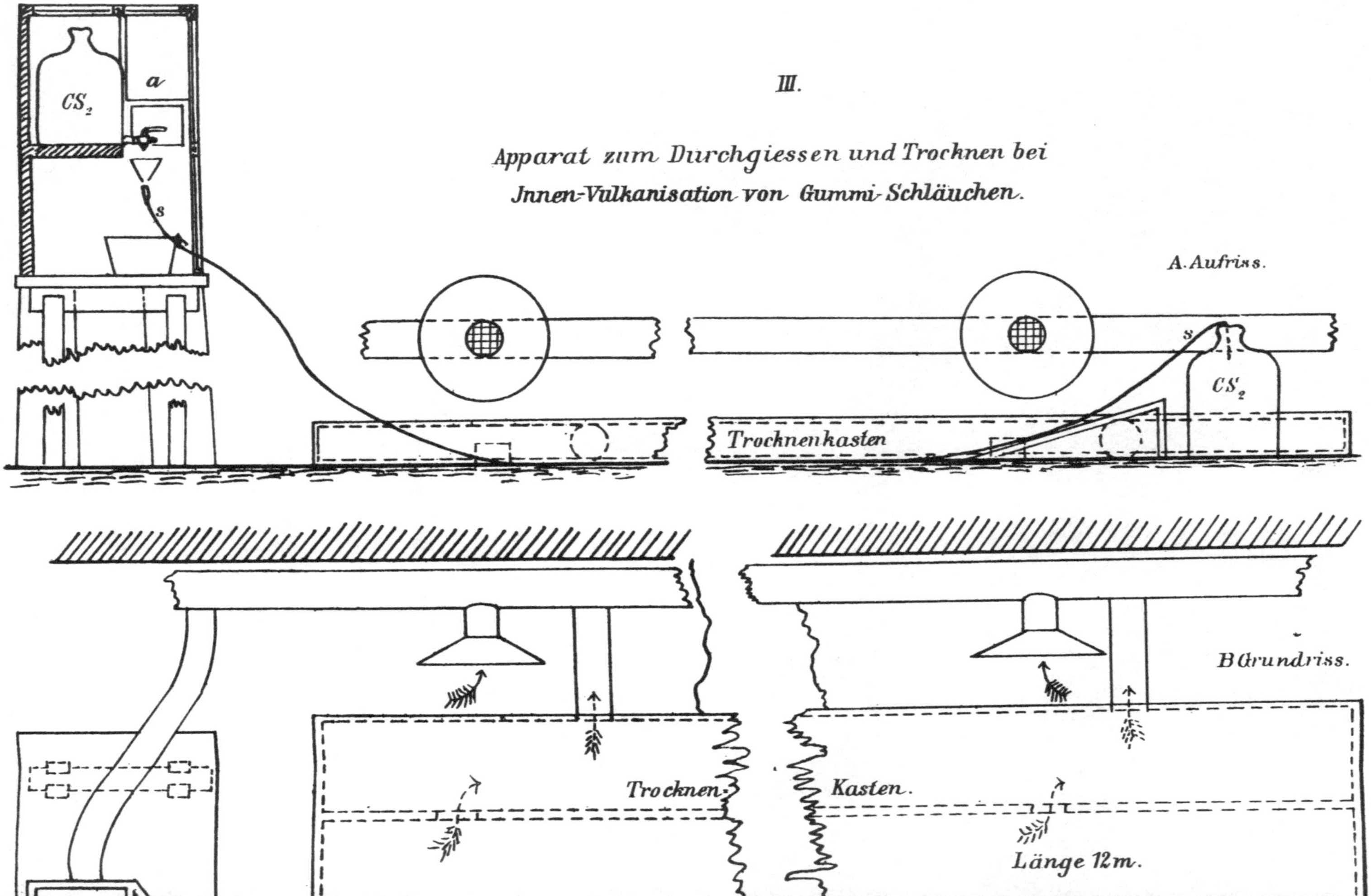

FSC
www.fsc.org
MIX
Papier | Fördert
gute Waldnutzung
FSC® C083411

Zeitfracht Medien GmbH
Ferdinand-Jühlke-Straße 7
99095 Erfurt, Deutschland
produktsicherheit@kolibri360.de